西学中培训创新教材

临床方剂学

主编 王坦

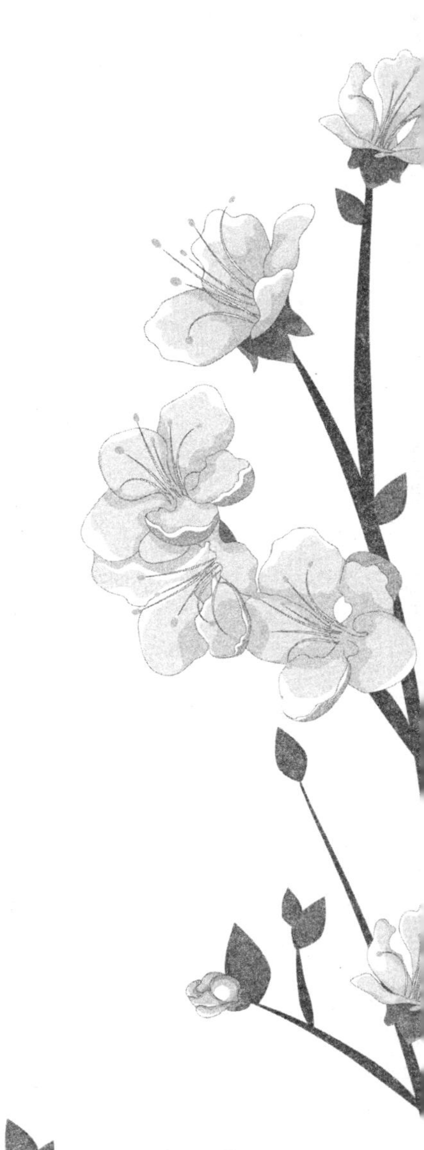

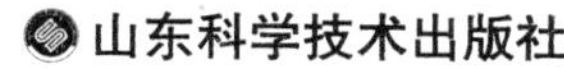
山东科学技术出版社

图书在版编目（CIP）数据

临床方剂学/王坦主编. —济南:山东科学技术出版社,2019.11

ISBN 978-7-5331-9961-6

Ⅰ.①临… Ⅱ.①王… Ⅲ.①方剂学 Ⅳ.①R289

中国版本图书馆 CIP 数据核字(2019)第 227530 号

临床方剂学

LINCHUANG FANGJIXUE

责任编辑：崔丽君
装帧设计：侯　宇

主管单位：山东出版传媒股份有限公司
出 版 者：山东科学技术出版社
地址：济南市市中区英雄山路 189 号
邮编：250002　电话：(0531) 82098088
网址：www.lkj.com.cn
电子邮件：sdkj@sdcbcm.com
发 行 者：山东科学技术出版社
地址：济南市市中区英雄山路 189 号
邮编：250002　电话：(0531) 82098071
印 刷 者：日照梓名印务有限公司
地址：山东省日照市莒县城区潍徐南路西侧
邮编：276500　电话：(0633) 6826211

规格：16 开(170mm×240mm)
印张：23.75　字数：350 千　印数：1~3000
版次：2019 年 11 月第 1 版　2019 年 11 月第 1 次印刷
定价：65.00 元

“西学中培训创新教材”建设指导委员会

《临床方剂学》编委会

主　编　王　坦

编　者　（以姓氏笔画为序）

吴晓丹　张　林

丛书序

中医药是中华民族在数千年的生产、生活实践，以及和疾病的斗争中逐步形成并不断丰富发展的医学科学，为中华民族的繁衍昌盛做出了不可磨灭的贡献，也对世界医学科学的进步起到了积极影响，是人类共同的宝贵财富。中西医结合是新中国成立以来医疗卫生事业一贯的工作方针，更是具有中国特色的医疗卫生体系的重要组成部分。在党和政府的高度重视和大力扶持下，中西医结合卫生事业得到了长足的发展，更取得了举世瞩目的成就。

20 世纪 90 年代以来，中西医结合人才常规培养机制逐步形成。不仅具有专门的中西医结合系、专业，同时培养模式也开始多样化，卫生部曾于 1955 年开办“西学中”研究班，培养了一批中西医结合大师级人才，为我国开辟了新学科。为培养中西医结合领军人才，北京市中医管理局主办、中国中医科学院研究生院承办了北京市“西学中”高级研修班，来自全市 17 家医院的 35 名优秀临床西医师成为首届学员。2005 年，在国家中医药管理局领导下，凝聚了全国 40 多所医药院校和中医院校 20 余名中西医结合专家心血的我国首版中西医结合系列规划教材正式出版。

本次由北京中西医结合学会牵头组织的北京市“西学中”培训班，范围之广、影响之大更是引领“西学中”进入了一个新的高潮。同时，北京中西医结合学会成立了学会领导的“西学中”教材编写指导委员会，借助专家集体智慧，共同编写了“西学中培训创新教材”。这套教材充分体现了中西医结合的特色优势，内容层次清晰，说理透彻，简明扼要，特色鲜明，实用性强。欣慰之余，乐以为序。

首都国医名师　冯建春

2019 年 10 月

丛书前言

中医药是我国五千年历史文化长河中的瑰宝，而我国是开创中西医结合研究并首创中西医结合医学学科的国家。中西医结合学科是在我国既有中医又有西医的特定历史条件和现实条件中产生的，不仅是我国医学科学发展的产物，也为医学科学的发展开创了一条新的主要途径，形成了中国医药学的优势和特点。中西医结合在中国的创立、发展和成长经历了东西方文化、科技、医药交流的漫长历史。

20 世纪初，现代医学进入我国，东方哲学与西方科学的交汇，使我国传统医学受到了冲击，但在新中国成立之后，在国家领导人的大力支持下，特别是在毛泽东同志重要批示号召下，全国范围内掀起了“西学中”的热潮，一大批医务工作者积极响应，博采众长。“西学中”培训培养出了一批学贯中西的名医大家；兼收并蓄、锐意创新，取得了一批重要原创性成果；结合实际、服务人民，创造了符合国情的医疗卫生服务模式；开放包容、融合发展，开辟了医学发展新思路。

时至今日，在习近平新时代中国特色社会主义思想和新时代党的卫生健康工作方针引领下，我们更应毫不动摇地坚持中西医并重，坚持把中医药与西医药摆在同等重要的位置，坚持发挥中西医结合的独特优势，并充分利用现代科技方法和手段，在“健康中国”建设中融入更多中医药元素。

长期以来，“西学中”培训班的教学方式方法及配套教材是行业关注的焦点。为此，北京中西医结合学会进行了系统性、创新性的探索与实践。2016 年，北京中西医结合学会受北京市昌平区卫生和计划生育委员会（现北京市昌平区卫生健康委员会）委托，组织开展“西学中”研究和培训活动。经过前期调研和筹备，2017 年正式举办第一期昌平区“西学中”培训班，为区内各级各类医疗机构的西医医生和全科医生开展系列中医培训。

在实际培训过程中，授课教师提出并实践了多项“西学中”教育教学方法改革措施。第一，目标导向，以分级分类培养中西医结合名家、名师、名医，临床骨干、科研骨干、教学骨干、基层骨干为总体目标，保障转型医疗机构中西医结合医疗水平和特色优势。第二，需求导向，以中西医结合医疗服务需求、中西医结合学术发展与创新需求为导向，突破既往中医药知识、理论、技术课程教授体系，以西医知识、理论、技术为突破口，找准契合点，融入中医药文化、理法方药与思维，兼顾临床与学术需求。第三，问题导向，以中西医结合教学课程问题、教法问题、效果问题、考核问题为导向，以内外妇儿兼通、医针药技融合的临床需求为宗旨，通过建设“中医临床学”“中医临床思维学”课程，融入中西医结合辨病论治五步教法、处方加减乘除教法、思维辐合与发散、直觉与分析、经验与理论、常规与创造相结合教法，摒弃PPT，采用立体式全程板书，经典著作课外拓展阅读，自媒体群启发式、互动式、碎片式教学，有效提升了课堂转化吸收利用效果，并以中医临床四诊、处方、思维为培训考核要点，探索病案考核为主的考核方法。

经过昌平区卫生健康委员会、北京市肛肠医院、清华大学玉泉医院等多家医疗机构3 000多学时培训班授课、优化、创新、实践，初步形成了较为固定的教学课程、模块、模式、大纲，教学双方对教材修订和编写的需求非常强烈。为此，北京中西医结合学会高度重视各方反馈，经过反复调研和论证，成立“西学中培训创新教材”建设指导委员会，历经长达2年的探索、实践，经过一线授课专家的共同努力，一套更传统、更现代、更实用的新时期“西学中培训创新教材”应运而生。

这套教材仅仅是初步尝试，其中存在许多未被发现的不足、瑕疵甚至是谬误之处，希望专家、学者批评指正，共同推动“西学中”培训工作发展、完善。

北京中西医结合学会

2019年9月

前　言

方剂学是研究方剂组方原理、配伍规律及临床运用的一门学科，是中医学、中药学各专业的专业必修课程。本教材根据西学中人员的特点，注重方剂的实用性和学术性，理论的独特性和系统性，结合临床实践，既便于学员掌握前人组方用药的精华，又能培养学员的创新能力。

全书首先重点阐述方剂的治法、组方规律，以及方剂的起源发展史等基本知识。之后根据“以法统方”的原则，将方剂分为解表剂、泻下剂、和解剂、清热剂、温里剂等17章。各章选择既能体现治法原则，又有良好疗效、临床实用性强的方剂为正方，列出组成、功效与正方相似的方剂进行对比学习的为附方。每首正方下列组成、用法、功用、主治、方解、运用及文献摘要，摘要包括原方出处及方论选读，便于学员更清楚地了解方剂原貌，进而更好地理解方剂的现代使用。在诸多主要方剂后附有临证医案，以示学员在真实诊疗过程中，根据患者的具体情况进行方剂加减及联合运用，使学员真正体会到方剂的“师其法而不泥其方”。

组成：包括药名、制法、用量，均以原方为准。现代用量采用国家法定计量单位“克”（g），并以圆括号附上，以体现“重在实用”的原则。

用法：先写原方用法，后附现代用法。对于汤剂，若无特殊用法，则均以“水煎服”表示；对于丸、散、片、丹、胶囊等中成药，其用法则用“克”（g）表示。

方解：其内容包括病因病机、立法、配伍三部分。对于配伍，既要分析单味药的作用，更为重要的是要阐明两味以上药物配伍的意义。

运用：其主要内容是运用要点、随证加减、使用注意等。

文献摘要：还原原方作者拟方时的思路和遴选药物的意图，以启发学员的临床思维。

附方：包括附方的组成、功效、主治，并与相关正方予以“比较”，从中掌握其特点与配伍变化。

教材对于人才培养和学科建设有着举足轻重的作用。希望本教材能为西学中人员学习中医发挥积极的作用。本书面世后，希望读者不断反馈信息，提出批评意见和建议，以备不断修订完善。

编　者

目 录

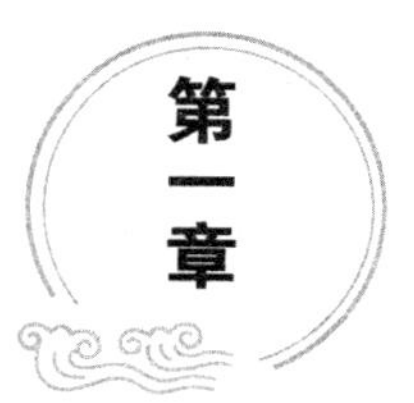

方剂学总论

医师根据治法、组方原则而为患者开出的药单（处方）叫方剂。方剂是由药物组成的，是在辨证审因决定治法之后，选择适宜的药物，按照组方原则，酌定用量、用法，妥善配伍而成的。方剂是中医运用中药防治疾病的主要形式和手段，是中医理、法、方、药中的重要组成部分。方，其本义原指两船相并。《说文解字》："方，并船也。"用于中医，意为两药或多药相并使用。另外，方又有规定、规矩之义，意为药物按一定规矩和法度组合而成。剂，早期与"齐"字通，如《说文解字》："剂，齐也。"有修整、整齐、整合之义，含有一定的顺序或规则性。剂又指调剂、调和。如《汉书·艺文志》："调百药齐和之所宜。"《后汉书·刘梁传》："和如羹焉，酸苦以剂其味。"故剂指按一定规矩和方法对多种药物进行调配或配制。

"方剂"一词连用最早见于史书。如《梁书·陆襄传》："襄母常卒患心痛，医方须三升粟浆……忽有老人诣门货浆，量如方剂。"《汉书·艺文志》："经方者，本草石之寒温，量疾病之浅深，假药味之滋，因气感之宜，辨五苦六辛，致水火之剂，以通闭解结，反之于平。"被认为是方剂含义的最早记述，即根据药物的性味和病情，利用药物气味合化之性能，进行合理配伍，制成具有一定功用的药方，用于解除疾病而使机体恢复正常。中医方剂数量庞大，据不完全统计，截至清末有方名的古方就达十万首，但方剂的理论很长时期以来一直散见于历代医籍中，经过历代医家从不同方面进行整理，直到20世纪50年代方剂理论才得以初步系统化，方剂学因此也逐渐从中医药中独立出来，成为一门学科。

第一节　方剂学的起源与发展

方剂学的发展经历了2 000多年的历史，现存的方书，根据《全国中医图书联合目录》记载，仅从晋、唐至今已多达1 950种，至于与方剂有关的医籍就更多了。这些书籍的相继问世也反映了方剂学不断发展的轨迹。了解方剂学发展的概要过程，熟悉历史上具有代表性的重要方书的特点及价值，对于学好方剂学乃至对今后的继续深入学习和研究、运用，都是十分重要的。

一、先秦时期

《周礼》中已有关于“和药”“和齐”的记载，“食医掌和王之六食、六饮、六膳、百馐、百酱、八珍之齐”等内容。《史记》中还提及：“战国时扁鹊治虢太子之暴厥，曾用八减之齐”。上述所称的“齐”，即后世之“剂”，显然是指和合、调配不同的药物组成方剂加以应用。由此不难看出，方剂产生的上限年代虽已无法确定，但复方的出现，最迟应在春秋战国时期。

1973年在湖南长沙马王堆3号汉墓出土了一批帛书和竹、木简，其中有《五十二病方》《养生方》《杂疗方》《杂禁方》等方书，其中《五十二病方》卷帙大、内容多，而且保存较好。但其中绝大部分方剂有药物而无方名，立法、配伍亦欠严谨，属方剂学萌芽阶段的早期方剂。据考证，该书成书时期当早于《黄帝内经》，由此可知，中医方剂学的知识体系由殷商开始至春秋战国之际已逐渐形成，并被应用于临床。药方的用法，既有内服，也有外用。内服有丸、汤、饮、散等剂型，但除丸剂之外，只有制备之法，而无剂型名称；外有敷、浴、蒸、熨等。此外，还有炮制和用量方面的若干要求和规定。夏代除畜牧业外，农业、手工业已有显著发展，出土文物中发现夏代的陶釜、陶罐等烹调器具已较精致，商代铜制的饮食器皿更为精巧，这就为修治和煎煮药物提供了条件，所以《礼记》《史记》关于配药为方、煎煮饮服的记载是可靠的。该帛书的出土，也充分说明了迟至战国晚期，方剂在临床的运用就已初具规模。

二、两汉时期

这一时期，方剂学有了较大的发展。现存的古代医学著作《黄帝内经》约成书于战国时期，是一部中医学的理论性经典著作。其中初步总结了治则和治法，并提出方剂的组方原则，从而初步奠定了方剂学的理论基础。此书在治则和治法方面，较全面而系统地总结了“谨察阴阳，以平为期”“治病必求于本”“治求期属”，以及整体治疗、标本缓急、三因制宜等有关治则的理论。书中总结的大量治法内容无一不是后世立法组方的理论基础；在制方的基本结构方面，提出了“君、臣、佐、使”的组方理论，并对君药、臣药、佐使药的含义进行了概括性的界定，提出“主病之谓君，佐君之谓臣，应臣之为使”。此书虽是专门阐述中医基础理论的经典之作，但亦载有生铁落饮、兰草汤、半夏秫米汤等 13 首方剂。所附方剂数目虽少，但剂型并不单一，有汤、丸、散、丹、酒等各种剂型，并且首创了方剂的分类，为后世方剂的分类开了先河。

据史书记载，这一时期的方书十分可观，仅《汉书·艺文志》所载，就有“经方十一家”，共 274 卷之多，但俱已亡佚。“经方者，本草石之寒温，量疾病之深浅，假药味之滋，因气感之宜，辨五苦六辛，致水火之剂，通闭解结，反之于平。”这是对方剂的最早解释，也是后世称汉以前方剂为“经方”的来源。

方剂是临床用药经验的结晶，东汉时期，临床医学更加进步，以《神农本草经》为代表的本草学也积累了重要的成果，方剂的质量随之提高。汉末，名医张仲景勤求古训、博采众方，“撰用《素问九卷》《八十一难》《阴阳大论》《胎胪药录》并《平脉辨脉》，为《伤寒杂病论》，合十六卷”。

此书经晋·王叔和及宋·林亿等先后整理编辑为《伤寒论》和《金匮要略》，使之得以广为流传。传世的《伤寒论》载方 113 首，《金匮和略》载方 245 首，不计两书并见的重复方，计有 323 个方剂。这些方剂论理明畅、辨证准确、立法严谨、组方全面、用药精当，并对煎服方法及服药后反应、注意事项进行了详细说明，继承发扬了汉以前的中医药理论。后人尊张仲景为“医圣”，称其书为“方书之祖”，洵非过誉。

三、魏晋南北朝时期

这一时期长期分裂鼎峙，政权频繁更替，战乱不息，社会动荡，在这种特殊的历史条件下，临床制方选药多注重实用，提倡用药简捷。在这300多年间，出现了一大批方书，可惜大多已经失传，目前保存较好且影响较大者，仅有《肘后备急方》《小品方》和《刘涓子鬼遗方》。

《肘后备急方》（又称《肘后救卒方》）为东晋著名医家葛洪所撰。葛洪学识渊博，著述丰富，但其医方之书大多亡佚。《肘后救卒方》系从《金匮药方》100卷中摘录3卷而成。其目的是便于随身携带，此乃“肘后”的由来。葛氏所集之方，力求“单行径易，约而有验；篱陌之间，顾眄皆药；众急之病，无不毕备；家有此方，可不用医”。又出“救卒”，其所收方剂，多以治疗中风、昏厥、溺水、外伤、中毒等突发急症为主。该书共收单方510首、复方494首，论述文字十分简要，载录之药方及用法对后世有重大启迪，如用青蒿一握取汁服以治疟疾，为现代青蒿素的研制提供了宝贵的经验。后世常用之葱豉汤、黄连解毒汤等，实为此书首见。所以，简、便、廉、效是《肘后备急方》所载方剂的显著特点。

陈延之所撰《小品方》对《伤寒杂病论》以来的经验方进行了系统整理，在隋唐时期与仲景之书齐名。原书约亡于唐末至宋初之战乱，但不少本草和方书存其佚文。《刘涓子鬼遗方》原为晋人刘涓子初辑，后经南齐龚庆宣整理而成，主要收录和论述金疮、痈疽、疥癣、汤火伤等外科方剂，是现存最早的中医外科专著，有内服、外用方药140首，反映了魏晋南北朝时期外科的用药成就，为现存最早的外科方书。

四、隋唐时期

隋唐两代，社会经济进步，国内各民族密切交往，中外各国广泛交流，加之唐王朝对医药的重视，方剂学又取得了较大的发展。这一时期，方书大量涌现，大量巨著相继问世，其方书数量之多、卷帙之巨，都是空前的。唐代除《备急千金要方》《千金翼方》《外台秘要》外，据不完全统计，当时的经验方就有138部。外来医方和少数民族验方的收录，以及采用外来药制方，也很受唐人重视。隋唐方书虽多，同样是绝大多数早佚。现存的《备急千金要方》《千金翼方》和《外台秘要》基本上代表了唐代方剂学的真实水平。

《千金要方》和《千金翼方》是唐代医药大家孙思邈的力作。《千金要方》共30卷，132门，载方5 300余首。《千金翼方》亦为30卷，载方2 200余首，用以羽翼前书。

《外台秘要》是继孙氏二书之后，唐代又一部大规模的方书和临床医学著作。全书计40卷，1 104门，收方6 800余首。本书的特点是整理并保存了一大批唐代及唐以前的医方，如《小品方》《刘涓子鬼遗方》《深师方》《崔氏方》《集验方》《广济方》《近效方》等。清人徐大椿称首王氏"纂集自汉以来诸方，汇萃成书，而历代之方于焉大备……唐以前方赖此以存，其功亦不可泯"。至今该书仍是研究这些资料的重要参考文献。

五、宋元时期

宋太平兴国七年（公元982年），由政府主持，医官王怀隐、陈昭遇等编写了《太平圣惠方》，全书分100卷，凡1 670门，方16 834首，其中包括当时医官献出的秘方和国家收藏的名方千余首，是我国历史上由国家组织编写的第一部方书。《太平惠民和剂局方》原名《和剂局方》，是和剂局制售成药时的处方和制剂规范的总结，到大观元年（公元1107年），由当时名医陈承、裴宗元、陈师文等进行了校正，即颁行全国诸药局，依方制售药剂，可谓是我国历史上第一部成药典。

这一时期的方书，既有官修的《太平圣惠方》《圣济总录》等集大成巨著，又有众多各具特色的个人著述，如许叔微的《普济本事方》、陈言的《三因极一病证方论》、严用和的《济生方》、杨士瀛的《仁斋直指方》等120余种。

在宋儒理学"格物致知"的理论影响下，医家们开始了医方义理的探讨。金人成无己之《伤寒明理论》系统阐述了张仲景《伤寒论》常用方20首的组方原理及方药间的配伍关系，开方论之先河，拓展了方剂学的学术领域。

宋金元时期的医家，还留下了不少新颖而灵验的方剂，如钱乙《小儿药证直诀》中的六味地黄丸、导赤散、泻白散，刘完素《宣明论方》中的防风通圣散、双解散，王好古《此事难知》引张元素的九味羌活汤，李东垣《脾胃论》中的补中益气汤、当归补血汤，《东垣试效方》中的普济消毒饮，朱丹溪《丹溪心法》中的左金丸、大补阴丸、二妙散等。

六、明清时期

方剂学和本草学的发展，一直是相辅相成的，明代不仅本草学大盛，方剂学同样获得了巨大发展。朱橚编纂了我国古代规模最大的方剂大全《普济方》，同时期还出现了第一部方论专著——吴昆的《医方考》。整个方剂之学，不仅体现在方书卷帙之浩繁、方剂数目之巨大，而且论方质量提高，理、法、方、药日臻成熟，更加融为一体。

明代的临床医学著述中，也有丰富的方剂学内容。如王肯堂的《证治准绳》、张介宾的《景岳全书》，尤其是其中“新方八略”所创制的部分方剂，对后世影响极大。此外，吴又可的《温疫论》、虞抟的《医学正传》、龚廷贤的《万病回春》、秦景明的《症因脉治》、薛己的《外科发挥》、陈实功的《外科正宗》等，均对方剂学有其特殊贡献，留下了许多传世的新方。

清代的实用性方书主要有《医方集解》和《成方切用》。《医方集解》为清初汪昂所著。作者出于诸家方书但言某方治某病，“未尝发明受病之因，及病在某经某络……亦未尝发明药之气味功能，入某经某络，所以能治某病之故”的现状，为使方书不致徒设，择“古方三百有奇，附方之数过之”“先评受病之由，次解用药之意，又博采硕论名言，分别宜用宜忌”，详加论述。汪氏论方，其证候、病源、脉候、脏腑经络、药性、治法，无不具备，折中取约，文字通俗流畅，为入门遍读方书的佳作，流传极广。之后，吴仪洛兼取《医方集解》和《医方考》二书之长，予以删繁补要，收方 1 000 余首，仍以汪氏分类法为主，列为 24 门，辑成《成方切用》。

此外，还有陈修园的《时方歌括》《时方妙用》《长沙方歌括》及张秉成的《成方便读》等，亦已成为现代学习方剂学的参考用书。清代还出现了一大批方论性专著，如罗美的《古今名医方论》、王子接的《绛雪园古方选注》、费伯雄的《医方论》、吴谦等的《删补名医方论》等。

七、近现代时期

近代以来，特别是新中国成立以后，方剂学的发展更加迅速。重新编辑的古今医方、验方、方书辞典及其他方剂工具书亦大量涌现，其中尤以《中医方剂大辞典》最具代表性。此书分 11 个分册，共 1 800 万字，收录历代方剂 96 592首，汇集了古今方剂学研究的成果，内容浩瀚，考订严谨。随着近半个世纪以来中医药高等教育的不断发展，医药院校不同层次使用的方剂教材、教学参考书，更是不断更新。同时，有关治则、治法及组方原理、配伍规律和复方效用的研究，既有文献的整理、临床的观察，又有大量现代实验研究。方剂理论研究更加深入，方剂应用范围更加扩大。随着中医学的全面发展，方剂学中的独特优势将会进一步得到发挥，并对人类的健康做出新的贡献。

第二节 方剂与治法

一、方剂与治法的关系

方剂是中医临床治疗疾病的重要手段，是在辨证、立法的基础上选药配伍而成的。只有首先理解方剂与治法的关系，才能正确地遣药组方或运用成方。从中医学形成和发展的过程来看，治法，最早见于《内经》，是在长期临床积累了方药运用经验的基础上，在对人体生理病理认识的不断丰富、完善过程中，逐步总结而成的，是后于方药形成的一种理论。但治法由经验上升为理论之后，就成为遣药组方和运用成方的指导原则。例如，对感冒患者，经过四诊合参，辨证之后确定其为风寒所致的表寒证后，根据表证当用汗法、治寒当以温法的治疗大法，决定用辛温解表法进行治疗，选用相应的有效成方加减或自行选药组成辛温解表剂，以使汗出表解，邪去人安。否则，辨证与治法不符，组方与治法脱节，必然治疗无效，甚至使病情恶化。由此可见，在临床辨证论治的过程中，辨证的目的在于确定病机，论治的关键在于确立治法，治法是针对病机产生的，而方剂必须相应地体现治法。所以，一首成熟的方剂必须是证、法、方、药环环相扣，并始终以中医药理论为指导，这样才能言之有理、用必见效，而不是断章取义或牵强附会，更不是偶然巧合，侥幸取效。尤其是疗效好而快，对患者又无不良反应的方剂，更必须理论性强，辨证细致而准确、治法恰当而严谨、选药精当而稳妥、配伍严密而全面，如此组成的方剂才是“上工”的佳作。所以说，方剂是中医辨证论治的结晶，是理论与实际紧密结合的精粹，也是中医学的特色之一。治法是指导遣药组方的原则，方剂是体现和完成治法的主要手段。虽然我们常说“方以药成”，却又首先强调“方从法出，法随证立”，方与法二者之间的关系是相互为用、密不可分的。

二、方剂的基本结构

每一首方剂，固然要根据病情，在辨证立法的基础上选择合适的药物，妥善配伍而成，但在组织不同作用和地位的药物时，还应符合严密的组方基本结构，即“君、臣、佐、使”的组方形式。这样才能做到主次分明，全面兼顾，扬长避短，提高疗效。

关于“君、臣、佐、使”组方基本结构的理论，最早见于《黄帝内经》，《素问·至真要大论》说：“主病之为君，佐君之为臣，应臣之为使。”其后，金人张元素有“力大者为君”之说，李东垣说：“主病之为君……兼见何病，则以佐使药分治之，此制方之要也。”又说：“君药分量最多，臣药次之，佐使药又次之，不可令臣过于君。君臣有序，相与宣摄，则可以御邪除病矣。”明代何伯斋更进一步说：“大抵药之治病，各有所主。主治者，君也。辅治者，臣也。与君药相反而相助者，佐也。引经及治病之药至病所者，使也。”可以看出，无论是《内经》，还是张元素、李东垣、何伯斋，虽对君、臣、佐、使的含义进行了一定的阐发，但还不够系统和全面。今据各家论述及历代名方的组成规律，进一步分析归纳如下。

（一）君药

即针对主病或主证起主要治疗作用的药物。君药不可缺少。一般来说，君药的药味较少，而且不论何药在作为君药时其相对用量比作为臣、佐、使药应用时要大。

（二）臣药

有两种意义：一为辅助君药加强治疗主病或主证作用的药物；二为针对重要的兼病或兼证起主要治疗作用的药物。

（三）佐药

有三种意义：一为佐助药，即配合君、臣药以加强治疗作用或直接治疗次要兼证的药物；二为佐制药，即用以消除或减弱君、臣药的毒性或能制约君、臣药峻烈之性的药物；三为反佐药，即病重邪甚，可能拒药时，配用与主药药性药味相反而又能在治疗中起相成作用的药物，以防止药病格拒。

（四）使药

有两种意义：一为引经药，即能引领方中诸药至特定病所的药物；二为调和药，即具有调和方中诸药作用的药物。

由此可见，一首方剂中君、臣、佐、使的确立，主要以药物在方中所起作用的主次地位为依据。除君药外，臣、佐、使药都具两种以上的意义。在遣药组方时并没有固定的模式，既不是每一种意义的臣、佐、使药都必须具备，也不是每味药只任一职。每一方剂的具体药味多少，以及君、臣、佐、使是否齐备，全视具体病情及治疗要求的不同，以及所选药物的功能来决定。

三、常用治法

我们现在常引用的“八法”，就是清代医家程钟龄从高层次治疗大法的角度，根据历代医家对治法的归类总结而来的。程氏在《医学心悟·医门八法》中说：“论病之源，以内伤、外感四字括之。论病之情，则以寒、热、虚、实、表、里、阴、阳八字统之。而论治病之方，则又以汗、和、下、消、吐、清、温、补八法尽之。”现将常用的八法内容，简要介绍如下。

（一）汗法

汗法是通过开泄腠理、调畅营卫、宣发肺气等作用，使在表的外感六淫之邪随汗而解的一类治法。汗法不以汗出为目的，主要是通过出汗，使腠理开、营卫和、肺气畅、血脉通，从而能祛邪外出，使正气调和。所以，汗法可治疗腠理闭塞、营卫郁滞的寒热无汗或腠理疏松，虽有汗但寒热不解的病证，例如麻疹、水肿、疮疡、疟疾、痢疾而有寒热表证等均可应用汗法治疗。

然而，由于病情有寒热、邪气有兼夹、体质有强弱，故汗法又有辛温、辛凉的区别，以及汗法与补法、下法、消法等其他治疗方法的结合运用。

（二）吐法

吐法是通过涌吐的方法，使停留在咽喉、胸膈、胃脘的痰涎、宿食或毒物从口中吐出的一类治法。适用病位居上、病势急暴、内蓄实邪、体质壮实之证。因吐法易伤胃气，故体虚气弱、孕妇等均应慎用。

（三）下法

下法是通过泻下、攻逐等作用，使停留于胃肠的宿食、燥屎、冷积、瘀血、结痰、停水等从下窍而出，以祛邪除病的一类治法。凡邪在肠胃而致大便不通、燥屎内结或热结旁流，以及停痰留饮、瘀血积水等形症俱实之证，均可使用。由于病情有寒热、正气有虚实、病邪有兼夹，所以下法又有寒下、温下、润下、逐水、攻补兼施之别。

（四）和法

和法是通过和解或调和的方法，使半表半里之邪或脏腑、阴阳、表里失和之证得以解除的一类治法。和法是一种既能祛除病邪，又能调整脏腑功能的治法，无明显寒热补泻之偏，性质平和，全面兼顾，适用于邪犯少阳、肝脾不和、肠寒胃热、气血营卫失和等证。和法的应用范围较广，分类也多，其中主要有和解少阳、透达膜原、调和肝脾、疏肝和胃、调和肠胃等。

（五）温法

温法是通过温里祛寒的作用，以治疗里寒证的一类治法。里寒证的形成，或由寒邪直中于里，或因失治误治而损伤人体阳气，或因素体阳气虚弱，以致寒从中生。同时，里寒证又有部位浅深、程度轻重的差别，故温法又有温中祛寒、回阳救逆和温经散寒的区别。由于里寒证的形成和发展过程中往往阳虚与寒邪并存，所以温法又常与补法配合运用。

（六）清法

清法是通过清热、泻火、解毒、凉血等作用，以清除里热之邪的一类治法。适用于里热证、火证、热毒证及虚热证等里热病证。由于里热证有热在气分、营分、血分、热壅成毒及热在某一脏腑之分，因而在清法之中，又有清气分热、清营凉血、清热解毒、清脏腑热等不同。热证最易伤阴，大热又易耗气，所以清热剂中常配伍生津、益气之品。若温病后期，热灼阴伤或久病阴虚而热伏于里，又当清法与滋阴并用，更不可纯用苦寒直折之法。至于外感六淫之邪所致的表热证，当用辛凉解表法治疗，已在汗法中讨论，不在此列。

（七）消法

消法是通过消食导滞、行气活血、化痰利水、驱虫等方法，使气、血、痰、食、水、虫等渐积形成的有形之邪渐消缓散的一类治法。适用于饮食停滞、气滞血瘀、癥瘕积聚、水湿内停、痰饮不化、疳积虫积以及疮疡痈肿等病证。消法与下法虽同是治疗内蓄有形实邪的方法，但在适应病证上有所不同。下法所治病证，大抵病势急迫，形症俱实，邪在肠胃，必须速除，而且是可以从下窍而出者。消法所治，主要是病在脏腑、经络、肌肉之间，邪坚病痼而来势较缓，属渐积形成，且多虚实夹杂，尤其是气血积聚而成之癥瘕痞块、痰核瘰疬等，不可能迅即消除，必须渐消缓散。消法也常与补法、下法、温法、清法等其他治法配合运用，但仍然是以消为主要目的。

（八）补法

补法是通过补益人体气血阴阳，以主治各种虚弱证候的一类治法。补法的目的，在于通过药物的补益，使人体气血阴阳虚弱或脏腑之间的失调状态得到纠正，复归于平衡。此外，在正虚不能祛邪外出时，也可以补法扶助正气，并配合其他治法，达到助正祛邪的目的。虽然补法有时可收到间接祛邪的效果，但一般是在无外邪时使用，以避免“闭门留寇”之弊。补法的具体内容甚多，既有补益气、血、阴、阳的不同，又有分补五脏之侧重，但较常用的治法分类仍以补气、补血、补阴、补阳为主。在这些治法中，已包括了分补五脏之法。

上述八种治法，适用于表里、寒热、虚实等不同的证候。对于多数疾病而言，病情往往是复杂的，不是单一治法能够符合治疗需要的，常需数种治法配合运用，才能治无遗邪、照顾全面。所以，虽为八法，配合运用之后则变化多端。正如程钟龄《医学心悟》中说：“一法之中，八法备焉，八法之中，百法备焉。”因此，临证处方，必须针对具体病证，灵活运用八法，使之切合病情，方能收到满意的疗效。

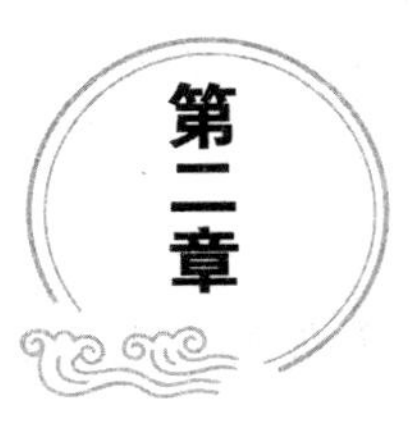

第二章 解表剂

凡以解表药为主组成，具有发汗、解肌、透疹等作用，用于治疗表证的方剂，统称解表剂。本类方剂是根据《素问·阴阳应象大论》“其在皮者，汗而发之”“因其轻而扬之”的理论立法，属于“八法”中的“汗法”。

解表剂是为六淫邪气侵袭人体肌表、肺卫所致的表证而设。此时邪未深入，病势轻浅，可用辛散轻宣的药物使外邪从肌表而出。如果失时不治或治不如法，病邪不从外解，必转而深入，变生他证。

解表剂主要为表证而设，故凡风寒所伤或温病初起，以及麻疹、疮疡、水肿、痢疾等病初之时，见恶寒、发热、头疼、身痛、无汗或有汗、苔薄白、脉浮等表证者，均可用解表剂治疗。

病邪性质有寒热之异，患者体质有强弱之别，因而解表方剂相应地分为辛温解表、辛凉解表、扶正解表三类。

解表剂多用辛散轻扬之品组方，故不宜久煎，以免药性耗散，药效减弱。在服法上一般宜温服，服后宜避风寒，或增衣被，或辅之以粥，以助汗出。取汗程度以遍身持续微汗为佳。若汗出不彻则病邪不解，汗出太过则耗气伤津，严重者可致亡阴亡阳。同时，应注意禁食生冷、油腻之品，以免影响药物的吸收和药效的发挥。若表邪未尽，而又见里证者，一般应先解表，后治里；表里并重者，则当表里双解。若外邪已经入里，或麻疹已透，或疮疡已溃，则不宜使用。

第一节　辛温解表

辛温解表剂，适用于风寒表证，具有发散风寒的作用。症见恶寒发热，头身疼痛，无汗或有汗，鼻塞流涕，咳喘，苔薄白，脉浮紧或脉浮缓等。常以辛温解表药如麻黄、桂枝、荆芥、豆豉、苏叶、防风等为主组成方剂。因寒邪束表，每致营阴郁滞、肺失宣降，故此类方剂每配伍活血通脉的桂枝、川芎及宣降肺气的杏仁、桔梗等。代表方如麻黄汤、桂枝汤、九味羌活汤、小青龙汤、香苏散。

麻黄汤

《伤寒论》

【组成】麻黄去节，三两（9 g）　桂枝去皮，二两（6 g）　杏仁去皮尖，七十个（6 g）　甘草炙，一两（3 g）

【用法】上四味，以水九升，先煮麻黄，减二升，去上沫，内诸药，煮取二升半，去滓，温服八合。覆取微似汗，不须啜粥，余如桂枝法将息（现代用法：水煎服，温覆取微汗）。

【功用】发汗解表，宣肺平喘。

【主治】外感风寒表实证。症见恶寒发热，头身疼痛，无汗而喘，舌苔薄白，脉浮紧。

【方解】本方证系由外感风寒，肺气失宣所致。风寒之邪外袭肌表，使卫阳被遏，腠理闭塞，营阴郁滞，经脉不通，即卫闭营郁。卫气抗衡，正邪相争，故见恶寒、发热、无汗、头身痛；肺主气属卫，外合皮毛，寒邪外束于表，影响肺气的宣肃下行，则上逆为喘；舌苔薄白、脉浮紧皆是风寒袭表的反映。治当发汗解表，宣肺平喘。方中麻黄苦辛性温，归肺与膀胱经，有“肺经专药”之称，善开腠理，最善发越人体阳气，祛在表之风寒；宣畅肺气，开肺气之遏，故本方用以为君药。配伍透营达卫的桂枝为臣药，解肌发表，温通经脉，二者相须为用，既助麻黄解表，使发汗之力倍增；又畅行营阴，使疼痛之症得解。杏仁利肺平喘，与麻黄相伍，一宣一降，以恢复肺气之宣降，加强宣肺平喘之功，又能防止麻黄发散太过，为佐药。炙甘草既能调和麻、杏之宣降，又能缓和麻、桂相合之峻烈，使汗出不致过猛而耗伤正气，是使药而兼佐药之用。四药配伍，风寒得散，营卫得通，肺气得宣，则诸症可愈。

本方配伍特点有二：一为麻、桂相须，发卫气之闭以开腠理，透营分之郁以畅营阴，则发汗解表之功益彰，乃辛温发汗之精当配伍；二为麻、杏相使，宣降相因，则宣肺平喘之效甚著，最合肺性之法。

【运用】

1．辨证要点

本方是治疗外感风寒表实证的基础方。临床应用以恶寒发热、无汗而喘、脉浮紧为辨证要点。

2．加减变化

若喘急胸闷、咳嗽痰多、表证不甚，去桂枝，加苏子、半夏以化痰止咳平喘；若鼻塞流涕重，加苍耳子、辛夷以宣通鼻窍；若夹湿邪而兼见骨节酸痛，加苍术、薏苡仁以祛风除湿；兼里热之烦躁、口干者，酌加石膏、黄芩以清泻郁热。

3．现代运用

本方常用于感冒、流行性感冒、急性支气管炎、支气管哮喘等属风寒表实证者。

4．使用注意

本方为辛温发汗之峻剂，药味虽少，但发汗力强，不可过服，否则，汗出过多必伤人正气。正如柯琴指出："此乃纯阳之剂，过于发散，如单刀直入之将，投之恰当，一战成功。不当则不戢而召祸。故用之发表，可一而不可再。"（《伤寒来苏集·伤寒附翼》）

【附方】

1．大青龙汤（《伤寒论》）

麻黄去节，六两（12 g）　桂枝去皮，二两（6 g）　甘草炙，二两（6 g）　杏仁去皮尖，四十枚（6 g）　石膏如鸡子大，碎（12 g）　生姜切，三两（9 g）　大枣十二枚，擘（3 g）　上七味，以水九升，先煮麻黄，减二升，去上沫，内诸药，煮取三升，去滓，温服一升。取微似汗，汗出多者，温粉扑之；一服汗者，停后服；

若复服，汗多亡阳，遂虚，恶风烦躁，不得眠也。功用：发汗解表，兼清里热。主治：外感风寒，里有郁热证。症见恶寒发热，头身疼痛，无汗，烦躁，口渴，脉浮紧。

2. 三拗汤（《太平惠民和剂局方》）

甘草不炙　麻黄不去根节　杏仁不去皮尖　各等分（30 g）　上为粗末，每服五钱（15 g），水一盏半，姜五片，同煎至一盏，去滓，通口服。以衣被盖覆睡，取微汗为度。功用：宣肺解表。主治：外感风寒，肺气不宣证。症见鼻塞声重，语音不出，咳嗽胸闷。

3. 华盖散（《博济方》）

紫苏子炒　麻黄去根节　杏仁去皮尖　陈皮去白　桑白皮　赤茯苓去皮，各一两（30 g）　甘草半两（15 g）　上为末，每服二钱（6 g），水一盏，煎至六分，食后温服。功用：宣肺解表，祛痰止咳。主治：素体痰多，肺感风寒证。症见咳嗽上气，呀呷有声，吐痰色白，胸膈痞满，鼻塞声重，恶寒发热，苔白润，脉浮紧。

大青龙汤系由麻黄汤重用麻黄，再加石膏、生姜、大枣组成。主治寒热俱重、无汗而兼有烦躁。方中倍用麻黄，故其发汗之力尤峻。其烦躁为郁热在里，故加石膏清热除烦；辛温峻汗必耗气津，故倍用炙甘草益气和中，合姜、枣则益脾胃以滋汗源，使汗出表解，寒热烦躁并除。

三拗汤与华盖散皆为麻黄汤去桂枝，发汗之力减弱，故功用重在宣散肺中风寒，主治风寒犯肺之咳喘证。但三拗汤为宣肺解表的基础方，主治风寒袭肺的咳喘轻证；华盖散主治素体痰多而风寒袭肺证，故更加苏子、陈皮、桑白皮、赤茯苓以降气祛痰，加强化痰止咳的作用。

【文献摘要】

1. 原书主治

《伤寒论·辨太阳病脉证并治》："太阳病，头痛发热，身疼腰痛，骨节疼痛，恶风，无汗而喘者，麻黄汤主之。""太阳病，脉浮紧，无汗，发热，身疼痛，八九日不解，表证仍在，此当发其汗……麻黄汤主之。"

2. 方论选录

柯琴《伤寒来苏集·伤寒附翼》："此为开表逐邪发汗之峻剂也。古人用药法象之义。麻黄中空外直，宛如毛窍骨节，故能祛骨节之风寒，从毛窍而出，为卫分发散风寒之品。桂枝之条纵横，宛如经脉系络，能入心化液，通经络而出汗，为营分散解风寒之品。杏仁为心果，温能助心散寒，苦能清肺下气，为上焦逐邪定喘之品。甘草甘平，外拒风寒，内和气血，为中宫安内攘外之品。此汤入胃，行气于玄府，输精于皮毛，斯毛脉合精而溱溱汗出，在表之邪，其尽去而不留，痛止喘平，寒热顿解，不烦啜粥而借汗于谷也。”

【医案选录】

《赵守真治验回忆录》：汪之常养鸭为业。残冬寒风凛冽，雨雪交加，整天放鸭奔走道途，不胜其劳。某晚归时，感觉不适，饮冷茶一大盅。午夜恶寒发热，咳嗽声嘶，既而语言失音。曾服姜汤冲杉木炭数盅，声哑如故。据其父代述失音原委，因知寒袭肺金，闭塞空窍，故咳嗽声哑。按脉浮紧，舌上无苔，身疼无汗，乃太阳表实证。其声喑是由形寒饮冷伤肺，是金实不鸣之故。治宜开毛窍宣肺气，疏与麻黄汤。麻黄9 g，桂枝、杏仁各6 g，甘草3 g。服后，温覆取汗，易衣二次，翌日外邪解，声音略扬，咳仍有痰，胸微胀，又于前方去桂枝，减麻黄为4.5 g，加贝母、桔梗各6 g，白蔻仁3 g，细辛1.5 g，以温肺化痰。续进两帖，遂不咳，声音复常。

按：通过问诊和切脉，知其得病原委，又表现出典型的太阳表实证，故投麻黄汤。二诊去桂枝，减麻黄量，又加桔、贝、蔻、辛等，乃辛开中佐润肺化痰利咽之品以善其后。

桂枝汤

《伤寒论》

【组成】桂枝去皮，三两（9 g）　芍药三两（9 g）　甘草炙，二两（9 g）　生姜切，三两（9 g）　大枣擘，十二枚（3 枚）

【用法】上五味，㕮咀，以水七升，微火煮取三升，适寒温，服一升。服已须臾，啜热稀粥一升余，以助药力。温覆令一时许，遍身漐漐微似有汗者益佳，不可令如水流漓，病必不除。若一服汗出病瘥，停后服，不必尽剂；若不汗，更服，依前法；又不汗，后服小促其间，半日许令三服尽。若病重者，一日一夜服，周时观之，服一剂尽，病证犹在者，更作服；若汗不出，乃服至二三剂。禁生冷、黏滑、肉、面、五辛、酒酪、臭恶等物（现代用法：水煎服，温覆取微汗）。

【功用】解肌发表，调和营卫。

【主治】外感风寒表虚证。症见恶风发热，汗出头痛，鼻鸣干呕，苔白不渴，脉浮缓或浮弱。

【方解】本方证为外感风寒，营卫不和所致。外感风寒，但以风邪为主，风性开泄，卫气因之失其固护之性，不能固护营阴，致营阴不能内守而外泄，故恶风发热、汗出头痛、脉浮缓等，即《伤寒论》“卫强营弱”之证；肺合皮毛，其经脉还循胃口，若邪气郁滞、肺胃失和，则鼻鸣干呕；风寒在表，应辛温发散以解表，但本方证属表虚，腠理不固，故当解肌发表、调和营卫，祛邪兼顾调正为治。方中桂枝为君，助卫阳，通经络，解肌发表而祛在表之风邪。芍药为臣，益阴敛营，敛固外泄之营阴。桂芍等量合用，一散一收，既能外散在表之风寒，又能敛固外泄之营阴，并可使桂枝发汗而不过汗，使祛邪而不伤正、敛阴而不留邪，共奏解肌发汗、调和营卫之效。此为本方外可解肌发表、内调营卫阴阳的基本结构。生姜辛温，既助桂枝辛散表邪，又兼和胃止呕；大枣甘平，既能益气补中，且可滋脾生津。姜枣相配，和中化生营卫，共为佐药。炙甘草调和药性，合桂枝辛甘化阳以实卫，合芍药酸甘化阴以和营，功兼佐使之用。综观本方，药虽五味，但结构严谨，发中有补，散中有收，邪正兼顾，阴阳并调。柯琴在《伤寒来苏集·伤寒附翼》中赞桂枝汤“为仲景群方之冠，乃滋阴和阳，调和营卫，解肌发汗之总方也”。

本方证中已有汗出，何以又用桂枝汤发汗？曹颖甫先生称外感风寒表虚证之汗出为“病汗”，谓服桂枝汤后之汗出为“药汗”，并鉴别指出：“病汗常带凉意，药汗则带热意，病汗虽久，不足以去病，药汗瞬时，而功乃大著，此其分也。”（《经方实验录》）此属临证有得之谈。本方证之自汗，是由风寒外袭，卫阳不固，营阴失守，津液外泄所致。故外邪不去，营卫不和，则汗不能止。桂枝汤虽曰“发汗”，实寓解肌发表与调和营卫双重用意，外邪去而肌表固密，营卫和则津不外泄。故如法服用本方，于遍身微汗之后，则原证之汗出自止。

本方的治疗范围，不仅用于外感风寒表虚证，而且还运用于病后、产后、体弱等因营卫不和所致的病证。许多疾病在其病变过程中，多可出现营卫、阴阳失调的病理状态，而桂枝汤本身具有调和营卫、阴阳的作用。正如徐彬所说："桂枝汤，外证得之，解肌和营卫；内证得之，化气调阴阳。"（《金匮要略论注》）这是对本方治病机制的高度概括。

麻黄汤和桂枝汤同属辛温解表剂，都可用于治疗外感风寒表证。麻黄汤中麻、桂并用，佐以杏仁，发汗散寒力强，又能宣肺平喘，为辛温发汗之重剂，主治外感风寒所致恶寒发热而无汗喘咳之表实证；桂枝汤中桂、芍并用，佐以姜、枣，发汗解表之力逊于麻黄汤，但有调和营卫之功，为辛温解表之和剂，主治外感风寒所致恶风发热而有汗出之表虚证。

【运用】

1. 辨证要点

本方为治疗外感风寒表虚证的基础方，又是调和营卫、阴阳治法的代表方。临床应用以恶风、发热、汗出、脉浮缓为辨证要点。

2. 加减变化

恶风寒较甚者，宜加防风、荆芥、淡豆豉疏散风寒；体质素虚者，可加黄芪益气，以扶正祛邪；兼见咳喘者，宜加杏仁、苏子、桔梗宣肺止咳平喘。

3. 现代运用

本方常用于感冒、流行性感冒、原因不明的低热、产后及病后低热、荨麻疹等属营卫不和者。

4. 使用注意

凡外感风寒表实无汗者禁用。服药期间禁食生冷、黏腻、酒肉、臭恶等物。

【附方】

1. 桂枝加葛根汤（《伤寒论》）

桂枝去皮，二两（6 g） 芍药二两（6 g） 生姜切，三两（9 g） 甘草炙，二两（6 g） 大枣擘，十二枚（3 枚） 葛根四两（12 g） 上六味，以水一斗，先煮麻黄、葛根，减二升，去上沫；内诸药，煮取三升，去滓，温服一升。覆取微似汗，不须啜粥，余如桂枝法将息及禁忌。功用：解肌发表，升津舒经。主治：风寒客于太阳经输，营卫不和证。桂枝汤证兼项背强而不舒者。

2．桂枝加厚朴杏子汤（《伤寒论》）

桂枝去皮，三两（9 g）　芍药三两（9 g）　生姜切，三两（9 g）　甘草炙，二两（6 g）　大枣擘，十二枚（3 枚）　厚朴炙，去皮，二两（6 g）　杏仁去皮尖，五十枚(6 g)

上七味，以水七升，微火煮取三升，去滓。温服一升，覆取微似汗。功用：解肌发表，降气平喘。主治：宿有喘病，又感风寒而见桂枝汤证者；风寒表证误用下剂后，表证未解而微喘者。

3．桂枝加桂汤（《伤寒论》）

桂枝去皮，五两（15 g）　芍药三两（9 g）　生姜切，三两（9 g）　甘草炙，二两（6 g）　大枣擘，十二枚（3 枚）　上五味，以水七升，煮取三升，去滓，温服一升。功用：温通心阳，平冲降逆。主治：心阳虚弱，寒水凌心之奔豚。太阳病误用温针或因发汗太过而发奔豚，气从少腹上冲心胸，起卧不安，有发作性者。

4．桂枝加芍药汤（《伤寒论》）

桂枝去皮，三两（9 g）　芍药六两（18 g）　甘草炙，二两（6 g）　大枣擘，十二枚（3 枚）　生姜切，三两（9 g）　上五味，以水七升，煮取三升，去滓，温分三服。功用：温脾和中，缓急止痛。主治：太阳病误下伤中，土虚木乘之腹痛。

上述四方皆为桂枝汤类方，其证之病机以营卫不和或气血阴阳失调为共性，故用桂枝汤和营卫、调阴阳。前二方主治证以外感风寒表虚为基本病机，桂枝加葛根汤主治风邪滞于经脉、津液不能敷布、经脉失去濡养之恶风汗出、项背强而不舒，故用桂枝汤加葛根以解肌发表、生津舒经；桂枝加厚朴杏子汤主治风寒表虚证兼见喘逆，故加厚朴、杏仁降气平喘。后二方因药量之变化，已由治表之剂变为治里之方，其中桂枝加桂汤主治太阳病汗出太过，耗损心阳，心阳不能下蛰于肾，肾中水寒之气上凌于心所致的奔豚病，故加桂二两以加强温通心阳、平冲降逆的作用；桂枝加芍药汤主治太阳病误下伤中、邪陷太阴、土虚木乘之腹痛，故用桂枝汤通阳温脾，倍芍药以柔肝缓急止痛。

【文献摘要】

1．原书主治

《伤寒论·辨太阳病脉证并治》："太阳中风，阳浮而阴弱。阳浮者，热自发；阴弱者，汗自出。啬啬恶寒，淅淅恶风，翕翕发热，鼻鸣干呕者，桂枝汤主之。”“太阳病，头痛发热，汗出恶风者，桂枝汤主之。”

2. 方论选录

柯琴：“此为仲景群方之魁，乃滋阴和阳，调和营卫，解肌发汗之总方也……桂枝赤色，通心温经，能扶阳散寒，甘能益气生血，辛能解散外邪，内辅君主，发心液而为汗，故麻黄、葛根、青龙辈，凡发汗御寒者咸用之，惟桂枝汤不可用麻黄，麻黄汤不可无桂枝也。本方皆辛甘发散，惟芍药微苦微寒，能益阴敛血，内和营气，先辈之无汗不得用桂枝汤者，以芍药能止汗也。芍药之功，本在止烦，烦止汗亦止，故反烦、更烦，与心悸而烦者咸赖之。若倍加芍药，即建中之剂，非复发汗之剂矣。是方也，用桂枝发汗，即用芍药止汗。生姜之辛，佐桂以解肌，大枣之甘，佐芍以和里，桂、芍之相须，姜、枣之相得，阴阳表里，并行而不悖，是刚柔相济以为和也。甘草甘平，有安内攘外之功，用以调和气血者，即以调和表里，且以调和诸药矣。”（《伤寒来苏集·伤寒附翼》）

【医案选录】

《伤寒九十论》：里间张太医家一妇，病伤寒，发热，恶风，自汗，脉浮而弱。予曰：当服桂枝汤，彼云家有自合者。予令三啜之，而病不除，予询其药中用肉桂耳。予曰：肉桂与桂枝不同。予自治以桂枝汤，一啜而解。

按：桂枝汤乃解肌发表、调和营卫之剂，主治风寒袭表、营卫不和之证。该案既具桂枝汤典型症状，用本方何以不效？通过详询，始知方中主药桂枝，是代以肉桂，以致三啜而病不除，后改用桂枝，即一啜而解。这个案例充分说明药物的作用各有特性，临床应用时应仔细考虑。

香苏散

《太平惠民和剂局方》

【组成】香附子炒香，去毛　紫苏叶各四两（120 g）　甘草炙，一两（30 g）　陈皮不去白，二两（60 g）

【用法】上为粗末。每服三钱（9 g），水一盏，煎七分，去滓，热服，不拘时候，日三服；若作细末，只服二钱（6 g），入盐点服（现代用法：作汤剂，水煎服，用量按原方比例酌减）。

【功用】疏散风寒，理气和中。

【主治】外感风寒，气郁不舒证。症见恶寒身热，头痛无汗，胸脘痞闷，不思饮食，舌苔薄白，脉浮。

【方解】本方主治外感风寒，内兼气滞之证。患者症见恶寒发热、头痛无汗，与一般表证无异，而胸脘痞闷、不思饮食，则为气滞湿阻之象。但此证舌苔薄白而不腻，显然偏于气郁。风寒在表，不用发散之品则表证不解；气郁于里，不用理气之药则气滞不除。唯有解表与理气并行。方中苏叶辛温，归肺、脾二经，既能发表散寒，又可理气宽中，一药而兼两用，切中病机，为君药。香附辛苦甘平，行气开郁，为臣药。君臣相合，苏叶得香附之助，则调畅气机之功益著；香附借苏叶之升散，则能上行外达以祛邪。此即李时珍所谓香附生用"则上行胸膈，外达皮肤……得紫苏、葱白则能解散邪气"（《本草纲目》）。陈皮理气燥湿，一则协君臣行气滞以畅气机，二则化湿浊以行津液。甘草健脾和中，与香附、陈皮相配，使行气而不致耗气，并调和药性，是佐药兼使药之用。如此配伍，使表邪解则寒热除，气机畅则痞闷消。

【运用】

1. 辨证要点

本方为治疗外感风寒而兼气滞的常用方。临床应用以恶寒发热、头痛无汗、胸脘痞闷、苔薄白、脉浮为辨证要点。

2. 加减变化

风寒表证较重，加葱白、生姜、荆芥等以加强发汗解表的作用；气郁较甚，胸胁胀痛、脘腹胀满者，加厚朴、大腹皮等以加强行气解郁之力；湿浊较重，胸闷、不思饮食、苔白腻者，加藿香、厚朴、半夏等以化湿运脾；兼见咳嗽有痰者，加苏子、桔梗、半夏等以降气化痰止咳。

3. 现代运用

本方多用于胃肠型感冒属感受风寒兼气机郁滞者。

【附方】

1. 香苏葱豉汤（《重订通俗伤寒论》）

制香附一钱半至二钱（4.5～6 g） 新会皮一钱半至二钱（4.5～6 g） 鲜葱白二三枚（3 枚） 紫苏一钱半至三钱（4.5～9 g） 清炙草六分至八分（2～2.5 g） 淡香豉三钱至四钱（9～12 g） 水煎服。功用：发汗解表，调气安胎。主治：妊娠伤寒。症见恶寒发热，无汗，头身痛，胸脘痞闷，苔薄白，脉浮。

2. 加味香苏散（《医学心悟》）

紫苏叶一钱五分（5 g）　陈皮　香附各一钱二分（各4 g）　甘草炙，七分（2.5 g）　荆芥　秦艽　防风　蔓荆子各一钱（各3 g）　川芎五分（1.5 g）　生姜三片　上锉一剂，水煎温服，微覆似汗。功用：发汗解表，理气解郁。主治：外感风寒，兼有气滞证。头痛项强，鼻塞流涕，身体疼痛，发热恶寒或恶风，无汗，胸脘痞闷，苔薄白，脉浮。

上述二方皆为香苏散加味而成，主治表寒而兼气滞之证。其中香苏葱豉汤乃香苏散与葱豉汤合为一方，其发汗解表之力较香苏散为强，苏叶又有安胎之效，故对妇女妊娠感冒风寒者，较为恰当。加味香苏散增入防风、秦艽、川芎、蔓荆子等药，则发汗解表、宣痹止痛之功较强，宜于表寒证较重、头身疼痛明显者。

【文献摘要】

1. 原书主治

《太平惠民和剂局方》："四时温疫、伤寒。"

2. 方论选录

汪昂《医方集解·表里之剂》："此手太阴药也。紫苏疏表气而散外寒，香附行里气而消内壅，橘红能兼行表里以佐之（橘红利气，兼能发表散寒，盖气行则寒散，而食亦消矣），甘草和中，亦能解表为使也。"

小青龙汤

《伤寒论》

【组成】麻黄去节，三两（9 g）　芍药三两（9 g）　细辛三两（6 g）　干姜三两（6 g）　甘草炙，三两（6 g）　桂枝去皮，三两（9 g）　五味子半升（6 g）　半夏洗，半升（9 g）

【用法】上八味，以水一斗，先煮麻黄，减二升，去上沫，内诸药，煮取三升，去滓，温服一升（现代用法：水煎温服）。

【功用】解表散寒，温肺化饮。

【主治】外寒里饮证。症见恶寒发热，头身疼痛，无汗，喘咳，痰涎清稀而量多，胸痞，或干呕，或痰饮喘咳，不得平卧，或身体疼重，头面四肢浮肿，舌苔白滑，脉浮。

【方解】本方主治素有寒饮内停，复外感风寒。风寒束表，皮毛闭塞，卫阳被遏，营阴郁滞，故见恶寒发热、无汗、身体疼痛。素有水饮之人，一旦感受外邪，每致表寒引动内饮，《难经四十九难》说："形寒饮冷则伤肺。"水寒相搏，内外相引，饮动不居，水寒射肺，肺失宣降，故咳喘痰多而稀；水停心下，阻滞气机，故胸痞；饮动则胃气上逆，故干呕；水饮溢于肌肤，故浮肿身重；舌苔白滑，脉浮为外寒里饮之佐证。此证若不疏表而徒治其饮，则表邪难解；不化饮而专散表邪，则水饮不除。故治宜解表与化饮配合。方中麻黄、桂枝均可归肺经，相须为君，发汗散寒以解表邪，且麻黄又能宣发肺气而平喘咳，桂枝温阳化气行水以利里饮之化。干姜、细辛为臣，温肺化饮，兼助麻、桂解表祛邪。然而素有痰饮，阳气不足，真阴亦虚，若纯用辛温发散，耗伤肺气，故佐以五味子敛肺止咳、芍药和营养血，二药与辛散之品相配，一散一收，既可增强止咳平喘之功，又可制约诸药辛散温燥太过，亦可益潜在不足之阴。半夏燥湿化痰，和胃降逆，亦为佐药。炙甘草兼为佐使之药，既可益气和中，调和诸药。

本方配伍特点有三，一是以麻黄、桂枝解散在表之风寒，配白芍酸寒敛阴，兼制麻黄、桂枝辛散之性，使该方散中有收；二是以干姜、细辛、半夏温化在肺之痰饮，配五味子敛肺止咳，令开中有阖，使之散不伤正，收不留邪；三是以麻黄、桂枝散风寒，并以姜、辛、夏温化水饮，内外同治，共成散寒蠲饮之效。

【运用】

1. 辨证要点

本方是治疗外感风寒、寒饮内停喘咳的常用方。临床应用以恶寒发热、无汗、喘咳、痰多而稀、舌苔白滑、脉浮为辨证要点。因本方辛散温化之力较强，应以确属水寒相搏于肺者，方宜使用，且视患者体质强弱酌定剂量。

2. 加减变化

若外寒证轻者，可去桂枝，麻黄改用炙麻黄；兼喉中痰鸣者，加杏仁、射干、款冬花以化痰降气平喘；若鼻塞、清涕多者，加辛夷、苍耳子以宣通鼻窍；兼水肿者，加茯苓、猪苓以利水消肿。

3. 现代运用

本方常用于支气管炎、支气管哮喘、肺炎、肺心病、过敏性鼻炎、卡他性咽炎、卡他性中耳炎等属于外寒里饮证者。

4. 使用注意

因本方多温燥之品，故阴虚干咳无痰或痰热证者，不宜使用。

【文献摘要】

1. 原书主治

《伤寒论·辨太阳病脉证并治》："伤寒表不解，心下有水气，干呕，发热而咳，或渴，或利，或噎，或小便不利，少腹满，或喘者，小青龙汤主之。"

2. 方论选录

张秉成《成方便读》："前方（指大青龙汤）因内有郁热而表不解，此方因内有水气而表不解。然水气不除，肺气壅遏，营卫不通，虽发表何由得汗？故用麻黄、桂枝解其表，必以细辛、干姜、半夏等辛燥之品，散其胸中之水，使之随汗而出。《金匮》所谓腰以上者，当发汗，即《内经》之'开鬼门'也。水饮内蓄，肺必逆而上行，而见喘促上气等证。肺苦气上逆，急食酸以收之，以甘缓之，故以白芍、五味子、甘草三味，一以防肺气之耗散，一则缓麻、桂、姜、辛之刚猛也。名小青龙者，以龙为水族，大则可以兴云致雨，飞腾于宇宙之间；小则亦能治水驱邪，潜隐于波涛之内耳。"

【医案选录】

《伤寒论汇要分析·俞长荣医案》：某男，45 岁。咳嗽喘息不得卧，痰白质黏韧难咯。头眩痛，时恶寒，午后微发热，体倦肢楚，历时半月。前医与麻杏石甘汤加味 2 剂未效。舌苔微黄，脉象弦滑。此系风寒客肺，痰阻气机。治宜散寒肃肺，祛痰定喘，当与小青龙汤，但痰黏韧，舌苔黄，恐病久有郁热，拟加石膏一味……服 1 剂。复诊：喘逆少减，痰转稀白，量多易咯。仍头眩痛，时时恶寒，午后发热已除，舌有灰色薄苔，脉细而缓……郁热已清而痰稀苔灰，脉细，乃系阳气未复，当于前方中去石膏，加附子……服 1 剂，诸证告痊愈。

第二节　辛凉解表

辛凉解表剂，适用于风热表证。症见发热，微恶风寒，头痛，咽痛，咳嗽，口渴，舌尖红，苔薄黄，脉浮数等。常以辛凉解表药如薄荷、牛蒡子、桑叶、菊花等为主组成方剂。由于温邪袭人，具有发病急、传变快、易搏结气血、蕴而成毒、且多夹有秽浊之气等特点，加之温邪上受，首先犯肺，每致肺气失宣，故此类方剂多配伍清热解毒的金银花、连翘及宣降肺气的桔梗、杏仁等。代表方如银翘散、桑菊饮、麻黄杏仁石膏甘草汤。

银翘散

《温病条辨》

【组成】连翘一两（30 g）　银花一两（30 g）　苦桔梗六钱（18 g）　薄荷六钱（18 g）　竹叶四钱（12 g）　生甘草五钱（15 g）　芥穗四钱（12 g）　淡豆豉五钱（15 g）　牛蒡子六钱（18 g）

【用法】上杵为散。每服六钱（18 g），鲜苇根汤煎，香气大出，即取服，勿过煎。肺药取轻清，过煎则味厚入中焦矣。病重者，约二时一服，日三服，夜一服；轻者，三时一服，日二服，夜一服；病不解者，作再服（现代用法：作汤剂，水煎服，用量按原方比例酌减）。

【功用】辛凉透表，清热解毒。

【主治】温病初起。症见发热，微恶风寒，无汗或有汗不畅，头痛口渴，咳嗽咽痛，舌尖红，苔薄白或薄黄，脉浮数。

【方解】温病初起，邪在卫分，正邪相争，故发热、微恶风寒、无汗或有汗，纵使有汗也是汗出不畅；肺位最高而开窍于鼻，因此温邪上受，首先犯肺，邪自口鼻而入，肺气失宣，则见咳嗽；风热搏结气血，蕴结成毒侵袭肺系门户，则见咽喉红肿疼痛；温邪伤津，故口渴；舌尖红、苔薄白或微黄、脉浮数均为温病初起之征象。因此，治宜辛凉透表，清热解毒。方中金银花、连翘气味芳香，既能疏散风热、清热解毒，又可辟秽化浊，故重用为君药。薄荷、牛蒡子辛凉，疏散风热，清利头目，且可解毒利咽；荆芥穗、淡豆豉辛而微温，解表散邪，此二者虽属辛温，但辛而不烈，温而不燥，与大量辛凉解表药相配伍，增强辛散透表之力，是为去性存用之法，以上四药俱为臣药。芦根、竹叶清热生津；桔梗宣肺止咳利咽，同为佐药。甘草既可调和药性、护胃安中，又合桔梗利咽止咳，有《伤寒论》桔梗汤之意，是属佐使之用。本方所用药物均系清轻之品，加之用法强调“香气大出，即取服，勿过煎”，体现了吴氏“治上焦如羽，非轻莫举”的用药原则。

本方配伍特点有二：一是辛凉之中配伍少量辛温之品，既有利于透邪，又不悖辛凉之旨；二是疏散风邪与清热解毒相配，具有外散风热、内清热毒之功，构成疏清兼顾、以疏为主之剂。

【运用】

1. 辨证要点

《温病条辨》称本方为“辛凉平剂”，是治疗外感风热表证的常用方。临床应用以发热、微恶寒、咽痛、口渴、脉浮数为辨证要点。

2. 加减变化

渴甚者，为伤津较甚，加天花粉生津止渴；项肿咽痛者，系热毒较甚，加马勃、玄参清热解毒，利咽消肿；衄者，由热伤血络，去荆芥穗、淡豆豉之辛温，加白茅根、侧柏炭、栀子炭凉血止血；胸膈闷者，乃夹湿邪秽浊之气，加藿香、郁金芳香化湿，辟秽祛浊。

3. 现代运用

本方广泛用于急性发热性疾病的初起阶段，如感冒、流行性感冒、急性扁桃体炎、上呼吸道感染、肺炎、乙型脑炎、腮腺炎等辨证属温病初起而邪郁肺卫者。皮肤病如风疹、荨麻疹、疮痈疖肿，亦多用之。

4. 使用注意

凡外感风寒及湿热病初起者禁用。因方中药物多为芳香轻宣之品，不宜久煎。

【文献摘要】

1. 原书主治

《温病条辨》：“太阴风温、温热、温疫、冬温，初起恶风寒者，桂枝汤主之。但热不恶寒而渴者，辛凉平剂银翘散主之。”

2. 方论选录

吴瑭《温病条辨》："本方谨遵《内经》'风淫于内，治以辛凉，佐以苦甘；热淫于内，治以咸寒，佐以甘苦'之训；又宗喻嘉言芳香逐秽之说，用东垣清心凉膈散，辛凉苦甘。病初起，且去入里之黄芩，勿犯中焦；加银花辛凉，芥穗芳香，散热解毒；牛蒡子辛平润肺，解热散结，除风利咽；皆手太阴药也……此方之妙，预护其虚，纯然清肃上焦，不犯中下，无开门揖盗之弊，有轻以去实之能，用之得法，自然奏效。"

【医案选录】

《蒲辅周治疗经验》：霍某，男，8个月，1964年1月30日初诊。发热2天，咽红，无汗，四肢时凉时热，今日体温40.1℃。呛咳，口干欲饮，腹微满，大便2日未解，小便多。舌正红苔薄白，脉浮数。诊为急性扁桃体炎。属上焦风热闭结，治宜清宣法。处方：僵蚕一钱半，升麻八分，荆芥八分，桔梗一钱，连翘一钱，香豆豉五钱，射干八分，薄荷（后下）七分，竹叶一钱，芦根四钱，甘草八分，葱白（后下）三寸，一剂。

复诊：高烧未减，余症亦同前。舌正红苔黄腻，脉浮数。仍主以清宣。前方甘草改用三分，加生石膏三钱、炒莱菔子一钱。一剂。

三诊：热退，睡安，咽喉红肿消退，饮食增加。舌正红苔秽腻，脉浮缓。外感已解，肺胃未和，以调和肺胃为治。处方：茯苓一钱，法半夏一钱，陈皮一钱半，神曲一钱，麦芽（炒）一钱，焦楂一钱，莱菔子（炒）一钱，枳壳（炒）八分，黄连二分，苏子（炒）一钱，杏仁一钱，前胡八分，生姜二片，服一剂而病去康复。

按：本例高热无汗、呛咳、咽喉红肿、口干欲饮等，乃风热上受犯肺所致。外则皮毛郁阻，内则肺气不宣，故出现上述诸症。投以轻宣上焦，透邪外达。继以调和肺胃而获效。

桑菊饮

《温病条辨》

【组成】桑叶二钱五分（7.5 g）　菊花一钱（3 g）　杏仁二钱（6 g）　连翘一钱五分（5 g）　薄荷八分（2.5 g）　苦桔梗二钱（6 g）　生甘草八分（2.5 g）　苇根二钱（6 g）

【用法】水二杯，煮取一杯，日二服（现代用法：水煎温服）。

【功用】疏风清热，宣肺止咳。

【主治】风温初起，表热轻证。症见咳嗽，身热不甚，口微渴，脉浮数。

【方解】本方证为温热病邪从口鼻而入，邪犯肺络，使得肺失宣降故以咳嗽为主症；受邪轻浅，可见身不甚热，口渴亦微。治当疏风清热，宣肺止咳。重用桑叶为君，甘苦性凉，疏散上焦风热，且善走肺络，善清肺络风热之邪；菊花辛甘性寒，疏散风热，清利头目而肃肺，二药轻清灵动，直走上焦，协同为用，以疏散肺中风热见长，共为君药。薄荷辛凉，疏散风热，以助君药解表之力；杏仁苦降，肃降肺气以止咳；桔梗宣肺，与杏仁相合，一宣一降，以复肺脏宣降，三者共为臣药。连翘透邪解毒；芦根清热生津，为佐药。甘草调和诸药为使。诸药相伍，使上焦风热得以疏散，肺气得以宣降，则表证解、咳嗽止。

本方从“辛凉微苦”立法，其配伍特点：一以轻清宣散之品，疏散风热以清头目；一以苦辛宣降之品，理气肃肺以止咳嗽。

银翘散与桑菊饮都是治疗温病初起的辛凉解表方剂，组成中都有连翘、桔梗、甘草、薄荷、芦根。但银翘散用金银花、连翘配伍荆芥、豆豉、牛蒡子、竹叶，偏于解表清热之力强，为“辛凉平剂”；桑菊饮用桑叶、菊花配伍杏仁，偏于肃肺止咳，而解表清热作用较银翘散为弱，故为“辛凉轻剂”。

【运用】

1. 辨证要点

本方是主治风热犯肺之咳嗽的常用方剂。临床应用以咳嗽、发热不甚、微渴为辨证要点。

2. 加减变化

若咳嗽较频，是肺热甚，可加黄芩清肺热；若咳痰黄稠、咯吐不爽，加瓜蒌、黄芩、桑白皮、贝母以清热化痰；咳嗽咯血者，可加白茅根、茜草根、丹皮凉血止血；若口渴甚者，加天花粉生津止渴；兼咽喉红肿疼痛者，加玄参、板蓝根清热利咽。

3. 现代运用

本方常用于感冒、急性支气管炎、上呼吸道感染、肺炎、急性结膜炎等属风热犯肺或肝经风热者。

4. 使用注意

本方为“辛凉轻剂”，故肺热甚者，当加味后运用，否则病重药轻，药不胜病；若系风寒咳嗽，不宜使用。由于方中药物均系轻清宣透之品，故不宜久煎。

【文献摘要】

1. 原书主治

《温病条辨》：“太阴风温，但咳，身不甚热，微渴者，辛凉轻剂桑菊饮主之。”

2. 方论选录

吴瑭《温病条辨》：“此辛甘化风、辛凉微苦之方也。盖肺为清虚之脏，微苦则降，辛凉则平，立此方所以避辛温也。今世佥用杏苏散通治四时咳嗽，不知杏苏散辛温，只宜风寒，不宜风温，且有不分表里之弊。此方独取桑叶、菊花者，桑得箕星之精，箕好风，风气通于肝，故桑叶善平肝风；春乃肝令而主风，木旺金衰之候，故抑其有余。桑叶芳香有细毛，横纹最多，故亦走肺络而宣肺气；菊花晚成，芳香味甘，能补金、水二脏，故用之以补其不足。风温咳嗽，虽系小病，常见误用辛温重剂，销铄肺液，致久嗽成劳者，不一而足。圣人不忽于细，必谨于微，医者于此等处，尤当加意也。”

【医案选录】

《蒲辅周治疗经验》：韩某，男，74岁，1960年3月28日初诊。前夜发热，体温38.5℃，微咳，咽红，今晨体温37.9℃，小便黄。脉浮数，舌赤无苔。属风热感冒，治宜辛凉。处方：桑叶二钱，菊花二钱，牛蒡子二钱，连翘二钱，桔梗一钱半，芦根五钱，僵蚕二钱，竹叶二钱，生甘草一钱，香豆豉三钱，薄荷（后下）八分，葱白（后下）三寸，水煎2次，共取200毫升，早晚温服，连服2剂。

3月30日复诊：服药后热退，体温36.4℃，咳嗽减轻，痰黏滞不利。舌正无苔，脉缓和。感冒基本已愈，治宜调肺胃，兼化痰湿。处方：瓜蒌壳二钱，橘红二钱，川贝母一钱半，前胡一钱半，云茯苓三钱，天冬三钱，竹茹二钱，枇杷叶三钱，芦根四钱，水煎 2 次，共取 160 毫升，兑蜂蜜一两(50 g)，早晚温服，连服 2 剂。

按：肺为娇脏，清虚而处高位，选方多宜清轻，不宜重浊，这就是治“上焦如羽，非轻不举”的道理。患者脉证属风热感冒，故用桑菊饮合葱豉汤辛凉透表，宣肺化痰，治疗而愈。

麻黄杏仁甘草石膏汤

《伤寒论》

【组成】麻黄去节，四两（9 g）　杏仁去皮尖，五十个（9 g）　甘草炙，二两（6 g）　石膏碎，绵裹，半斤（18 g）

【用法】上四味，以水七升，煮麻黄，减二升，去上沫，内诸药，煮取二升，去滓。温服一升（现代用法：水煎温服）。

【功用】辛凉疏表，清肺平喘。

【主治】外感风邪，邪热壅肺证。症见身热不解，咳逆气急，甚则鼻煽，口渴，有汗或无汗，舌苔薄白或黄，脉浮而数者。

【方解】本方证是表邪入里化热，壅遏于肺，肺失宣降所致。风热袭表，表邪未解而入里或风寒之邪郁而化热入里，邪热充斥内外，故身热不解、汗出、口渴、苔黄、脉数；热壅于肺，肺失宣降，故咳逆气急，甚则鼻煽。若表邪未尽，可因卫气被郁、毛窍闭塞而无汗；苔薄白、脉浮亦是表证未尽之征。治当辛凉透邪，清热平喘。方中麻黄辛温，开腠解表以散邪，宣肺以平喘，使得里热得以外达，有“火郁发之”之意；石膏辛甘大寒，辛散解肌以透邪，清泄肺热以生津。二者相配伍一辛温，一辛寒，相反相成；一以宣肺为主，一以清肺为主，且俱能透邪于外，既消除致病之因，又调理肺的宣发功能，共用为君。且石膏倍于麻黄，使本方不失为辛凉之剂。麻黄得石膏，宣肺平喘而不助热；石膏得麻黄，清解肺热而不凉遏，又是相制为用。杏仁味苦，降利肺气而平喘咳，与麻黄相配则宣降相因，与石膏相伍则清肃协同，是为臣药。炙甘草既能益气和中，又与石膏相合甘寒生津止渴，更能调和于寒温宣降之间，为佐使药。四药合用，解表与清肺并用，以清为主；宣肺与降气结合，以宣为主。共成辛凉疏表，清肺平喘之功。

【运用】

1. 辨证要点

本方为治疗表邪未解，邪热壅肺之喘咳的基础方。因石膏倍麻黄，其功用重在清宣肺热，不在发汗，所以临床应用以发热、喘咳、苔薄黄、脉数为辨证要点。

2. 加减变化

肺热甚，壮热汗出者，宜加重石膏用量，并酌加桑白皮、黄芩、知母以清泄肺热；表邪偏重，无汗而恶寒者，石膏用量宜减轻，酌加薄荷、苏叶、桑叶等以助解表宣肺之力；痰多气急者，可加葶苈子、枇杷叶以降气化痰；痰黄稠而胸闷者，宜加瓜蒌、贝母、黄芩、桔梗以清热化痰，宽胸利膈。

3. 现代运用

本方常用于感冒、上呼吸道感染、急性支气管炎、支气管肺炎、大叶性肺炎、支气管哮喘、麻疹合并肺炎等属表证未尽、热邪壅肺者。

4. 使用注意

风寒咳喘或痰热壅盛者，均非本方所宜。

【文献摘要】

1. 原书主治

《伤寒论·辨太阳病脉证并治》："发汗后，不可更行桂枝汤。汗出而喘，无大热者，可与麻黄杏仁甘草石膏汤。"

2. 方论选录

陈潮祖："方中麻黄有宣降肺气、发汗、利水三大功效。通过此药宣发肺气、祛散寒邪，使毛窍开通，阳气得以达表，汗液得以外泄，则恶寒、发热、头痛、身疼诸证愈矣。通过降气作用，使三焦气机升降出入正常，卫气运行有序，则上逆之气顺降而喘可平矣。通过宣肺行水作用，使三焦水道通调，水液既可从汗孔外出，也可自上下行，津液运行无阻，则鼻塞流涕，喘、逆身痛等证可从瘳矣。此药能够消除致病原因，恢复肺脏功能，宣通气与津液，面面俱到，故是本方主药。"（《中医治法与方剂》）

【医案选录】

《经方实验录》：钟右，住圣母院路。初诊：伤寒七日，发热无汗，微恶寒，一身尽疼，咯痰不畅，肺气闭塞使然也。痰色黄，中已化热，宜麻黄杏仁甘草石膏汤加浮萍。麻黄三钱，光杏仁五钱，石膏四钱，青黛四分同打，生草三钱，浮萍三钱。

二诊：昨进麻杏甘石汤加浮萍，汗泄而热稍除，唯咳嗽咯痰不畅，引胸腹而俱痛，脉仍浮紧，仍宜前法以泄之。净麻黄三钱五分，生甘草二钱，生石膏六钱，薄荷末一钱，光杏仁四钱，苦桔梗五钱，生薏仁一两，中川朴二钱，苏叶五钱。服第二方后，又出微汗，身热全除，但胸背腹部尚有微痛，游移不居。又越一日，病乃全瘥，起床如常人。

第三节　扶正解表

扶正解表剂，适用于表证而兼正气虚弱者。正虚指气、血、阴、阳不足。气虚或阳虚者外感风寒，若单纯发汗解表，不仅使已虚之阳气再随汗泄而更虚，且因正虚不能抗邪外出而致邪恋不解。此时治应扶正祛邪，双管齐下，使正旺邪除。故本类方剂每由辛温解表的麻黄、羌活、防风、苏叶等与益气助阳的人参、黄芪、附子、细辛等构成。素体阴血不足而感受外邪者，治疗不能专事发表，因阴血亏虚、汗源不充，感受外邪，不能作汗达邪，若强行发汗，更耗阴血，甚至造成汗多亡阴的不良后果。因此，此类方剂常由辛而微温或辛凉的解表药如葱白、豆豉、薄荷、葛根等，与滋阴养血的玉竹、生地等组成滋阴解表、养血解表方剂。

败毒散

《太平惠民和剂局方》

【组成】柴胡去苗　前胡去苗，洗　川芎　枳壳去瓤，麸炒　羌活去苗　独活去苗　茯苓去皮　桔梗　人参去芦　甘草各三十两（各900 g）

【用法】上为粗末。每服二钱（6 g），水一盏，加生姜、薄荷各少许，同煎七分，去滓，不拘时服，寒多则热服，热多则温服（现代用法：作汤剂煎服，用量按原方比例酌减）。

【功用】散寒祛湿，益气解表。

【主治】气虚外感证。症见憎寒壮热，头项强痛，肢体酸痛，无汗，鼻塞声重，咳嗽有痰，胸膈痞满，舌淡苔白，脉浮而按之无力。

【方解】本方证系正气素虚，又感风寒湿邪。风寒湿邪袭于肌表，卫阳被遏，正邪交争，故见憎寒壮热、无汗；客于肢体、骨节、经络，气血运行不畅，故头项强痛、肢体酸痛；风寒犯肺，肺气郁而不宣，津液聚而不布，故咳嗽有痰、鼻塞声重、胸膈痞闷；舌苔白腻、脉浮按之无力正是虚人外感之征。治当散寒祛湿，益气解表。方中羌活、独活发散风寒、除湿止痛，羌活、独活合而用之，为通治一身风寒湿邪的常用组合，共为君药。川芎行气活血，并能祛风，使得邪气无处稽留；柴胡解肌透邪，且能行气，二药既可助君药解表逐邪，又可行气活血加强宣痹止痛之力，俱为臣药。桔梗宣肺利膈；枳壳理气宽中，与桔梗相配，一升一降，畅通气机、宽胸利膈；前胡化痰以止咳；茯苓渗湿以消痰，皆为佐药。一治生痰之源，一治贮痰之器。生姜、薄荷助君臣药发散外邪；甘草调和药性，兼以益气和中，共为佐使之品。方中人参亦属佐药，用之益气以扶其正，一则助正气以鼓邪外出，并寓防邪复入之义；二则令全方散中有补，不致耗伤真元。综观全方，以解表祛邪为主，辅以益气，扶正药得祛邪药则补不滞邪，无闭门留寇之弊；祛邪药得扶正药则解表不伤正，相辅相成。

喻嘉言用本方治疗外邪陷里而成之痢疾，此种治法被称为“逆流挽舟”法。

【运用】

1．辨证要点

本方是益气解表的常用方。临床应用以恶寒发热、肢体酸痛、无汗、脉浮按之无力为辨证要点。

2．加减变化

气虚明显者，可重用人参或加黄芪以益气补虚；湿滞肌表经络，肢体酸楚疼痛甚者，可酌加威灵仙、桑枝、秦艽、防己等祛风除湿、通络止痛；咳嗽重者，加杏仁、白前止咳化痰；痢疾之腹痛、便脓血、里急后重甚者，可加白芍、木香以行气和血止痛。

3．现代运用

本方常用于感冒、流行性感冒、支气管炎、风湿性关节炎、痢疾、过敏性皮炎、湿疹等属外感风寒湿邪兼气虚者。

4．使用注意

方中药物多为辛温香燥之品，外感风热及阴虚外感者均忌用。时疫、湿温、湿热蕴结肠中而成之痢疾，切不可用。

【附方】

荆防败毒散（《摄生众妙方》） 羌活 柴胡 前胡 独活 枳壳 茯苓 荆芥 防风 桔梗 川芎各一钱五分（各4.5 g） 甘草五分（1.5 g） 用水一盅半，煎至八分，温服。功用：发汗解表，消疮止痛。主治：疮肿初起。症见红肿疼痛，恶寒发热，无汗不渴，舌苔薄白，脉浮数。

荆防败毒散是败毒散去参、姜、薄，再加荆、防，故解表发散之力增强而无益气扶正之效，宜于外感风寒湿邪而正气不虚之表证及疮疡、瘾疹。

【文献摘要】

1．原书主治

《太平惠民和剂局方》："伤寒时气，头痛项强，壮热恶寒，身体烦疼，及寒壅咳嗽，鼻塞声重；风痰头痛，呕秽寒热。"

2．方论选录

喻昌《寓意草》："伤寒病有宜用人参入药者，其辨不可不明。盖人受外感之邪，必先发汗以驱之。其发汗时，惟元气大旺者，外邪始乘药势而出；若元气素弱之人，药虽外行，气从中馁，轻者半出不出，留连为困，重者随元气缩入，发热无休，去生远矣。所以虚弱之体，必用人参三五七分，入表药中，少助元气，以为驱邪之主，使邪气得药，一涌而去，全非补养虚弱之意也。"

【医案选录】

《时病论》：云岫钱某，忽因冒雨，当夜遂发寒热，头身并疼。吾衢士俗，怕有龌龊所染，即以揪刮当先，第三朝始延医治。医见寒热交作，遂以小柴胡汤加消食之品，不但未效，更增面浮痛痢，合家惊骇，来邀丰医。脉形浮缓兼弦，舌苔白泽，此风湿由表入里，疟痢两兼之候也。当用嘉言先生逆流挽舟之法，加木香、荷叶治之。服2剂，寒热顿除，痛痢并减矣。

附

九味羌活汤

张元素，录自《此事难知》

【组成】羌活一两半（9 g）　防风一两半（9 g）　苍术一两半（9 g）　细辛五分（3 g）　川芎一两（6 g）　香白芷一两（6 g）　生地黄一两（6 g）　黄芩一两（6 g）　甘草一两（6 g）

【用法】上九味㕮咀，水煎服。若急汗，热服，以羹粥投之；若缓汗，温服，而不用汤投之（现代用法：水煎温服）。

【功用】发汗祛湿，兼清里热。

【主治】外感风寒湿邪，内有蕴热证。症见恶寒发热，无汗，头痛项强，肢体酸楚疼痛，口苦微渴，舌苔白或微黄，脉浮。

【方解】本方证由外感风寒湿邪，兼内有蕴热所致。风寒湿邪侵犯肌表，郁遏卫阳，邪正相争，阻滞经络，气血运行不畅，故恶寒发热、肌表无汗、头痛项强、肢体酸楚疼痛；内有蕴热，故口苦微渴；苔白或微黄、脉浮是表证兼里热之佐证。治当以发散风寒湿邪为主，兼清里热为辅。方中羌活辛苦性温，散表寒、祛风湿、利关节、止痹痛，为治太阳风寒湿邪在表之要药，故为君药。防风辛甘性温，为风药中之润剂，祛风除湿、散寒止痛；苍术辛苦而温，发汗祛湿，为祛太阴寒湿的主要药物。两药相合，协助羌活祛风散寒、除湿止痛，是为臣药。细辛、白芷、川芎祛风散寒、宣痹止痛，其中，白芷擅解阳明头痛、细辛善止少阴头痛、川芎长于止少阳厥阴头痛。生地、黄芩清泄里热，并防诸辛温燥烈之品伤津，以上五药俱为佐药。甘草调和诸药为使。九味配伍，既能统治风寒湿邪，又能兼顾协调表里，共成发汗祛湿、兼清里热之剂。

本方配伍特点有二。一是升散药和清热药的结合运用。正如《顾松园医镜》所说："以升散诸药而臣以寒凉，则升者不峻；以寒凉之药而君以升散，则寒者不滞。"二是体现了"分经论治"的思想。原书服法中强调"视其经络前后左右之不同，从其多少大小轻重之不一，增损用之"。明示本方药备六经、通治四时，运用当灵活权变。

【运用】

1. 辨证要点

本方是主治外感风寒湿邪而兼有里热证的常用方，亦是体现“分经论治”思想的代表方。临床应用以恶寒发热、头痛无汗、肢体酸楚疼痛、口苦微渴为辨证要点。

2. 加减变化

湿邪较轻，肢体酸楚不甚者，可去苍术、细辛以减温燥之性；肢体关节痛剧者，加独活、威灵仙、姜黄等以加强宣痹止痛之力；无口苦微渴者，生地、黄芩又当酌情裁减；里热甚而烦渴者，可配加石膏、知母清热除烦止渴。

3. 现代运用

本方常用于感冒、风湿性关节炎等属外感风寒湿邪兼有里热者。

4. 使用注意

本方为辛温燥烈之剂，故风热表证及阴虚内热者不宜使用。

【文献摘要】

1. 原书主治

《此事难知》：“易老解利法：经云：有汗不得服麻黄，无汗不得服桂枝，若差服，则其变不可胜数，故立此法，使不犯三阳禁忌，解利神方。”“九味羌活汤不独解利伤寒，治杂病有神。中风行经者加附子；中风秘涩者加大黄；中风并三气合而成痹等证，各随十二经上下内外寒热温凉，四时六气，加减补泻用之，炼蜜作丸尤妙。”

2. 方论选录

费伯雄：“此方用以代麻桂等汤，实为稳妥。但地黄滋腻太过，不如仍用桂枝汤中之芍药，敛阴而不滋腻也。至其辛散燥烈，阴虚气弱者忌用，则固自言之矣。”（《医方论》）

吴昆《医方考》：“触冒四时不正之气，而成时气病，憎寒壮热，头疼身痛，口渴，人人相似者，此方主之。谓春时应暖而反大寒、夏时应热而反大凉、秋时应凉而反大热、冬时应寒而反大温，此非其时而有其气，是以一岁之中，长幼之病多相似也。药之为性，辛者得天地之金气，于人则为义，故能匡正而黜邪。羌、防、苍、细、芎、芷，皆辛物也，分经而主治。邪在太阳者，治以羌活；邪在阳明者，治以白芷；邪在少阳者，治以黄芩；邪在太阴者，治以苍术；邪在少阴者，治以细辛；邪在厥阴者，治以川芎；而防风者，又诸药之卒徒也。用生地所以去血中之热；用甘草者，又所以和诸药而除气中之热也。易老自序云：此方冬可以治寒、夏可以治热、春可以治温、秋可以治湿，是诸路之应兵也。用之治四时瘟疠，诚为稳当，但于阴虚、气弱之人，在所禁尔。”

止嗽散

《医学心悟》

【组成】桔梗炒　荆芥　紫菀蒸　百部蒸　白前蒸，各二斤（各 1 kg）　甘草炒，十二两（375 g）　陈皮水洗去白，一斤（500 g）

【用法】上为末。每服三钱（9 g），食后、临卧开水调下；初感风寒，生姜汤调下（现代用法：共为末，每服 6 ~ 9 g，温开水或姜汤送下。亦可作汤剂，水煎服，用量按原方比例酌减）。

【功用】宣利肺气，疏风止咳。

【主治】风邪犯肺证。咳嗽咽痒，咯痰不爽或微有恶风发热，舌苔薄白，脉浮缓。

【方解】本方治证为外感咳嗽，经服解表宣肺药咳仍不止者。风邪犯肺，肺失清肃，虽经发散，因解表不彻而其邪未尽，故仍咽痒咳嗽，此时外邪十去八九，故微有恶风发热。治法重在理肺止咳，微加疏表之品。方中紫菀、百部为君，两药味苦，都入肺经，其性温而不热，润而不腻，皆可止咳化痰，对于新久咳嗽都能使用。白前味辛甘而性平，长于降气化痰；桔梗味苦辛而性平，善于开宣肺气。二者一宣一降，以复肺气之宣降，增强君药止咳化痰之力，为臣药。荆芥辛而微温，疏风解表，以祛在表之余邪；陈皮理气化痰，均为佐药。甘草调和诸药，合桔梗又能利咽止咳是为佐使。综观全方，药虽七味，量极轻微，《医学心悟》云：“本方温润和平，不寒不热，既无攻击过当之虞，大有启门驱贼之势。是以客邪易散，肺气安宁。”故对于新久咳嗽，咯痰不爽者，加减运用得宜，均可获效。

【运用】

1. 辨证要点

本方为治疗表邪未尽、肺气失宣而致咳嗽的常用方。临床应用以咳嗽咽痒、微恶风发热、苔薄白为辨证要点。

2. 加减变化

外感风寒初起，头痛鼻塞、恶寒发热等表证较重者，加防风、紫苏、生姜以解表散邪；燥气焚金，干咳无痰者，加瓜蒌、贝母、知母以润燥化痰。

3. 现代运用

本方常用于上呼吸道感染、支气管炎、百日咳等属表邪未尽、肺气失宣者。

4. 使用注意

阴虚劳嗽或肺热咳嗽者，不宜使用。

【附方】

金沸草散（《博济方》） 旋覆花三两（90 g） 麻黄去节，三两（90 g） 前胡三两（90 g） 荆芥穗四两（120 g） 甘草炙，一两（30 g） 半夏洗净，姜汁浸，一两（30 g） 赤芍药一两（30 g） 上为末，每服二钱（6 g），水一盏，加生姜、大枣，同煎至六分，热服。如汗出并三服。功用：发散风寒，降气化痰。主治：伤风咳嗽。症见恶寒发热，咳嗽痰多，鼻塞流涕，舌苔白腻，脉浮。

本方与止嗽散都是治疗风邪犯肺的常用方。止嗽散以紫菀、白前、百部、桔梗等利肺止咳药为多，而解表祛邪之力不足，故主治外邪将尽、肺气不利的咳嗽；本方则以旋覆花、半夏、前胡与麻黄、荆芥穗等相配，则解表化痰之功略胜，故主治风邪犯肺初起而咳嗽痰多者。

【文献摘要】

1. 原书主治

《医学心悟》："治诸般咳嗽。"

2. 方论选录

程国彭《医学心悟》："药不贵险峻，惟期中病而已。此方系予苦心揣摩而得也。盖肺体属金，畏火者也，过热则咳；金性刚燥，恶冷者也，过寒亦咳。且肺为娇脏，攻击之剂既不任受，而外主皮毛，最易受邪，不行表散则邪气留连而不解。经曰：微寒微咳，寒之感也，若小寇然，启门逐之即去矣。医者不审，妄用清凉酸涩之剂，未免闭门留寇，寇欲出而无门，必至穿逾而走，则咳而见红。肺有二窍，一在鼻，一在喉，鼻窍贵开而不闭，喉窍宜闭而不开。今鼻窍不通，则喉窍将启，能无虑乎？本方温润和平，不寒不热，既无攻击过当之虞，大有启门驱贼之势，是以客邪易散，肺气安宁，宜其投之有效欤?”

柴葛解肌汤

《伤寒六书》

【组成】柴胡（6 g） 干葛（9 g） 甘草（3 g） 黄芩（6 g） 羌活（3 g） 白芷（3 g） 芍药（6 g） 桔梗（3 g）（原书未著用量）

【用法】水二盅，加生姜三片，大枣二枚，槌法加石膏末一钱（3 g），煎之热服（现代用法：加生姜 3 片，大枣 2 枚，石膏 12 g，水煎温服）。

【功用】解肌清热。

【主治】外感风寒，郁而化热证。症见恶寒渐轻，身热增盛，无汗头痛，目疼鼻干，心烦不眠，咽干耳聋，眼眶痛，舌苔薄黄，脉浮微洪。

【方解】本方证乃太阳风寒未解，而又化热入里。外感风寒，本应恶寒较甚，而此恶寒渐轻，身热增盛者，为寒郁肌腠化热所致。因表寒未解，故恶寒尚存，并见头痛、无汗。阳明经脉起于鼻两侧，上行至鼻根部，经眼眶下行；少阳经脉行于耳后，进入耳中，出于耳前，并行至面颊部，到达眶下部；入里之热初犯阳明、少阳，故目疼眼眶痛、鼻干、咽干耳聋。热扰心神，则见心烦不眠；脉浮而微洪是外有表邪，里有热邪之佐证。此证乃太阳风寒未解，郁而化热，渐次传入阳明乃至少阳，故属三阳合病。治宜辛凉解肌，兼清里热。方以葛根、柴胡为君。葛根入阳明经，味辛性凉，辛能外透肌热，凉能内清郁热；柴胡味辛性寒，既为“解肌要药”（《明医指掌》），且有疏畅气机之功，又可助葛根外透郁热。羌活、白芷助君药辛散发表，并止诸痛；黄芩、石膏清泄里热，四药俱为臣药。其中葛根配白芷、石膏，清透阳明之邪热；柴胡配黄芩，透解少阳之邪热；羌活发散太阳之风寒，如此配合，三阳兼治，并治阳明为主。桔梗宣畅肺气以助解表；白芍、大枣敛阴养血，防止疏散太过而伤阴；生姜发散风寒，均为佐药。甘草调和诸药而为使药。诸药相配，共成辛凉解肌、兼清里热之剂。

本方的配伍特点：温清并用，侧重于辛凉清热；表里同治，但侧重于疏泄透散。它和一般辛凉解表以治风热表证之方，当有区别。

【运用】

1. 辨证要点

本方是治疗太阳风寒未解，入里化热，初犯阳明或三阳合病的常用方。临床应用以发热重、恶寒轻、头痛眼眶痛、鼻干、脉浮微洪为辨证要点。

2. 加减变化

无汗而恶寒甚者，可去黄芩，加麻黄增强发散表寒之力，值夏秋可以苏叶代之；热邪伤津而见口渴者，宜加天花粉、知母以清热生津；恶寒不明显而里热较甚，见发热重、烦躁、舌质偏红者，宜加金银花、连翘，并重用石膏以加强清热之功。

3. 现代运用

本方常用于感冒、流行性感冒、牙龈炎、急性结膜炎等属外感风寒邪郁化热者。

4. 使用注意

若太阳表邪未入里，不宜使用本方，恐其引邪入里；里热而见阳明腑实（大便秘结不通）者，亦不宜使用。

【文献摘要】

1. 原书主治

《伤寒六书》："治足阳明胃经受邪，目疼，鼻干，不眠，头疼，眼眶痛，脉来微洪，宜解肌，属阳明经病，其正阳明腑病，别有治法。"

2. 方论选录

张秉成《成方便读》："治三阳合病，风邪外客，表不解而里有热者。故以柴胡解少阳之表，葛根、白芷解阳明之表，羌活解太阳之表，如是则表邪无容足之地矣。然表邪盛者，内必郁而为热，热则必伤阴，故以石膏、黄芩清其热，芍药、甘草护其阴，桔梗能升能降，可导可宣，使内外不留余蕴耳。用姜、枣者，亦不过藉其和营卫，致津液，通表里，而邪去正安也。"

升麻葛根汤

《太平惠民和剂局方》

【组成】升麻　芍药　甘草炙，各十两（300 g）　葛根十五两（450 g）

【用法】上为粗末。每服三钱（9 g），用水一盏半，煎取一中盏，去滓，稍热服，不拘时候，一日二三次。以病气去，身清凉为度（现代用法：作汤剂，水煎服，用量按原方比例酌减）。

【功用】解肌透疹。

【主治】麻疹初起。症见疹发不出，身热头痛，咳嗽，目赤流泪，口渴，舌红，苔薄而干，脉浮数。

【方解】麻疹之疾，是由小儿肺胃蕴热，又感麻毒时疫之邪发病。麻疹初起，若此时又遇外邪袭表，抑遏疹毒外达之机，以致疹发不出或疹出不畅。麻毒系由口鼻而入，每损及肺，外邪犯肺，邪正相争，清肃失调，故初起可见身热头痛、咳嗽、脉浮数等肺卫症状；风邪疹毒上攻头面，故目赤流泪；热灼津伤，则口渴、舌红苔干。治当辛凉解肌，透疹解毒。方中升麻辛甘性寒，入肺、胃经，解肌透疹，清热解毒为君药。葛根味辛甘性凉，入胃经，解肌透疹，生津除热为臣药。二药相配，轻扬升散，通行肌表内外，对疹毒欲透未透、病势向外者，能因势利导，透达疹毒。方中芍药当用赤芍，味苦性寒而入血分，清热凉血之中兼能活血，用以解血络热毒，为佐药。使以炙甘草调和药性。四药配伍，共奏解肌透疹之功。

【运用】

1. 辨证要点

本方为麻疹未发或发而不透的基础方。临床应用以疹发不出或出而不畅、舌红、脉数为辨证要点。

2. 加减变化

麻疹其邪属热，初起治宜透邪外出为主，清热解毒为辅。本方清疏之力皆弱，临证时可选加薄荷、荆芥、蝉蜕、牛蒡子、金银花等，以增强透疹清热之功。若因风寒袭表不能透发，兼见恶寒、无汗、鼻塞、流清涕、苔薄白等症，宜加防风、荆芥、柽柳以发表透疹；麻疹未透，色深红者，宜加紫草、丹皮、大青叶以凉血解毒。

3. 现代运用

本方除用治麻疹外，亦治带状疱疹、单纯性疱疹、水痘等属邪郁肌表、肺胃有热者。

4．使用注意

若麻疹已透或疹毒内陷而见气急而粗、喘息抬肩、鼻翼煽动者，则当禁用。

【附方】

竹叶柳蒡汤（《先醒斋医学广笔记》） 西河柳五钱（15 g） 荆芥穗一钱（3 g） 干葛一钱五分（4.5 g） 蝉蜕一钱（3 g） 薄荷叶一钱（3 g） 鼠粘子炒，研，一钱五分（4.5 g） 知母蜜炙，一钱（3 g） 玄参二钱（6 g） 甘草一钱（3 g） 麦门冬去心，三钱（9 g） 竹叶三十片（3 g）（甚者加石膏五钱 冬米一撮） 水煎服。功用：透疹解表，清热生津。主治：痧疹初起，透发不出。症见喘嗽，鼻塞流涕，恶寒轻，发热重，烦闷躁乱，咽喉肿痛，唇干口渴，苔薄黄而干，脉浮数。

升麻葛根汤、竹叶柳蒡汤都有透疹清热之功而用治麻疹初起，透发不出。但前方专于解肌透疹，其透散清热之力较弱，是治麻疹初起未发的基础方；后方不仅透疹清热之力大，且兼生津止渴之功，是治麻疹透发不出、热毒内蕴兼有津伤的常用方。

【文献摘要】

1．原书主治

《太平惠民和剂局方》："大人、小儿时气温疫，头痛发热，肢体烦疼，及疮疹已发及未发。"

2．方论选录

吴昆《医方考》："足阳明之脉，抵目夹鼻，故目痛鼻干。其不能眠者，阳明之经属胃，胃受邪则不能安卧，此其受邪之初，犹未及乎狂也。无汗、恶寒、发热者，表有寒邪也。药之为性，辛者可使达表，轻者可使去实。升麻、葛根辛轻者也，故用之达表而去实。寒邪之伤人也，气血为之壅滞，佐以芍药，用和血也；佐以甘草，用调气也。"

参苏饮

《太平惠民和剂局方》

【组成】人参 紫苏叶 干葛洗 半夏汤洗七次，姜汁制炒 前胡去苗 茯苓去皮，各三分（各6 g） 枳壳去瓤，麸炒 桔梗去芦 木香 陈皮去白 甘草炙，各半

两（各 4 g）

【用法】上㕮咀。每服四钱（12 g），水一盏半，姜七片，枣一个，煎六分，去滓，微热服。不拘时候（现代用法：加生姜 7 片，大枣 1 枚，水煎温服）。

【功用】益气解表，理气化痰。

【主治】气虚外感风寒，内有痰湿证。症见恶寒发热，无汗，头痛，鼻塞，咳嗽痰白，胸脘满闷，倦怠无力，气短懒言，苔白脉弱。

【方解】本方证由素体脾肺气虚，内有痰湿，复感风寒而致。风寒束表，肺气闭郁，故见恶寒发热、无汗头痛、鼻塞；痰湿壅肺，阻滞气机，故咳嗽痰多而致胸脘满闷；表证应当脉浮，今脉反弱，且见倦怠无力、气短懒言，是气虚之征。治当益气解表，理气化痰。方中苏叶辛温，归肺脾经，功擅发散表邪，又能宣肺止咳、行气宽中，故用为君药。臣以葛根解肌发汗，人参益气健脾，苏叶、葛根得人参相助，则无发散伤正之虞，大有启门驱贼之势。半夏、前胡、桔梗宣降肺气，止咳化痰；木香、枳壳、陈皮理气宽胸，醒脾畅中；茯苓健脾渗湿以助消痰。如此，化痰与理气兼顾，既寓“治痰先治气”之意，又使升降复常，有助于表邪之宣散、肺气之开合，七药俱为佐药。甘草补气安中，兼和诸药，为佐使。煎服时，少加生姜、大枣，协苏、葛可解表，合参、苓、草能益脾。诸药配伍，共成益气解表、理气化痰之功。

本方的配伍特点：一为散补并行，则散邪不伤正，补不留邪，二是气津并调，使气顺痰消，津行气畅。本方与败毒散皆治气虚外感风寒。所不同者：败毒散所治为风寒夹湿之表证为主，气虚程度不重，故用羌活、独活、川芎、柴胡祛邪为主；此方为风寒表证，且气虚程度较重，故用苏叶、葛根、人参益气解表为主，加之痰湿与气滞亦甚，则又增半夏、木香、陈皮等化痰行气之品。

【运用】

1．辨证要点

本方为治气虚外感风寒，内有痰湿证的常用方。临床应用以恶寒发热、无汗头痛、咳痰色白、胸脘满闷、倦怠乏力、苔白、脉弱为辩证要点。

2．加减变化

恶寒发热、无汗等表寒证重者，宜将荆芥、防风易葛根；头痛甚者，可加川芎、白芷、藁本以增强解表止痛作用；气滞较轻者，可去木香以减其行气之力。

3. 现代运用

本方常用于感冒、上呼吸道感染等属气虚外感风寒兼有痰湿者。

【文献摘要】

1. 原书主治

《太平惠民和剂局方》："治感冒发热头疼，或因痰饮凝结，兼以为热……中脘痞满，呕逆恶心，开胃进食，无以逾此。"

2. 方论选录

汪昂《医方集解·表里之剂》："此手、足太阴药也。风寒宜解表，故用苏、葛、前胡；劳伤宜补中，故用参、苓、甘草。橘、半除痰止呕，枳、桔利膈宽肠，木香行气破滞。使内外俱和，则邪散矣。"

加减葳蕤汤

《重订通俗伤寒论》

【组成】生葳蕤二钱至三钱（9 g）　生葱白二枚至三枚（6 g）　桔梗一钱至钱半（4.5 g）　东白薇五分至一钱（3 g）　淡豆豉三钱至四钱（12 g）　苏薄荷一钱至钱半（4.5 g）　炙草五分（1.5 g）　红枣二枚

【用法】水煎，分温再服。

【功用】滋阴解表。

【主治】素体阴虚，外感风热证。症见头痛身热，微恶风寒，无汗或有汗不多，咳嗽，心烦，口渴，咽干，舌红，脉数。

【方解】本方主治阴虚之体外感风热者。外感风热，故见头痛身热、微恶风寒、无汗或有汗不畅、咳嗽、口渴等症；阴虚之体，感受外邪，易于化热，且阴虚者亦多生内热，故除上述邪袭肺卫的见症外，尚有咽干、心烦、舌赤、脉数之症。治当辛凉解表，滋阴清热。方中葳蕤（即玉竹）味甘性寒，入肺胃经，为滋阴润燥之主药，用以润肺养胃、清热生津，因其滋而不腻，对阴虚而有表热证者颇宜；薄荷辛凉，归肝、肺经，"为温病宜汗解者之要药"（《医学衷中参西录》），用以疏散风热、清利咽喉，共为君药。葱白、淡豆豉解表散邪，助薄荷以逐表邪，为臣药。白薇味苦性寒，善于清热而不伤阴，于阴虚有热者甚宜；桔梗宣肺止咳；大枣甘润养血，均为佐药。使以甘草调和药性。诸药配伍，汗不伤阴，滋不碍邪，为滋阴解表之良剂。

【运用】

1. 辨证要点

本方专为素体阴虚之人感受风热之证而设。临床应用以身热微寒、咽干口燥、舌红、苔薄白、脉数为辨证要点。

2. 加减变化

若表证较重，酌加防风、葛根以祛风解表；咳嗽咽干、咯痰不爽者，加牛蒡子、瓜蒌皮以利咽化痰；心烦口渴较甚，加竹叶、花粉以清热生津除烦。

3. 现代运用

本方常用于老年人及产后感冒、急性扁桃体炎、咽炎等属阴虚外感者。

【附方】

葱白七味饮（《外台秘要》）　葱白连根切，一升（9 g）　干葛切，六合（9 g）　新豉绵裹，一合（6 g）　生姜切，二合（6 g）　生麦门冬去心，六合（9 g）　干地黄六合（9 g）　劳水八升，以杓扬之一千过。上药用劳水煎之三分减二，去渣，分三次温服，相去行八九里。如觉欲汗，渐渐覆之。功用：养血解表。主治：血虚外感风寒证。病后阴血亏虚，调摄不慎，感受外邪或失血（吐血、便血、咳血、衄血）之后，感冒风寒致头痛身热、微寒无汗。

葱白七味饮与加减葳蕤汤均系滋阴养血药与解表药相配的扶正解表方剂。葱白七味饮为补血药与辛温解表药并用，故为治血虚外受风寒证之代表方，临床应用以头痛身热、恶寒无汗兼见血虚或失血病史为主要依据；而加减葳蕤汤是补阴药与辛凉解表药合用，为治阴虚外感风热证之代表方，临床应用以身热、微恶寒、有汗或汗出不多、口渴、心烦、咽干、舌红、脉数为用方指征。

【文献摘要】

1. 原书主治

《重订通俗伤寒论》:“阴虚之体，感冒风温，及冬温咳嗽，咽干痰结者。”

2. 方论选录

何秀山《重订通俗伤寒论》：“方以生玉竹滋阴润燥为君，臣以葱、豉、薄、桔疏风散热，佐以白薇苦咸降泄，使以甘草、红枣甘润增液，以助玉竹之滋阴润燥，为阴虚之体感冒风温，以及冬温咳嗽、咽干、痰结之良方。”

小　结

解表剂根据功用不同，分为辛温解表、辛凉解表和扶正解表三类。

1. 辛温解表

适用于外感风寒表证。麻黄汤麻、桂并用，发汗散寒力强，又能宣肺平喘，为辛温解表重剂，主治外感风寒致恶寒发热、无汗而喘之表实证。桂枝汤中桂、芍并用，发汗解表之力逊于麻黄汤，但有调和营卫之功，为辛温解表之和剂，主治外感风寒，发热有汗而恶风之表虚证，以及一切营卫不和的杂病。九味羌活汤发汗祛湿之力较强，且兼清里热，主治外感风寒夹湿兼有里热之证，症见恶寒发热、无汗身痛、口苦微渴等。香苏散解表理气，适用于外感风寒，内兼气滞之恶寒发热、头痛无汗、胸脘痞闷、苔薄白等症。小青龙汤长于解表散寒、温肺化饮，主治素有寒饮又感风寒之恶寒发热、咳喘痰多清稀、胸膈满闷者。止嗽散宣肺利气、疏风止咳，选药温润和平，主治外感风邪，解表不彻，肺气不利之咳嗽咽痒而微有恶寒发热者，加减运用得宜，可用于诸般咳嗽。

2. 辛凉解表

适用于外感风热或风温初起的表证。银翘散与桑菊饮均为治疗风热表证的常用方剂，但银翘散解表之力大，且能清热解毒，主治风热犯卫之热重寒轻、咳嗽咽痛、口渴等症，为辛凉平剂；桑菊饮解表之力轻，重在宣肺止咳，主治风热较轻，邪在肺络，以咳嗽为主症者，为辛凉轻剂。麻黄杏仁甘草石膏汤长于辛凉宣肺，清热平喘，主治外邪入里化热所致的肺热喘咳证，应用时当根据发热轻重及汗之有无而酌定麻黄与石膏的用量。柴葛解肌汤解肌清热，主治风寒入里化热，初犯阳明或三阳合病之恶寒渐轻、身热增盛、无汗头痛、鼻干嗌干、眼眶痛、脉浮微洪等症。升麻葛根汤解肌清热而透疹，适用于麻疹欲出不出而身热、舌红、脉数者。

3．扶正解表

此类方剂适用于正虚而感受外邪之证。败毒散散寒祛湿，益气解表，主治体虚而感风寒湿邪之表证，痢疾初起见表寒证者亦可应用。参苏饮益气解表，且长于理肺化痰，适用于气虚外感风寒，兼有痰阻气滞证。加减葳蕤汤滋阴解表，适用于阴虚之体感受风热证。

复习思考题

1．桂枝汤证已有汗出，为何仍用汗法？

2．小青龙汤主治外寒里饮之咳喘，何以配伍收敛之五味子、白芍？

3．银翘散主治温病初起，方中何以配伍辛温的荆芥、淡豆豉？

4．试从组成、功用、主治方面比较银翘散与桑菊饮的异同。

5．气虚外感，为何宜解表与益气并举？

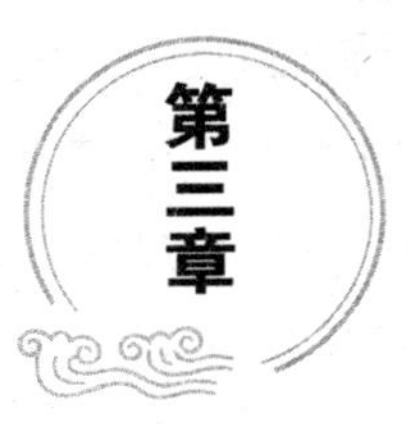

第三章 泻下剂

凡以泻下药为主组成，具有通导大便、排除胃肠积滞、荡涤实热，以及攻逐水饮、寒积等作用，用以治疗里实证的方剂，统称泻下剂。根据《素问·阴阳应象大论》“其下者，引而竭之”“中满者，泻之于内”的理论立法。属于“八法”中的“下法”。

形成里实证的病因不一，有因热、有因寒、有因燥、有因水，人体体质有虚实之异，故治法、用药亦随之而不同。因热结者，宜寒下；因寒结者，宜温下；因燥结者，宜润下；邪实而正虚者，又当攻补兼施。因而泻下剂相应地分为寒下、温下、润下和攻补兼施四类。

泻下剂是为里实证而设，用于表证已解，且里实已成。若表证未解，里实虽成，亦不可纯用泻下剂，以防表邪随下法内陷而变生他证，应权衡表证与里实证之轻重缓急，先解表后攻里或表里双解。对年老体弱、孕妇、产后或正值经期、病后伤津或亡血者，均应慎用或禁用，必要时宜配伍补益扶正之品，以其攻邪不忘扶正。泻下剂大都易伤胃气，使用时应得效即止，慎勿过剂。同时，服药期间应注意调理饮食，少食或忌食油腻或不易消化的食物，以免重伤胃气。

第一节 寒下

寒下剂，适用于里热积滞实证。症见大便秘结，腹部胀满疼痛，甚或潮热，苔黄厚，脉实等。常用寒下药如大黄、芒硝等为主组成方剂。由于实热积滞于肠胃，易致气机升降阻滞，甚则导致气滞血瘀，故常配伍行气与活血祛瘀药，如厚朴、木香、枳实、桃仁、丹皮等。

大承气汤

《伤寒论》

【组成】大黄酒洗，四两（12 g）　厚朴去皮，炙，半斤（24 g）　枳实炙，五枚（12 g）　芒硝三合（9 g）

【用法】上四味，以水一斗，先煮二物，取五升，去滓，内大黄，更煮取二升，去滓，内芒硝，更上微火一二沸，分温再服。得下，余勿服（现代用法：水煎，先煎厚朴、枳实，后下大黄，芒硝溶服）。

【功用】峻下热结。

【主治】

1．阳明腑实证

症见大便不通，发热，矢气频转，脘腹痞满，腹痛拒按，按之则硬，甚或潮热谵语，舌苔黄燥起刺甚则焦黑燥裂，脉沉实。

2．热结旁流证

症见下利清水，色纯青，气味臭秽，脐腹疼痛，按之坚硬有块，口舌干燥，脉滑实。

3．热厥、痉病或发狂等

【方解】本方为治阳明腑实证而设。若伤寒之邪内传阳明之腑，入里化热或温热邪气入于胃肠，热盛灼津，燥屎乃成，则邪热与肠中燥屎互结成实。实热内结，胃肠气滞，腑气不通，故大便秘结不通、频转矢气、脘腹痞满胀痛；里热炽盛，则见发热（不恶寒，反恶热）；燥屎结聚肠中，则腹痛拒按，按之坚硬；里热炽盛，上扰神明，而见谵语；舌苔黄燥或焦黑燥裂，脉沉实是热盛津伤、燥实内结之征。因此本方的证候特点可归纳为“痞、满、燥、实”四字，也称为大承气汤四大症。所谓“痞”，即自觉胸脘痞闷，有压重感；“满”，是脘腹胀满，按之有抵抗感；“燥”，是肠中燥屎干结不下；“实”，是邪正俱实，腹痛拒按，大便不通或下利清水而腹痛不减，以及潮热谵语、脉实等。

“热结旁流”证乃燥屎坚结于里，不能排出体外，逼迫津液从燥屎之旁流下所致。因“旁流”为现象，“热结”才是本质，故用峻下，使热结得去，“旁流”可止，乃属“通因通用”之法。

热厥，治以大承气汤，是因四肢厥冷为假象，里实热结是本质，所谓“热深者，厥亦深”，四肢虽厥寒，但必见大便秘结、腹痛拒按、口干舌燥、脉滑实等实热证候，故用寒下，燥屎得下，气机宣畅，阳气敷布外达，厥逆可平。这种用寒下之法治厥冷之证，亦称为“寒因寒用”。热厥、痉病、发狂等，证候表现虽然各异，然其病机则同，皆是里热结实之重证，法当峻下热结，急下存阴，釜底抽薪为治。方中大黄苦寒通降，泻热通便，荡涤胃肠实热积滞，是为君药。芒硝咸寒润降，泻热通便，软坚润燥，以除燥坚，用以为臣。硝、黄相须为用，泻下热结之功益峻。实热内阻，腑气不通，用厚朴、枳实相配，既能消痞除满，又使胃肠气机通降下行以助泻下通便。四药相合，共奏峻下热结之功。本方峻下热结，承顺胃气之下行，故名“大承气”。

本方煎服方法为先煎枳、朴，后下大黄，芒硝溶服。因大黄生用、后下则泻下之力峻，久煎则泻下之力缓，正如《伤寒来苏集·伤寒附翼》所说：“生者气锐而先行，熟者气钝而和缓。”

【运用】

1. 辨证要点

本方为治疗阳明腑实证的基础方。临床应用以痞、满、燥、实四症俱见，以及舌红苔黄、脉沉实为辨证要点。

2. 加减变化

兼气虚者，宜加人参以补气，以防泻下气脱；兼阴津不足者，宜加玄参、生地等以滋阴润燥。

3. 使用注意

本方为泻下峻剂，凡气虚阴亏、燥结不甚者，以及年老、体弱等均应慎用；孕妇禁用；注意中病即止，以免耗损正气。

【附方】

1. 小承气汤（《伤寒论》）

大黄酒洗，四两（12 g）　厚朴去皮，炙，二两（6 g）　枳实炙，三枚大者（9 g）

以水四升，煮取一升二合，去滓，分温二服。初服当更衣，不尔者，尽饮之。若更衣者，勿服之。功用：轻下热结。主治：阳明腑实轻证。症见谵语潮热，大便秘结，胸腹痞满，苔黄脉滑而疾。

2．调胃承气汤（《伤寒论》）

大黄去皮，清酒洗，四两（12 g）　甘草炙，二两（6 g）　芒硝半升（9 g）　以水三升，煮二物至一升，去滓，内芒硝，更上微火一二沸，温顿服之，以调胃气。功用：缓下热结。主治：阳明病胃肠燥热证。症见大便不通，口渴心烦，或腹中胀满，或为谵语，舌苔正黄，脉滑数；以及胃肠热盛而致发斑吐衄，口齿咽喉肿痛等。

上述二方皆为大承气汤类方。三个承气汤均用大黄以荡涤胃肠积热。大承气汤为“峻下剂”，主治痞、满、燥、实四症俱全之阳明热结重证；小承气汤不用芒硝，且三味同煎，枳、朴用量亦减，故攻下之力较轻，称为“轻下剂”，主治痞、满、实而燥不重之阳明热结轻证；调胃承气汤不用枳、朴，后纳芒硝，但大黄与甘草同煎，故泻下之力较前二方缓和，称为“缓下剂”，主治阳明燥热内结，有燥、实而无痞、满之证。

【文献摘要】

1．原书主治

《伤寒论·辨阳明病脉证并治》：“阳明病，脉迟，虽汗出不恶寒者，其身必重，短气，腹满而喘。有潮热者，此外欲解，可攻里也。手足濈然汗出者，此大便已硬也，大承气汤主之。”

2．方论选录

钱潢：“热邪归胃，邪气依附于宿食粕滓而郁蒸煎迫，致胃中之津液枯竭，故发潮热而大便硬也，若不以大承气汤下之，必致热邪败胃、谵语狂乱、循衣摸床等变而致不救。故必咸寒苦泄之药，逐使下出，则热邪随宿垢而泄，犹釜底抽薪，薪去则火亦随薪而出矣。然非必宿垢满实而泄之也，胃中之热邪盛者，亦在所必用。古人所谓用之以逐热邪，非下糟粕也。其制以苦寒下泄之大黄为君，咸寒软坚下走之芒硝为臣，又以辛温下气之厚朴为佐，破气泄满之枳实为使，而后可以攻坚泻热也。若脉弱气馁，热邪不甚者，未可轻用也。”（《伤寒溯源集》）

【医案选录】

《经方实验录》：江阴街吴姓妇人，病起六七日，壮热，头汗出，脉大，便闭七日未行，满头剧痛，不言语，眼胀，瞳神不能瞬，人过其前，亦不能辨，证颇危重。余曰：目中不了了，睛不和，燥热上冲，此阳明三急下之第一证也。不速治，病不可为矣。于是遂书大承气汤方与之：大黄四钱，枳实三钱，川朴一钱，芒硝三钱。并嘱其家人速煎服之，一剂而愈。

第二节　温下

温下剂，适用于里寒积滞实证。症见大便秘结，脘腹胀满，腹痛喜温，手足不温，甚或厥冷，脉沉紧等。寒邪非温不去，积滞非下不除，故常用泻下药大黄、巴豆等与温里药附子、干姜、细辛等配伍，变寒下药为温下之用，以达温散寒结、通下里实之功。寒积兼有脾气不足者，宜适当配伍补气之品如人参、甘草等。代表方如大黄附子汤、温脾汤。

大黄附子汤

《金匮要略》

【组成】大黄三两（9 g）　附子炮，三枚（12 g）　细辛二两（3 g）

【用法】以水五升，煮取二升，分温三服。若强人煮取二升半，分温三服。服后如人行四五里，进一服（现代用法：水煎服）。

【功用】温里散寒，通便止痛。

【主治】寒积里实证。症见便秘腹痛，胁下偏痛，舌苔白腻，脉弦紧。

【方解】本方证因寒邪与积滞互结于肠道所致。寒性凝泣，寒实内结于肠道，可致升降之气机痞塞，兼之大便不通，不通则痛，故见腹部或胁下疼痛。舌苔白腻、脉弦紧为寒实之征。治当温散寒凝以开闭结，通下大便以除积滞，立温里通便之法。本方意在温下，故重用大辛大热之附子，走而不守，温里散寒，止腹胁疼痛；以苦寒泻下之大黄，泻下通便，荡涤积滞，共为君药。细辛辛温宣通，散寒止痛，助附子温里散寒，是为臣药。大黄性味虽属苦寒，但配伍附子、细辛之辛散大热之品，则寒性被制而泻下之功犹存，为去性取用之法。

【运用】

1. 辨证要点

本方为温下法的代表方，又是治疗冷积便秘实证的常用方。临床应用以便秘脐腹疼痛、手足厥冷、苔白腻、脉弦紧为辨证要点。

2. 加减变化

腹痛甚，喜温，加肉桂温里祛寒止痛；腹胀满，可加厚朴、木香以行气导滞；体虚或积滞较轻，可用制大黄以减缓泻下之功；如体虚较甚，加党参、当归以益气养血。

3. 现代运用

本方常用于急性阑尾炎、急性肠梗阻、睾丸肿痛、胆绞痛、慢性痢疾等属寒积里实者。

4. 使用注意

使用时大黄用量一般不超过附子。

【文献摘要】

1. 原书主治

《金匮要略·腹满寒疝宿食病脉证并治》："胁下偏痛，发热，其脉紧弦，此寒也，以温药下之，宜大黄附子汤。"

2. 方论选录

周扬俊《金匮玉函二注》："此寒邪之在中、下二焦也。胁下属厥阴之部分，于此偏痛，必有所积，积而至于发热，其为实可知也。及视其脉不滑数而紧弦，洵为阴脉，果是阴邪结于阴位矣。且紧属痛，固因寒而痛；弦为实，亦因寒而实。故非下则实不去，非温则寒不开。然肝肾同一治也，厥阴之实，系少阴之寒而实，苟不大用附子之热，可独用大黄之寒乎？入细辛者，通少阴之经气也，以寒实于内而逼阳于外也或里有寒表有热，但未可定也。"

【医案选录】

《治验回忆录》：钟大满，腹痛有年，理中、四逆辈皆已服之，间或可止。但痛发不常，或一月数发，或两月一发，每痛多为饮食寒冷所诱发。自常以胡椒末用姜汤冲服，痛得暂解。一日，彼晤余戚家，谈其痼疾之异，乞为诊之，脉沉而弦紧，舌白润无苔，按其腹有微痛，痛时牵及腰胁，大便间日一次，少而不畅，小便如常。吾曰："君病属阴寒积聚，非温不能已其寒，非下不能荡其积，是以温下并行，而前服理中辈无功者，仅祛寒而不逐积耳。依吾法两剂可愈。"彼曰："吾因知先生善治己疾，倘得愈，感且不忘。"即书大黄附子汤：大黄四钱，乌附三钱，细辛钱半，并曰："此为金匮成方，屡用有效，不可为外言所惑也。"后半年相晤，据云，果二剂而瘥。

温脾汤

《备急千金要方》

【组成】大黄五两（15 g）　当归　干姜各三两（各9 g）　附子　人参　芒硝　甘草各二两（各6 g）

【用法】上七味，㕮咀，以水七升，煮取三升，分服，一日三次（现代用法：水煎服）。

【功用】攻下冷积，温补脾阳。

【主治】阳虚寒积腹痛证。症见腹痛便秘，脐下绞结，绕脐不止或下利日久，手足不温，苔白不渴，脉沉弦而迟。

【方解】本方证因脾阳不足，阴寒内盛，寒积中阻所致。寒实冷积阻于肠间，腑气不通，故便秘腹痛、绕脐不止；寒积日久不下，损伤脾阳，脾阳不足，四末失于温煦，则手足不温；脉沉弦而迟，是阴盛里实之征。本方证虽属寒积便秘，但脾阳已伤，若纯用攻下，必更伤中阳；单用温补，则寒积难去，唯攻逐寒积与温补脾阳并用。方中附子配大黄为君，用附子温壮脾阳，解散寒凝，配大黄泻下已成之冷积，大黄虽苦寒，但与辛热附子相伍，制性存用。芒硝润肠软坚，助大黄泻下攻积；干姜温中助阳，助附子温中散寒，均为臣药。人参、当归补益脾胃之气，使下不伤正为佐。甘草既助人参益气，又可调和诸药为使。诸药协力，使寒邪去，积滞行，脾阳复。综观本方，由温补脾阳药配伍寒下攻积药组成，温通、泻下与补益三法兼备，寓温补于攻下之中，具有温阳以祛寒、攻下不伤正之特点。

本方与大黄附子汤同属温下剂，都能主治寒积便秘。本方是由脾阳不足、中气虚寒，而致冷积内停，证属虚实夹杂，故方中配以干姜、人参、甘草以顾护中阳；大黄附子汤为寒积里实证，证实无虚，故配细辛辛温宣通，助附子散寒止痛。

【运用】

1．辨证要点

本方为治疗脾阳不足、寒积中阻的常用方。临床应用以便秘、手足不温、苔白、脉沉弦为辨证要点。

2．加减变化

腹中胀痛者，加厚朴、木香以行气止痛；腹中冷痛者，加肉桂、吴茱萸以增强温中祛寒之力。

3．现代运用

本方常用于急性单纯性肠梗阻或不全梗阻等属中阳虚寒、冷积内阻者。

【文献摘要】

1．原书主治

《备急千金要方》："治腹痛，脐下绞结，绕脐不止。"

2．方论选录

张璐："温脾汤为冷痢门中首方，而热痢例中用以小变，而治久痢连年不止。非人参、甘草不能任大黄荡涤之威，非干姜、附子不能滋人参雄健之力，乃长沙公附子泻心汤、《金匮》大黄附子汤之变法，咸取附子开结破滞，以助大黄推陈致新之功。其附子泻心汤更以芩、连佐大黄、附子散内陷之表邪，大黄附子汤更以细辛佐大黄、附子散经络之引急，此以干姜、人参、甘草佐大黄附子散肠胃之积热也。"

第三节　润下

润下剂，适用于肠燥津亏、大便秘结证。症见大便干结，小便短赤，舌苔黄燥，脉滑实；大便秘结，小便清长，面色青白，腰膝酸软，手足不温，舌淡苔白，脉迟。前者属肠胃燥热之"热秘"，常用润下药如麻子仁、杏仁、郁李仁等，适当配伍寒下药如大黄、芒硝，以及滋阴养血药如当归等组成方剂。后者为肾气虚弱之"虚秘"，常用温肾益精、养血润肠药如肉苁蓉、牛膝之类为主，配伍升清降浊之品如升麻、枳壳、泽泻等组成方剂。代表方如麻子仁丸、济川煎。

麻子仁丸（脾约丸）

《伤寒论》

【组成】麻子仁二升（500 g） 芍药半斤（250 g） 枳实炙，半斤（250 g） 大黄去皮，一斤（500 g） 厚朴炙，去皮一尺（250 g） 杏仁去皮尖，熬，别作脂一升（250 g）

【用法】上六味，蜜和丸，如梧桐子大，饮服十丸，日三服，渐加，以知为度（现代用法：上药为末，炼蜜为丸，每次 9 g，每日 1 ~2 次，温开水送服。亦可按原方用量比例酌减，改汤剂煎服）。

【功用】润肠泄热，行气通便。

【主治】胃肠燥热，脾约便秘证。症见大便干结，小便频数。

【方解】本方证乃因胃肠燥热，脾津不足所致，《伤寒论》称之为“脾约”。成无己说：“约者，约结之约，又约束也。经曰：脾主为胃行其津液者也，今胃强脾弱，约束津液不得四布，但输膀胱，致小便数而大便硬，故曰其脾为约。”根据“燥者润之”“留者攻之”的原则，故当润肠泻实，宜润肠药与泻下药同用。方中麻子仁性味甘平，质润多脂，功能润肠通便，是为君药。杏仁降气润肠；白芍养阴和里、缓急止痛为臣。方中大黄、枳实、厚朴相合即小承气汤之意，以轻下热结，除胃肠燥热为佐。蜂蜜甘缓，既助麻子仁润肠通便，又可缓和小承气汤攻下之力，以为佐使。综观本方，虽用小承气以消痞除满、泄热通便，而大黄、厚朴用量俱从轻减，更取质润多脂之麻仁、杏仁、芍药、白蜜等，一则益阴增液以润肠通便，二则甘润减缓小承气攻下之力。本方具有下不伤正、润而不腻、攻润相合的特点，是一首润肠通便的缓下剂。

本方为丸剂，而且只服 10 小丸，依次渐加，均意在缓下，润肠通便。

【运用】

1. 辨证要点

本方为治疗胃肠燥热、脾津不足之“脾约”证的常用方，又是润下法的代表方。临床应用以大便秘结、小便频数、舌苔微黄欠津为辨证要点。

2. 加减变化

痔疮便秘者，可加桃仁、当归以养血和血、润肠通便；痔疮出血属胃肠燥热者，可酌加槐花、地榆以凉血止血；燥热伤津较甚者，可加生地、玄参、石斛以增液通便。

3. 现代运用

本方常用于虚人及老人肠燥便秘、产后便秘、痔疮术后便秘等属胃肠燥热者。

4. 使用注意

本方虽为润肠缓下之剂，但含有攻下破滞之品，故年老体虚、津亏血少者，不宜常服，孕妇慎用。

【文献摘要】

1. 原书主治

《伤寒论·辨阳明病脉证并治》："趺阳脉浮而涩，浮则胃气强，涩则小便数，浮涩相搏，大便则硬，其脾为约，麻子仁丸主之。"

2. 方论选录

喻昌："脾弱即当补矣，何为麻仁丸中反用大黄、枳实、厚朴乎？子辈日聆师说，而腹笥从前相仍之陋，甚非所望也，仲景说胃强，原未说脾弱，况其所谓胃强者，正是因脾之强而强。盖约者，省约也。脾气过强，将三五日胃中所受之谷，省约为一二弹丸而出，全是土过燥，致令肠胃之津液日渐干枯，所以大便为难也。设脾气弱，即当便泄矣，岂有反难之理乎？"（《尚论篇》）

【医案选录】

《经方实验录》：徐左，能食，夜卧则汗出，不寐，脉大，大便难，此为脾约。脾约麻仁丸一两，作三服，开水送下。

按：本案为脾约证。病者能食，脉大为胃中有热；热伤其津，阴津亏损，不能润肠，则大便硬而难行。邪热扰阴，则夜卧多汗而不寐。本案与《伤寒论》脾约证病机一致，故治以润肠通便的麻子仁丸，药证相符而获卓效。

济川煎

《景岳全书》

【组成】当归三至五钱（9～15 g） 牛膝二钱（6 g） 肉苁蓉酒洗去咸，二至三钱（6～9 g） 泽泻一钱半（4.5 g） 升麻五分至七分或一钱（1.5～3 g） 枳壳一钱（3 g）

【用法】水一盅半，煎七分，食前服（现代用法：作汤剂，水煎服）。

【功用】温肾益精，润肠通便。

【主治】肾阳虚弱，精津不足证。症见大便秘结，小便清长，腰膝酸软，舌淡苔白，脉沉迟。

【方解】本方证因肾虚开合失司所致。肾主五液，司二便。肾阳不足，气化无力，津液不布，故小便清长；肠失濡润，传导不利，故大便不通；肾虚精亏，故腰膝酸软；肾阳亏损，故舌淡苔白、脉象沉迟。肾虚开合失司，浊气不降，肠道失润，治当温肾益精、润肠通便。方中肉苁蓉味甘咸性温，功能温肾益精、暖腰润肠，为君药。当归补血润肠通便；牛膝补益肝肾，壮腰膝，性善下行，共为臣药。枳壳下气宽肠而助通便；泽泻渗利小便而泄肾浊；妙用升麻以升清阳，清阳升则浊阴自降，与枳壳相配，相反相成，以助通便之效，以上共为佐药。诸药合用，既可温肾益精治其本，又能润肠通便以治标。用药灵巧，补中有泻，降中有升，具有“用通于补之剂”的配伍特点。

【运用】

1. 辨证要点

本方温润通便，为治疗肾虚便秘的常用方。临床应用以大便秘结、小便清长、腰膝酸软、舌淡苔白、脉沉迟为辨证要点。

2. 加减变化

《景岳全书》方后加减法提出：“如气虚者，但加人参无碍；如有火加黄芩；若肾虚加熟地”“虚甚者，枳壳不必用”，皆可供临床参考。

3. 现代运用

本方常用于老年便秘、产后便秘等属于肾虚精亏肠燥者。

【文献摘要】

1. 原书主治

《景岳全书》：“便秘有不得不通者，凡伤寒杂证等病，但属阳明实热可攻之类，皆宜以热结治法通而去之，若察其元气已虚，既不可泻而下焦胀闭，又通不宜缓者，但用济川煎主之，则无有不达。”

2. 方论选录

何秀山《重订通俗伤寒论》：“夫济川煎，注重肝肾，以肾主二便，故君以苁蓉、牛膝滋肾阴以通便也。肝主疏泄，故臣以当归、枳壳，一则辛润肝阴，一则苦泄肝气。妙在升麻升清气以输脾，泽泻降浊气以输膀胱，佐蓉、膝以成润利之功。”

【医案选录】

《新中医》：某男，57 岁。左侧偏头痛反复发作 3 个月余。脑电图查无异常，西医诊断为血管神经性头痛，服用颅痛定等可暂时缓解。诊见：精神萎靡，面色㿠白，大便秘结，小便清长，腰膝痿软，舌淡、苔白滑，脉沉细。中医诊断：头痛。证属肾虚精少，腑气不通。治宜温肾益精，润肠通便，方用济川煎加减。处方：当归、肉苁蓉、熟地黄各 15 g，怀牛膝、泽泻各 9 g，升麻、枳壳各 6 g。3 剂后大便通畅，偏头痛明显缓解，他症均有好转，续 6 剂而愈。

第四节 攻补兼施

攻补兼施剂，适用于里实正虚之大便秘结证。常以脘腹胀满、大便秘结兼气血阴津不足为主要表现。若不攻里则里实不去，只下则正气更伤；不补则正虚难复，纯补则里实愈坚。故唯有攻补兼施、邪正兼顾，方可两全。常用大黄、芒硝等攻下药与人参、当归、生地、玄参、麦冬等补益药配伍组成方剂。代表方如黄龙汤。

黄龙汤

《伤寒六书》

【组成】大黄（9 g） 芒硝（12 g） 枳实（6 g） 厚朴（3 g） 当归（9 g） 人参（6 g） 甘草（3 g）（原书未著用量）

【用法】水二盅，姜三片，枣二枚，煎之后，再入桔梗煎一沸，热服为度（现代用法：上药加桔梗 3 g、生姜 3 片、大枣 2 枚水煎，芒硝溶服）。

【功用】攻下通便，补气养血。

【主治】里热腑实，气血不足证。症见自利清水，色纯青或大便秘结，脘腹胀满，腹痛拒按，身热口渴，神疲少气，谵语甚则循衣摸床，撮空理线，神昏肢厥，舌苔焦黄或焦黑，脉虚。

【方解】本方证因邪热与燥屎内结，腑气不通，气血不足所致。其病机为里热腑实，肠胃燥结，气血不足。邪热入里与肠中燥屎互结，腑气不通，故大便秘结、脘腹胀满、疼痛拒按、身热口渴、舌苔焦黄或焦黑，抑可见自利清水、色纯青之“热结旁流”证。素体不足或里热实证误治而耗伤气血，故神疲少气、脉虚；邪热炽盛，热扰心神，但正气欲脱，故见神昏谵语、肢厥、甚则循衣撮空等危候。本证属邪实正虚，邪实宜攻、正虚宜补，故当泻热通便、补气养血。方用大黄、芒硝、枳实、厚朴（即大承气汤）攻下热结，荡涤肠胃实热积滞，急下以存正气。人参、当归益气补血，扶正以利祛邪，使攻不伤正。肺与大肠相表里，欲通胃肠，必先开宣肺气，故配桔梗开肺气以利大肠，以助通腑之大黄。姜、枣、草和胃调中，助参、归补虚，甘草又能调和诸药。诸药合用，既攻下热结，又补益气血，使祛邪不伤正、扶正不碍邪。

【运用】

1. 辨证要点

本方为攻补兼施的代表方，又是治疗阳明腑实兼气血不足证的常用方。临床应用以大便秘结或自利清水、脘腹胀满、身热口渴、神倦少气、舌苔焦黄或黑、脉虚为辨证要点。

2. 加减变化

原注云：“老年气血虚者，去芒硝”，以减缓泻下之力，示人以保护正气之意。

3. 现代运用

本方常用于伤寒、副伤寒、乙型脑炎、老年性肠梗阻等属于阳明腑实而兼气血不足者。

【附方】

新加黄龙汤（《温病条辨》） 细生地五钱（15 g） 生甘草二钱（6 g） 人参另煎，一钱五分（4.5 g） 生大黄三钱（9 g） 芒硝一钱（3 g） 玄参五钱（15 g） 麦冬连心，五钱（15 g） 当归一钱五分（4.5 g） 海参洗，二条（2 条） 姜汁六匙（6 匙） 以水八杯，煮取三杯。先用一杯，冲参汁五分，姜汁二匙，顿服之。如腹中有响声或转矢气者，为欲便也，候一二时不便，再如前法服一杯；候二十四刻不便，再服第三杯。如服一杯，即得便，止后服。酌服益胃汤一剂，余参或可加入。功用：泄热通便，滋阴益气。主治：热结里实，气阴不足证。症见大便秘结，腹中胀满而硬，神倦少气，口干咽燥，唇裂舌焦，苔焦黄或焦黑燥裂。

本方与黄龙汤均为攻补兼施之剂，泻下热结与补益气血兼顾。本方主治热结里实，应下失下，正气久耗，阴液耗竭尤重，故以调胃承气汤缓下热结，并重用滋阴增液之品，更适宜于热结里实，而正气不足，尤阴液亏虚较甚者；黄龙汤主治热结较甚，气血不足者，方以大承气汤峻下热结，急下存阴为主，兼补气血之虚。

【文献摘要】

1. 原书主治

《伤寒六书》："治有患心下硬痛，下利纯清水，谵语，口渴，身热。庸医不识此证，但见下利，便呼为漏底伤寒，而便用热药止之，就如抱薪救火，误人死者，多矣。殊不知此因热邪传里，胃中燥屎结实，此利非内寒而利，乃曰逐饮汤药而利也，宜急下之，名曰结热利证。身有热者，宜用此汤；身无热者，用前六乙顺气汤。"

2. 方论选录

张璐《张氏医通》："汤取黄龙命名，专攻中央燥土，土既燥竭，虽三承气萃集一方，不得参、归鼓舞胃气，乌能兴云致雨，或者以为因虚用参，殊不知参在群行剂中，则迅扫之威愈猛，安望其有补益之力欤？"

【医案选录】

《时病论》：古黔吴某，晚餐之后，贪凉而睡，醒来头痛畏寒，壮热无汗，气口脉紧，舌苔边白中黄。丰曰：此阴暑兼食之证也。即以藿香正气散去白术加香薷治之，服一煎未有进退。又更一医，遂驳阴暑之谬，暑本属阳，何谓为阴？见病人身热如火，遂用白虎汤加芦根、连翘等药。初服一帖，似得小效，继服一帖，即谵语神昏、频欲作呕、舌苔灰黑。医谓邪入心包，照前方再加犀角、黄连、紫雪等品，服下全无应验，仍求丰诊。其脉右盛于左，形力并强，此邪尚在气分，犹未逆传心包，视其舌苔，灰黑而厚，依然身热昏谵呕逆等证。窃思其邪必被寒凉之药所阻，非温宣透法，不克望其转机。当用杏仁、薤白、豆卷、藿香、神曲、蔻仁、香薷、枳壳，加益元散合为一剂，服头煎热势益剧，次煎通身有汗，则壮热渐退尽矣。来邀复诊，神未清明，谵语仍有，舌苔未退，更觉焦干，右脉仍强，愈按愈实。丰曰：汗出热退，理当脉静津回，神气清爽，今不然者，定有燥结留于肠胃。思表邪退尽，攻下无妨，用黄龙汤以芒硝改玄明粉，以人参换西洋参，服下半日许，遂得更衣，诸恙忽退，继用苏土养阴之法，日渐全可。

附

大黄牡丹汤

《金匮要略》

【组成】大黄四两（12 g）　牡丹一两（3 g）　桃仁五十个（9 g）　冬瓜仁半升（30 g）　芒硝三合（9 g）

【用法】以水六升，煮取一升，去滓，内芒硝，再煎沸，顿服之（现代用法：水煎服）。

【功用】泻热破瘀，散结消肿。

【主治】肠痈初起，湿热瘀滞证。症见右少腹疼痛拒按，按之其痛如淋，甚则局部肿痞或右足屈而不伸，伸则痛剧，小便自调，舌苔薄腻而黄，脉滑数。

【方解】本方所治之肠痈，多由肠中湿热郁蒸、气血凝聚所致。湿热与气血互结成痈，不通则痛，故右少腹疼痛拒按，甚成肿痞；按之其痛如淋，而小便自调，无淋沥不畅之感，则知其非淋证；喜屈右足而不伸，伸则痛剧，是肠痈已成，气血郁滞，营卫失和使然；舌苔黄腻，脉滑数为湿热内蕴之征。《成方便读》说：“病既在内，与外痈之治，又自不同。然肠中既结聚不散，非用下法，不能解散。”故治法宜泻热祛湿，破瘀消痈。方中大黄苦寒攻下，泻热逐瘀，荡涤肠中湿热瘀结；丹皮苦辛微寒，能清热凉血、活血散瘀，两药合用，泻热破瘀，共为君药。芒硝咸寒，软坚散结，泻热导滞，助大黄荡涤实热，使之速下；桃仁活血逐瘀，合丹皮散瘀消肿，共为臣药。冬瓜仁甘寒滑利，清肠利湿，引湿热从小便而去，并能散结排脓消痈，为治内痈要药，是为佐药。综观全方，合泻下、清利、破瘀于一方，湿热得清、瘀滞得散、肠腑得通，则痈消而痛止，为治湿热瘀滞肠痈的有效方剂。

【运用】

1. 辨证要点

本方为治疗湿热血瘀肠痈的常用方。临床应用以右下腹疼痛拒按、舌苔黄腻、脉滑数为辨证要点。

2. 加减变化

若热毒较重者，加蒲公英、金银花、紫花地丁、败酱草以加强清热解毒之力；血瘀较重者，加赤芍、乳香、没药以活血祛瘀。

3. 现代运用

本方常用于急性单纯性阑尾炎、肠梗阻、急性胆道感染、胰腺炎、急性盆腔炎、输卵管结扎后感染等属湿热瘀滞者。

4. 使用注意

凡肠痈溃后及老人、孕妇、产后或体质过于虚弱者均应慎用或忌用。

小　结

泻下剂按其功用分为寒下、温下、润下、攻补兼施四类。

1. 寒下

适用于里热积滞实证。以大便秘结、腹满胀痛、苔黄厚、脉实为主要症状。大承气汤、大黄牡丹汤、大陷胸汤均能泻下热结。但大承气汤为峻下热结的代表方，方中大黄生用后下为君，攻逐之力峻猛，主治阳明腑实而痞、满、燥、实四症俱备者；大黄牡丹汤功专泻热破瘀，为治湿热瘀滞肠痈的主方。

2. 温下

适用于里寒积滞证。以大便秘结、脘腹胀满、腹痛喜温、手足不温、脉沉紧为主要见症。大黄附子汤、温脾汤均能泻下寒积，均以附子、大黄相配为主以温下寒积、散寒止痛。而大黄附子汤为温下的代表方剂，主治寒实内结所致的便秘；温脾汤兼能温补脾阳，主治脾阳不足、寒积内停之便秘。

3. 润下

适用于肠燥津亏、大便秘结之证。以便秘、溺赤、口干、舌红苔黄、脉滑数为主症。麻子仁丸、济川煎均能润肠通便。其中，麻子仁丸是以润肠药配小承气汤组成，主治肠胃燥热、津液不足的脾约便秘证；济川煎以温肾益精、润肠通便的肉苁蓉为君，配升清降浊之品，主治肾虚精亏便秘之证。

4．攻补兼施

适用于里实正虚而大便秘结之证，以腹满便秘而兼气血不足为主要临床表现。黄龙汤以攻下热结的大承气汤加益气养血之品，主治阳明腑实、气血不足之证。

复习思考题

1．试述泻下剂的含义、适应范围、分类及使用注意。

2．试比较三承气汤在组成、主治及煎服法方面的异同，并进行简要分析。

3．大黄附子汤、温脾汤同属温下剂，其组成、功用、主治及药物配伍关系有何不同？

4．麻子仁丸与济川煎用药配伍的特点有何不同？

5．攻补兼施剂的组方配伍规律与适应证如何？并举例说明。

6．试述寒下剂与温下剂的主要配伍方法，并举例说明。

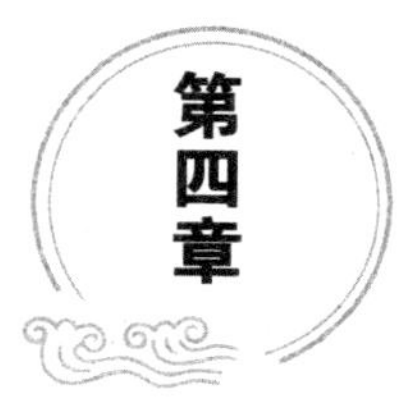

第四章 和解剂

凡具有和解少阳、调和肝脾、调和肠胃等作用，治疗伤寒邪在少阳、肝脾不和、肠胃不和等证的方剂，统称和解剂。属于“八法”中的“和法”。和解剂原为治疗伤寒邪入少阳而设，少阳属胆，位于半表半里之间，既非发汗之所宜，又非吐下之所对，唯有和解。然胆附于肝，与肝相表里，胆经发病可影响肝，肝经发病也可影响胆，且肝胆疾病又可累及脾胃，导致肝脾不和；若中气虚弱，寒热互结，又可导致肠胃不和。故和解剂除和解少阳外，还包括调和肝脾、调和肠胃。

和解剂组方配伍较为独特，往往既祛邪又扶正，既透表又清里，既疏肝又治脾，无明显寒热补泻之偏，性质平和，作用和缓，照顾全面。此为本类方剂的优势所在，也是其应用范围较广、主治病证较为复杂的原因。然而，和解剂虽以调和为主，但仍是祛邪的方剂，因此，纯虚不宜用，以防其伤正，且因兼顾正气，纯实者亦不可选，以免贻误病情。

第一节　和解少阳

和解少阳剂，适用于伤寒邪在少阳的病证。症见往来寒热，胸胁苦满，默默不欲饮食，心烦喜呕，口苦，咽干，目眩，脉弦等。常用柴胡或青蒿与黄芩相配为主组方，兼有气虚者，佐以益气扶正之品，并防邪陷入里；兼有湿邪者，佐以通利湿浊之品，导邪下泄。代表方如小柴胡汤、大柴胡汤、蒿芩清胆汤等。

小柴胡汤

《伤寒论》

【组成】柴胡半斤（24 g）　黄芩三两（9 g）　人参三两（9 g）　甘草三两，炙（9 g）　半夏半升，洗（9 g）　生姜三两，切（9 g）　大枣十二枚，擘（4 枚）

【用法】上七味，以水一斗二升，煮取六升，去滓，再煎，取三升，温服一升，日三服（现代用法：水煎服）。

【功用】和解少阳。

【主治】

1．伤寒少阳证

症见往来寒热，胸胁苦满，默默不欲饮食，心烦喜呕，口苦，咽干，目眩，舌苔薄白或微黄，脉弦者。

2．热入血室证

症见妇人伤寒，经水适断，并见寒热往来。

3．黄疸、疟疾及内伤杂病而见少阳证者。

【方解】本方为和解少阳的代表方剂。少阳经脉循胸布胁，位于太阳、阳明表里之间。伤寒邪犯少阳，邪正相争，正胜欲拒邪出于表，邪胜欲入里并于阴，故往来寒热；足少阳之脉起于目锐眦，其支者，下胸中，贯膈，络肝，属胆，循胁里；邪犯少阳，经气不利，郁而化热，胆火上炎，而见胸胁苦满、心烦、口苦、咽干、目眩；胆热犯胃，胃失和降，故默默不欲饮食而喜呕。邪在表者，当从汗解；邪入里者，则当吐下。今邪既不在表，又不在里，而在表里之间，则非汗、吐、下所宜，故唯宜和解之法。方中柴胡苦辛微寒，入肝胆经，透泄少阳之邪，并能疏泄气机之郁滞，使少阳半表之邪从外而泄，为君药。黄芩苦寒，使得少阳半里之热从内而清，为臣药。柴胡之升散，得黄芩之降泄，二者配伍，是谓和解少阳。胆气犯胃，胃失和降，佐以半夏、生姜和胃降逆止呕；邪从太阳传入少阳，缘于正气本虚，故又以人参益气扶正以祛邪，大枣健脾御邪内传，俾正气旺盛，则邪无内向之机。炙甘草助参、枣扶正，且能调和诸药，为使药。诸药合用，以和解少阳为主，兼和胃降逆，使邪气得解，枢机得利，胃气调和，则诸症自除。

【运用】

1．辨证要点

本方为治疗伤寒少阳证、和解少阳法的代表方。临床应用以往来寒热、胸胁苦满、默默不欲饮食、心烦喜呕、口苦、咽干、苔白、脉弦为辨证要点。

2．加减变化

若胸中烦而不呕，为热聚于胸，去半夏、人参，加瓜蒌清热理气宽胸；渴者，是热伤津液，去半夏，加天花粉止渴生津；腹中痛，是肝气乘脾，宜去黄芩，加芍药柔肝缓急止痛；胁下痞硬，是气滞痰郁，去大枣，加牡蛎软坚散结；心下悸、小便不利，是水气凌心，宜去黄芩，加茯苓利水宁心；不渴，外有微热，是表邪仍在，宜去人参，加桂枝解表；咳者，是素有肺寒留饮，宜去人参、大枣、生姜，加五味子、干姜温肺止咳。

3．现代运用

本方常用于感冒、流行性感冒、疟疾、慢性肝炎、肝硬化、急慢性胆囊炎、急性胰腺炎、胸膜炎、产褥热、急性乳腺炎、睾丸炎、胆汁返流性胃炎、胃溃疡等属邪踞少阳，胆胃不和者。

4．使用注意

因方中柴胡升散，芩、夏性燥，故对阴虚血少者禁用。

【文献摘要】

1．原书主治

《伤寒论·辨太阳病脉证并治》："伤寒五六日，中风，往来寒热，胸胁苦满，默默不欲饮食，心烦喜呕，或胸中烦而不呕，或渴，或腹中痛，或胁下痞硬，或心下悸，小便不利，或不渴，身有微热，或咳者，小柴胡汤主之。"

2．方论选录

吴昆《医方考》："柴胡、黄芩能和解少阳经之邪，半夏、生姜能散少阳经之呕，人参、甘草能补中气之虚，补中所以防邪之入里也。"

【医案选录】

《桐山济生录》：某女，28 岁。产后 13 天，系足月顺产。产后几日洗浴后，但觉头晕，头部汗出甚多，呕逆欲吐，纳食不能下，急延医诊治，用生化汤、生脉散、浮小麦、麻黄根、煅牡蛎等罔效。诊见面色无华，头昏，头汗甚多，齐颈而止，呕逆欲吐，纳呆，大便 5 日未行，腹微胀，小便短少，口干微饮，心烦不安，寐差，乳汁减少，恶露未净，卧床忌起，初则汗出淋漓，头昏冒及呕逆加剧，腹不疼痛，舌质淡红，苔白微燥，脉象微弱。此属产后郁冒之证。由外闭内郁、下虚上冒而致。治以小柴胡汤加益母草。1 剂汗出微微，脉象更弱，知产后气血亏虚，遂以原方再加大党参至 30 g。再 1 剂头汗全消，头晕亦撤，不呕能食，二便通，恶露净。

蒿芩清胆汤

《重订通俗伤寒论》

【组成】青蒿脑钱半至二钱（4.5 ~6 g）　淡竹茹三钱（9 g）　仙半夏钱半（4.5 g）　赤茯苓三钱（9 g）　青子芩钱半至三钱（4.5 ~9 g）　生枳壳钱半（4.5 g）　陈广皮钱半（4.5 g）　碧玉散（滑石、甘草、青黛）包，三钱（9 g）

【用法】原方未著用法（现代用法：水煎服）。

【功用】清胆利湿，和胃化痰。

【主治】少阳湿热证。症见寒热如疟，寒轻热重，口苦膈闷，吐酸苦水或呕黄涎而黏，甚则干呕呃逆，胸胁胀疼，小便黄少，舌红苔白腻，间现杂色，脉数而右滑左弦者。

【方解】本方治少阳胆热偏重，兼有湿热痰浊内阻（湿轻热重）之证。湿遏热郁，阻于少阳胆与三焦，三焦之气机不畅，胆中之相火乃炽，以致少阳枢机不利。邪热郁于少阳胆，故寒热如疟、寒轻热重、口苦膈闷、胸胁胀痛；胆热犯胃，液郁为痰，胆汁随胃气上逆，故吐酸苦水或呕黄涎而黏，甚则干呕呃逆；湿阻三焦，水道不畅，以致小便短少，其色黄赤。治宜清胆利湿，和胃化痰。方中青蒿苦寒芳香，清透少阳邪热，领邪外出；黄芩苦寒，善清胆热，并能燥湿，两药相合，既可内清少阳湿热，又能透邪外出，共为君药。竹茹善清胆胃之热，化痰止呕；半夏燥湿化痰，和胃降逆；枳壳下气宽中，除痰消痞；陈皮理气化痰，四药相伍，使热清湿化痰除，共为臣药。赤茯苓、碧玉散清热利湿，导热从小便而去，为佐使药。综合全方，可使胆热清、痰湿化、气机畅、胃气和，诸症均解。

本方与小柴胡汤均能和解少阳，用于邪在少阳、往来寒热、胸胁不适、苔白、脉弦者。但小柴胡汤以柴胡、黄芩配人参、大枣、炙甘草，和解中兼有益气和胃，宜于邪踞少阳、胆胃不和者，病位在半表半里；蒿芩清胆汤以青蒿、黄芩配赤茯苓、碧玉散，于和解之中兼有清热利湿、理气化痰之效，宜于少阳胆热偏重，兼有湿热痰浊者，病位在胆。

【运用】

1. 辨证要点

本方为治疗少阳湿热证的代表方。临床应用以寒热如疟、寒轻热重、胸胁胀疼、吐酸苦水、舌红苔腻、脉弦滑数为辨证要点。

2. 加减变化

若呕多，加黄连、苏叶清热止呕；湿重，加藿香、薏苡仁、白蔻仁以化湿浊；小便不利，加车前子、泽泻、通草以利小便。

3. 现代运用

本方常用于肠伤寒、急性胆囊炎、急性黄疸型肝炎、胆汁返流性胃炎、疟疾、盆腔炎、钩端螺旋体病属少阳湿热痰浊内阻者。

【文献摘要】

1. 原书主治

《重订通俗伤寒论》："暑湿疟……当辨其暑重于湿者为暑疟……暑疟，先与蒿芩清胆汤清其暑。"

2. 方论选录

何秀山《重订通俗伤寒论》："足少阳胆与手少阳三焦合为一经，其气化一寄于胆中以化水谷，一发于三焦以行腠理。若受湿遏热郁，则三焦之气机不畅，胆中之相火乃炽，故以蒿、芩、竹茹为君，以清泄胆火；胆火炽，必犯胃而液郁为痰，故臣以枳壳、二陈和胃化痰；然必下焦之气机通畅，斯胆中之相火清和，故又佐以碧玉，引相火下泄；使以赤苓，俾湿热下出，均从膀胱而去。此为和解胆经之良方，凡胸痞作呕、寒热如疟者，投无不效。""青蒿脑清芬透络，从少阳胆经领邪外出。虽较疏达腠理之柴胡力缓，而辟秽宣络之功比柴胡尤胜。故近世喜用青蒿而畏柴胡也。"

第二节　调和肝脾

调和肝脾剂适用于肝脾不和证。其证多由肝气郁结、横逆犯脾或因脾虚、营血不足、肝失疏泄而致脘腹胸胁胀痛、神疲食少、月经不调、腹痛泄泻、手足不温。常用疏肝理气药如柴胡、枳壳、陈皮等与健脾药如白术、茯苓等配伍组方。代表方如四逆散、逍遥散、痛泻要方。

四逆散

《伤寒论》

【组成】甘草炙　枳实破，水渍，炙干　柴胡　芍药各十分（各6 g）

【用法】上四味，捣筛，白饮和服方寸匕，日三服（现代用法：水煎服）

【功用】透邪解郁，疏肝理脾。

【主治】

1. 阳郁厥逆证

症见手足不温，或腹痛，或泄利下重，脉弦。

2. 肝脾气郁证

症见胁肋胀闷，脘腹疼痛，脉弦。

【方解】四逆者，乃手足不温也。症因外邪传经入里，气机为之郁遏，不得疏泄导致阳气内郁，不能达于四末，而见手足不温。此种“四逆”与阳衰阴盛的四肢厥逆有本质区别。李中梓云：“此证虽云四逆，必不甚冷，或指头微温，或脉不沉微，乃阴中涵阳之证，惟气不宣通，是为逆冷。”故治宜透邪解郁，调畅气机，使得阳气伸发为法。柴胡入肝胆经升发阳气，疏肝解郁，透邪外出，为君药。白芍养血柔肝为臣，与柴胡合用，补养肝血，条达肝气，可使柴胡升散而无耗伤阴血之弊。枳实理气破结，与柴胡一升一降，加强舒畅气机之功；与白芍相配，又能理气和血，使气血调和。使以甘草，调和诸药，益脾和中。药虽四味，而能共奏透邪解郁、疏肝理脾之效，使邪去郁解，气血调畅，清阳得伸，四逆自愈。原方用白饮（米汤）和服，亦取中气和则阴阳之气自相顺接之意。由于本方有疏肝理脾之功，所以后世常以本方加减治疗肝脾气郁所致胁肋脘腹疼痛诸症。

本方与小柴胡汤同为和解剂。但小柴胡汤用柴胡配黄芩，透邪清热的作用较强；四逆散则柴胡配枳实，疏肝理脾作用较著。故小柴胡汤为和解少阳的代表方，四逆散则为调和肝脾的基础方。

【运用】

1．辨证要点

本方原治阳郁厥逆证，后世多用作疏肝理脾的基础方。临床应用以手足不温或胁肋、脘腹疼痛，脉弦为辨证要点。

2．加减变化

咳者，加五味子、干姜以温肺散寒止咳；悸者，加桂枝以温心阳；小便不利者，加茯苓以利小便；气郁甚者，加香附、郁金以理气解郁；有热者，加栀子以清内热。

3．现代运用

本方常用于慢性肝炎、胆囊炎、胆石症、肋间神经痛、胃溃疡、胃炎、胃肠神经官能症、输卵管阻塞、急性乳腺炎等属肝胆气郁、肝脾（或胆胃）不和者。

【附方】

柴胡疏肝散（《证治准绳》引《医学统旨》方）　柴胡　陈皮醋炒，各二钱（各6 g）　川芎　香附　枳壳麸炒　芍药各一钱半（各4.5 g）　甘草炙，五分（1.5 g）水二盅，煎八分，食前服。功用：疏肝行气，活血止痛。主治：肝气郁滞证。症见胁肋疼痛，胸闷喜太息，情志抑郁易怒或嗳气，脘腹胀满，脉弦。

柴胡疏肝散证是肝气郁结、胁肋疼痛诸症。方用四逆散去枳实，加陈皮、枳壳、川芎、香附，增强疏肝行气、活血止痛之效，故服后肝气条达，血脉通畅，痛止而诸症亦除。

【文献摘要】

1．原书主治

《伤寒论·辨少阴病脉证并治》：“少阴病，四逆，其人或咳，或悸，或小不利，或腹中痛，或泄利下重者，四逆散主之。”

2．方论选录

王泰林：“小柴胡汤，少阳枢机之剂也；四逆散，少阴枢机之剂也。少阴为三阴之枢，犹少阳为三阳之枢也。此四逆散与小柴胡汤制方之义略同，特以枢有阴阳之异，故用药亦分气血之殊，而其辅正逐邪，和解表里，则两方如一方也。盖彼用黄芩泻肺热，恐金胜木也；此用枳实泄脾实，恐土胜水也。彼用人参补脾气，恐少阳之邪传入于太阳也；此用芍药益肝阴，恐少阴之邪传入于厥阴也。而枢机为病，必以和解，故柴胡、甘草在所不易矣。”（《王旭高医书六种·退思集类方歌注》）

【医案选录】

《蒲辅周治疗经验》曾某，女，54岁，1965年9月28日初诊。消化不好，自觉上下气不通，大便干燥如球状，有时隔日一次，矢气少，口干，小便正常。脉沉细涩，舌红无苔少津。属肝胃不和，气郁所致；治宜疏肝和胃，散郁结。用四逆散加味。处方：柴胡一钱，白芍二钱，炒枳实一钱，炙甘草五分，青陈皮各一钱，三棱一钱半，莪术一钱半，大腹皮一钱半，木香八分，白通草一钱、郁李仁一钱半，决明子一钱半，七剂。

10月5日二诊：药后腹胀显著减轻，上下气已通，有矢气，大便已不干燥。脉沉弦细，舌正红无苔。津液渐复，前方去决明子，加鸡内金一钱半，三剂。

10月8日三诊：腹胀再减，大便又偏干燥。舌正无苔，脉缓和。前方去甘草，加决明子一钱半，三剂。

10月11日四诊：腹胀已微，食后稍胀，食纳转佳，自觉腹内有水气，大便时，自觉无力推动。脉沉弦细，舌正无苔。病势好转，宜于理气药中，兼顾中气，攻补并进，宜小剂缓图。处方：竹柴胡五钱，白芍一两，炒枳实五钱，炙甘草一钱半，青陈皮各五钱，三棱七钱半，莪术七钱半，槟榔五钱，木香四钱，郁李仁七钱半，肉苁蓉一两，白术五钱，太子参五钱，焦楂五钱，鸡内金（炮）一两，路路通五钱，炒麦芽一两，茯苓一两，药共研为粗末，和匀，分成30小包，每日纱布包煎一包，用水300毫升，慢火煎取100毫升，分早晚二次温服，以资巩固。

按：本例属肝气郁滞，脾胃功能失调。治宜疏肝和胃，用四逆散加味。肝气郁结，肠胃积滞，配用三棱、莪术甚效。

逍遥散

《太平惠民和剂局方》

【组成】甘草微炙赤，半两（15 g）　当归去苗，锉，微炒　茯苓去皮，白者　白芍药　白术　柴胡去苗，各一两（各30 g）

【用法】上为粗末，每服二钱（6 g），水一大盏，烧生姜一块切破，薄荷少许，同煎至七分，去滓热服，不拘时候（现代用法：共为散，每服6～9 g，煨姜、薄荷少许，共煎汤温服，日3次。亦可作汤剂，水煎服，用量按原方比例酌减。亦有丸剂，每服6～9 g，日服2次）。

【功用】疏肝解郁，养血健脾。

【主治】肝郁血虚脾弱证。症见两胁作痛，头痛目眩，口燥咽干，神疲食少或月经不调，乳房胀痛，脉弦而虚者。

【方解】肝主疏泄，性喜条达、恶抑郁，为藏血之脏，体阴而用阳。若情志不畅，肝木不能条达，可致肝郁血虚；足厥阴肝经“布胁肋，循喉咙之后，上入颃颡，连目系，上出额，与督脉会于巅”，肝郁血虚则两胁作痛、头痛目眩；郁而化火，故口燥咽干；肝木横逆克犯脾土，脾胃虚弱故神疲食少；化源不足血亦不充，肝藏血，主疏泄，肝郁血虚脾弱，在妇女多见月经不调、乳房胀痛。治宜疏肝解郁、养血健脾之法。方中以柴胡疏肝解郁，当归甘辛苦温、养血和血；白芍酸苦微寒，养血敛阴、柔肝缓急；归、芍与柴胡同用，补肝体而助肝用，使血和则肝和，血充则肝柔，最合肝之体阴用阳之性。木郁不达致脾虚不运，故以白术、茯苓、甘草健脾益气，既能培土御木，且使营血生化有源，共为佐药。用法中加薄荷少许，透达肝经郁热、宣畅气机；烧生姜温运和中，且能辛散达郁，亦为佐药。甘草尚能调和诸药，兼为使药。诸药合用，使肝郁得疏，血虚得养，脾弱得复，气血兼顾，肝脾同调，立法周全，组方严谨，故为调肝养血之名方。

【运用】

1. 辨证要点

本方为疏肝健脾的代表方，又是妇科调经的常用方。临床应用以两胁作痛、神疲食少、月经不调、脉弦而虚为辨证要点。

2. 加减变化

血虚甚者，加熟地以养血；肝郁化火者，加丹皮、栀子以清热凉血。

3. 现代运用

本方常用于慢性肝炎、肝硬化、胆石症、胃及十二指肠溃疡、慢性胃炎、胃肠神经官能症、经前期紧张症、乳腺小叶增生、更年期综合征、盆腔炎、不孕症、子宫肌瘤等属肝郁血虚脾弱者。

【附方】

1. 加味逍遥散（《内科摘要》）

当归　芍药　茯苓　白术炒　柴胡各一钱（各6 g）　牡丹皮　山栀炒　甘草炙，各五分（各3 g）　水煎服。功用：养血健脾，疏肝清热。主治：肝郁血虚，内有郁热证。症见潮热晡热，烦躁易怒，或自汗盗汗，或头痛目涩，或月经不调，少腹胀痛或小便涩痛，舌红苔薄黄，脉弦虚数。

2. 黑逍遥散（《医略六书·女科指要》）

逍遥散加生地或熟地。功用：疏肝健脾，养血调经。主治：肝脾血虚证。症见临经腹痛，舌淡脉弦虚。

加味逍遥散是在逍遥散的基础上加丹皮、栀子而成，故又名丹栀逍遥散、八味逍遥散。因肝郁血虚日久，则生热化火，此时逍遥散已不足以平其火热，故加丹皮以清血中之伏火，炒山栀善清肝热，并导热下行。

黑逍遥散是在逍遥散的基础上加地黄，治逍遥散证而血虚较甚者。若血虚而有内热，宜加生地黄；血虚无热象者，应加熟地黄。

【文献摘要】

1. 原书主治

《太平惠民和剂局方》：“治血虚劳倦，五心烦热，肢体疼痛，头目昏重，心悸颊赤，口燥咽干，发热盗汗，减食嗜卧，及血热相搏，月水不调，脐腹胀痛，寒热如疟，又疗室女血弱阴虚，荣卫不和，痰嗽潮热，肌体羸瘦，渐成骨蒸。”

2. 方论选录

秦伯未：“由于逍遥散肝脾同治，一般均从木旺克土来解释。我的看法，木旺克土是肝强脾弱，逍遥散的主治是肝脾两虚，木不疏土，肝既不能疏泄条畅，脾又不能健运生化，因而形成郁象。所以养肝舒气，补脾和中，从根本上做到‘木郁达之’。如果肝旺而用归、芍、柴胡，势必助长气火；脾受克制，再用术、草、茯苓，也会更使壅滞。必须明辨虚实，才能理解本证的寒热往来不同于少阳证；头痛胁胀不同于肝气横逆，饮食呆减也不同于胃家实满，从而不可简单地把它当作疏肝主方。”（《谦斋医学讲稿》）

【医案选录】

《校注妇人良方》：一妇人发热齿痛，日晡益甚，月水不调，此脾经血虚，用逍遥散加升麻寻愈。后因怒复痛，仍以前药加川芎而痊。

痛泻要方

《丹溪心法》

【组成】白术炒，三两（90 g）　白芍药炒，二两（60 g）　陈皮炒，一两五钱（45 g）　防风一两（30 g）

【用法】上细切，分作八服，水煎或丸服（现代用法：作汤剂，水煎服，用量按原方比例酌减）。

【功用】补脾柔肝，祛湿止泻。

【主治】脾虚木乘之痛泻。症见肠鸣腹痛，大便泄泻，泻必腹痛，泻后痛缓，舌苔薄白，脉两关不调，左弦而右缓者。

【方解】痛泻之证由土虚木乘，肝脾不和，脾运失常所致。《医方考》说：“泻责之脾，痛责之肝；肝责之实，脾责之虚，脾虚肝实，故令痛泻。”其特点是泻必腹痛，泻后痛减，治宜补脾抑肝、祛湿止泻。方中白术苦甘而温，补脾燥湿以治土虚，为君药。白芍酸寒，柔肝缓急止痛，与白术相配，于土中泻木，为臣药。陈皮辛苦而温，理气燥湿，醒脾和胃，为佐药。配伍少量防风，具升散之性，与术、芍相伍，辛能散肝郁，香能舒脾气，祛湿止泻又为脾经引经之药，故兼具佐使之用。四药相合，可以补脾胜湿而止泻，柔肝理气而止痛，使脾健肝柔，痛泻自止。

【运用】

1．辨证要点

本方为治肝脾不和之痛泻的常用方。临床应用以肠鸣腹痛、大便泄泻、泻必腹痛、泻后痛缓、脉左弦而右缓为辨证要点。

2. 加减变化

久泻者，加炒升麻以升阳止泻；舌苔黄腻者，加黄连、木香以清热燥湿，理气止泻。

3. 现代运用

本方常用于急性肠炎、肠道易激综合征等属肝旺脾虚者。

【文献摘要】

1. 原书主治

《丹溪心法》："痛泄。"

2. 方论选录

汪昂《医方集解·和解之剂》："此足太阴、厥阴药也。白术苦燥湿，甘补脾，温和中；芍药寒泻肝火，酸敛逆气，缓中止痛；防风辛能散肝，香能舒脾，风能胜湿，为理脾引经要药；陈皮辛能利气，炒香尤能燥湿醒脾，使气行则痛止。数者皆以泻木而益土也。"

【医案选录】

《肠胃病漫话》：朱某，男，青年职工。每天五更天未明时必腹痛，痛而即泻，泻后痛暂减，一会儿又痛又泻。脉弦，舌淡红，苔薄黄。病程 4 个多月，服过不少四神丸、健脾药、固涩药，一概无效。我为其处痛泻要方：白术15 g，白芍 15 g，防风 9 g，陈皮 9 g，生姜 2 片，睡前服下。服第一剂，腹泻推迟到次日 11 时，大便比以前稍干，泻时仍腹痛。又服第二剂，腹泻推迟到下午 5 时左右，泻量少，痛大减，大便已成形。后因吃西红柿过量，又泻在五更，于前方加木香、吴茱萸，痊愈。

第三节　调和肠胃

调和肠胃剂，适用于肠胃不和之寒热错杂、虚实夹杂、升降失常证。症见心下痞满、恶心呕吐、肠鸣下利等。常用辛温药与苦寒药如干姜、半夏、黄连、黄芩等为主组成方剂。代表方如半夏泻心汤。

半夏泻心汤

《伤寒论》

【组成】半夏半升（12 g），洗　黄芩　干姜　人参各三两（各9 g）　黄连一两（3 g）　大枣十二枚（4枚），擘　甘草三两（9 g），炙

【用法】上七味，以水一斗，煮取六升，去滓，再煎，取三升，温服一升，日三服（现代用法：水煎服）。

【功用】寒热平调，消痞散结。

【主治】寒热错杂之痞证。症见心下痞，但满而不痛或呕吐，肠鸣下利，舌苔腻而微黄。

【方解】此方所治之痞，原系小柴胡汤证误行泻下，损伤中阳，少阳邪热乘虚内陷，以致寒热错杂，气机升降失常而成心下痞。痞者，痞塞不通，心下即是胃脘，属脾胃病变。脾胃居中焦，为阴阳升降之枢纽，今中气虚弱，寒热错杂，遂成痞证；脾气主升，胃气主降，中气既伤，升降失常，故上见呕吐，下则肠鸣下利。本方证病机较为复杂，寒热错杂，正虚邪实，以致中焦失和，升降失常。治疗上，寒（湿）非温不散，热非寒不清。但是单用辛温散寒之法则邪热更甚，单用苦寒泄热之法则更伤脾阳，唯以上两法有机结合，才是正道，此即“辛开苦降”法的由来。方中以辛温之半夏为君，散结除痞，又善降逆止呕。臣以干姜之辛热以温中散寒；黄芩、黄连之苦寒以泄热开痞。以上四味相伍，具有寒热平调、辛开苦降之用。然寒热错杂，又因中虚失运所致，故方中又以人参、大枣甘温益气，以补脾虚，为佐药。使以甘草补脾和中而调诸药。综合全方，寒热互用以和其阴阳，苦辛并进以调其升降，补泻兼施以顾其虚实，是为本方的配伍特点。

【运用】

1．辨证要点

本方为治疗中气虚弱、寒热错杂、升降失常而致肠胃不和的常用方；又是体现调和寒热、辛开苦降治法的代表方。临床应用以心下痞满、呕吐下利、苔腻微黄为辨证要点。

2．加减变化

湿热蕴积中焦，呕甚而痞，中气不虚或舌苔厚腻者，可去人参、大枣、

甘草、干姜，加枳实、生姜以下气消痞止呕。

3. 现代运用

本方常用于急慢性胃肠炎、慢性结肠炎、早期肝硬化等属中气虚弱、寒热互结者。

4. 使用注意

本方主治虚实互见之证，心下痞满因气滞或食积所致者不宜使用。

【附方】

1. 生姜泻心汤（《伤寒论》）

生姜四两（12 g），切　甘草三两（9 g），炙　人参三两（9 g）　干姜一两（3 g）　黄芩三两（9 g）　半夏半升（9 g），洗　黄连一两（3 g）　大枣十二枚（4 枚）　上八味，以水一斗，煮取六升，去滓，再煎，取三升，温服一升，日三服。功用：和胃消痞，宣散水气。主治：水热互结痞证。症见心下痞硬，干噫食臭，腹中雷鸣下利者。

2. 黄连汤（《伤寒论》）

黄连　甘草炙　干姜　桂枝各三两（各 9 g）　人参二两（6 g）　半夏半升（9 g），洗　大枣擘，十二枚（4 枚）　上七味，以水一斗，煮取六升，去滓，温服二升，日三服，夜二服。功用：寒热并调，和胃降逆。主治：上热下寒证。症见胸脘痞闷，烦热，气逆欲呕，腹中痛或肠鸣泄泻，舌苔白滑，脉弦者。

生姜泻心汤即半夏泻心汤减干姜二两，加生姜四两而成。与半夏泻心汤相比，两方都有辛开苦降、和胃除痞之作用，都可用于痞证。所不同者，半夏泻心汤苦（寒）辛（温）并用，用治寒热互结之痞证；本方则重用生姜取其和胃降逆、宣散水气而消痞满，配合辛开苦降、补益脾胃之品，用治水热互结之痞证。

黄连汤即半夏泻心汤加黄连二两，并以黄芩易桂枝而成，本方证为上热下寒，上热则欲呕，下寒则腹痛，故用黄连清下热，干姜、桂枝温下寒，配合半夏和胃降逆，参、草、枣补虚缓急。全方温清并用，补泻兼施，使寒散热清，上下调和，升降复常，则腹痛呕吐自愈。

综上诸方，或一二味之差，或药量有异，虽辛开苦降、寒热并调之旨不变，而其主治却各有侧重。正如王旭高所说：“半夏泻心汤治寒热交结之痞，故苦辛平等；生姜泻心汤治水与热结之痞，故重用生姜以散水气。”至于黄连汤寒热并调、和胃降逆，则治上热下寒的腹痛欲呕之证。由此可见，方随法变，药因证异，遣药组方必先谨守病机，方能应手取效。

【文献摘要】

1. 原书主治

《伤寒论·辨太阳病脉证并治》：“但满而不痛者，此为痞，柴胡不中与之，宜半夏泻心汤。”

2. 方论选录

尤怡：“痞者，满而不实之谓。夫客邪内陷，既不可从汗泄，而满而不实，又不可从下夺，唯半夏、干姜之辛能散其结，黄连、黄芩之苦能泄其满。而其所以泄与散者，虽药之能，而实胃气之使也。用参、草、枣者，以下后中虚，故以之益气，而助其药之能也。”（《伤寒贯珠集》）

【医案选录】

《伤寒解惑论》：某女，年约六旬。1970 年春，失眠症复发，屡治不愈，日渐严重，竟至烦躁不食，昼夜不眠，每日只得服安眠药片才能勉强略睡一时。按其脉涩而不流利，舌苔黄厚黏腻，显系内蕴湿热。因问其胃脘满闷否？答曰：非常满闷。并云大便数日未行，腹部并无胀痛，我认为这就是“胃不和则卧不安”，要使安眠，先要和胃。处方：半夏泻心汤原方加枳实。傍晚服下，当晚就酣睡了一整夜，满闷烦躁都大见好转。接着又服了几剂，终至食欲恢复，大便畅行，一切基本正常。

附

大柴胡汤

《金匮要略》

【组方】柴胡半斤（15 g）　黄芩三两（9 g）　芍药三两（9 g）　半夏半升（9 g），洗　生姜五两（15 g），切　枳实四枚（9 g），炙　大枣十二枚（4 枚），擘　大黄二两（6 g）

【用法】上八味，以水一斗二升，煮取六升，去滓，再煮，温服一升，日三服（现代用法：水煎 2 次，去滓，再煎，分 2 次温服）。

【功用】和解少阳，内泻热结。

【主治】少阳阳明合病。症见往来寒热，胸胁苦满，呕不止，郁郁微烦，心下痞硬或心下满痛，大便不解或协热下利，舌苔黄，脉弦数有力。

【方解】本方系小柴胡汤去人参、甘草，加大黄、枳实、芍药而成，亦是小柴胡汤与小承气汤两方加减合成。小柴胡汤为治伤寒少阳病的主方，因兼阳明腑实，故去补益胃气之人参、甘草，加大黄、枳实、芍药以治疗阳明热结之证。因此，本方主治少阳阳明合病，仍以少阳为主。症见往来寒热、胸胁苦满，表明病变部位仍未离少阳；呕不止与郁郁微烦，则较小柴胡汤证之心烦喜呕更重，再与心下痞硬或满痛、便秘或下利、舌苔黄、脉弦数有力等合参，说明病邪已进入阳明，有化热成实的热结之象。在治法上，病在少阳，本当禁用下法，但在阳明腑实并见的情况下，就必须表里兼顾。方中重用柴胡为君药，配臣药黄芩和解清热，以除少阳之邪；轻用大黄配枳实以内泻阳明热结，行气消痞，亦为臣药。半夏和胃降逆，配伍大量生姜，以治呕逆不止；芍药柔肝缓急止痛，与大黄相配可治腹中实痛，与枳实相伍可以理气和血，以除心下满痛共为佐药。大枣与生姜相配，能和营卫而行津液，并调和脾胃，功兼佐使。总之，本方既不悖于少阳禁下的原则，又可和解少阳、内泻热结，使少阳与阳明合病得以双解，可谓一举两得。

【运用】

1. 辨证要点

本方为治疗少阳阳明合病的常用方。临床应用以往来寒热、胸胁苦满、心下满痛、呕吐、便秘、苔黄、脉弦数有力为辨证要点。

2. 加减变化

兼黄疸者，可加茵陈、栀子以清热利湿退黄；胁痛剧烈者，可加川楝子、延胡索以行气活血止痛；胆结石者，可加金钱草、海金沙、郁金、鸡内金以化石。

3. 现代运用

本方常用于急性胆囊炎、急性胰腺炎、胆石症、胃及十二指肠溃疡等属少阳阳明合病者。

【文献摘要】

1. 原书主治

《金匮要略·腹满寒疝宿食病脉证并治》：“按之心下满痛者，此为实也，当下之，宜大柴胡汤。”

2. 方论选录

吴谦等《医宗金鉴·删补名医方论》：“柴胡证在，又复有里，故立少阳两解法也。以小柴胡汤加枳实、芍药者，仍解其外以和其内也。去参、草者，以里不虚。少加大黄，以泻结热。倍生姜者，因呕不止也。斯方也，柴胡得生姜之倍，解半表之功捷；枳、芍得大黄之少，攻半里之效徐，虽云下之，亦下中之和剂也。”

达原饮

《温疫论》

【组成】槟榔二钱（6 g） 厚朴一钱（3 g） 草果仁五分（1.5 g） 知母一钱（3 g） 芍药一钱（3 g） 黄芩一钱（3 g） 甘草五分（1.5 g）

【用法】上用水二盅，煎八分，午后温服（现代用法：水煎服）。

【功用】开达膜原，辟秽化浊。

【主治】温疫或疟疾，邪伏膜原证。症见憎寒壮热，或一日三次，或一日一次，发无定时，胸闷呕恶，头痛烦躁，脉弦数，舌边深红，舌苔垢腻或苔白厚腻如积粉。

【方解】本方是为温疫秽浊毒邪伏于膜原而设。《重订通俗伤寒论》说：“膜者，横膈之膜；原者，空隙之处。外通肌腠，内近胃腑，即三焦之关键，为内外交界之地，实一身之半表半里也。”《温疫论》说：“疫者感天地之疠气……邪从口鼻而入，则其所客，内不在脏腑，外不在经络，舍于伏膂之内，去表不远，附近于胃，乃表里之分界，是为半表半里，即《针经》所谓‘横连膜原’者也。”温疫邪入膜原半表半里，邪正相争，故见憎寒壮热；温疫热毒内侵入里，导致恶心呕吐、头痛、烦躁、苔白厚如积粉等一派秽浊之候。此时邪不在表，忌用发汗；热中有湿，不能单纯清热；湿中有热，又忌片面燥湿，当以开达膜原、辟秽化浊为法。方用槟榔辛散湿邪，化痰破结，使邪速溃，为君药。厚朴芳香化浊，理气祛湿；草果辛香化浊，辟秽止呕，宣透伏邪，共为臣药。以上三药气味辛烈，可直达膜原，逐邪外出。凡温热疫毒之邪，最易化火伤阴，故用白芍、知母清热滋阴，并可防诸辛燥药之耗散阴津；黄芩苦寒，清热燥湿，共为佐药。配以甘草生用为使者，既能清热解毒，又可调和诸药。全方合用，共奏开达膜原、辟秽化浊、清热解毒之功，可使秽浊得化、热毒得清、阴津得复，则邪气溃散，速离膜原，故以“达原饮”名之。

【运用】

1. 辨证要点

本方为治疗温疫初起或疟疾、邪伏膜原的常用方。临床应用以憎寒壮热、舌红苔垢腻如积粉为辨证要点。

2. 加减变化

若兼胁痛、耳聋、寒热、呕而口苦，此邪热溢于少阳经，本方加柴胡以引经；若兼腰背项痛，此邪热溢于太阳经，本方加羌活以引经；若兼目痛、眉棱骨痛、眼眶痛、鼻干不眠，此邪热溢于阳明经，本方加干葛以引经。

3. 现代运用

本方常用于疟疾、流行性感冒、病毒性脑炎属温热疫毒伏于膜原者。

【附方】

1. 柴胡达原饮（《重订通俗伤寒论》）

柴胡钱半（5 g）　生枳壳钱半（5 g）　川朴钱半（5 g）　青皮钱半（5 g）　炙草七分（2 g）　黄芩钱半（5 g）　苦桔梗一钱（3 g）　草果六分（2 g）　槟榔二钱（6 g）　荷叶梗五寸（6 g）　水煎服。功用：宣湿化痰，透达膜原。主治：痰湿阻于膜原证。胸膈痞满，心烦懊憹，头眩口腻，咳痰不爽，间日发疟，舌苔厚如积粉，扪之糙涩，脉弦而滑。

2. 清脾饮（《济生方》）

青皮去白　厚朴姜汁炒　白术　草果仁　柴胡去芦　茯苓　黄芩　半夏汤泡七次　甘草炙，各等分　㕮咀，每服四钱，水一盏半，姜五片，煎至七分，去滓温服。功用：燥湿化痰，泄热清脾。主治：疟疾，热多寒少，口苦咽干，小便赤涩，脉来弦数。

达原饮、柴胡达原饮、清脾饮三方均能主治疟疾，组成中均有厚朴、草果、黄芩、甘草四味，均可燥湿清热。但达原饮重用槟榔辛散湿邪，且配知、芍清热滋阴，防诸辛燥之品耗伤阴津；柴胡达原饮则无知、芍之滋腻，而用柴胡、枳壳、桔梗、青皮、荷梗、槟榔，具有透邪外出、升降气机、通畅三焦之功；清脾饮则配柴胡、青皮、白术、茯苓、半夏，治疗痰湿阻于膜原（半表半里）而成疟者。

【文献摘要】

1．原书主治

《温疫论》："温疫初起，先憎寒而后发热，嗣后但热而不憎寒也。初得之二三日，其脉不浮不沉而数，昼夜发热，日晡益甚，头疼身痛。"

2．方论选录

吴又可《温疫论》："槟榔能消能磨，除伏邪，为疏利之药，又除岭南瘴气；厚朴破戾气所结；草果辛烈气雄，除伏邪盘踞，三味协力，直达其巢穴，使邪气溃败，速离膜原，是以为达原也。热伤津液，加知母以滋阴；热伤营气，加白芍以和血；黄芩清燥热之余；甘草为和中之用。以后四品，乃调和之剂，如渴与饮，非拔病之药也。"

小　结

和解剂按功用分为和解少阳、调和肝脾、调和肠胃三类。

1．和解少阳

小柴胡汤为和解少阳的代表方，主治伤寒少阳病而致往来寒热、胸胁苦满、默默不欲饮食、心烦喜呕等症。大柴胡汤和解少阳、内泻热结，主治少阳阳明合病，以往来寒热、胸胁苦满、呕不止、心下痞硬或满痛、便秘、苔黄、脉弦数有力为主证。蒿芩清胆汤清胆利湿、和胃化痰，主治湿热之邪郁阻少阳证，症见寒轻热重、寒热如疟、膈闷、吐酸苦水、苔腻微黄等。达原饮开达膜原、辟秽化浊，主治温疫或疟疾邪伏膜原之证，症见憎寒壮热、发无定时、胸闷呕恶、头痛烦躁、脉弦数、舌苔垢腻或舌质红、苔白厚如积粉等。

2．调和肝脾

四逆散有透邪解郁、疏肝理脾之功，主治阳气内郁而致手足不温，以肝脾不和所致的胁肋脘腹疼痛等症。逍遥散治证由肝郁血虚及脾弱所致，其功疏肝解郁、养血健脾，主治两胁作痛、头痛目眩、纳少神疲、月经不调等。

痛泻要方补脾柔肝，而以治脾为主，主治脾虚肝旺所致的痛泻。

3. 调和肠胃

半夏泻心汤寒热平调、消痞散结，主治中气虚弱、寒热错杂于中焦而致的痞、呕、利。

复习思考题

1. 小柴胡汤与蒿芩清胆汤均能和解少阳，两方在组成、功用、主治方面有何不同？

2. 逍遥散与痛泻要方均为调和肝脾之剂，其配伍特点有何不同？怎样区别应用？

3. 试分析半夏泻心汤主治证的病机及配伍意义。

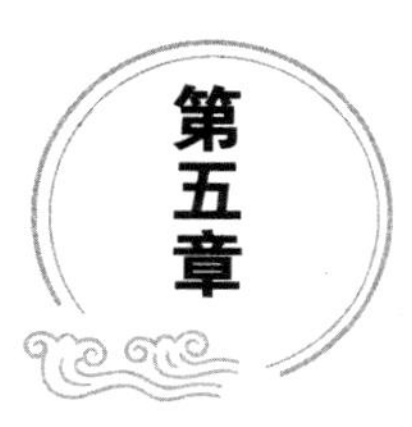

第五章 清热剂

凡以清热药为主组成，具有清热、泻火、凉血、解毒等作用，治疗里热证的方剂，统称清热剂。本类方剂是根据《素问·至真要大论》“温者清之”“热者寒之”的理论立法，属于“八法”中的“清法”。

温、热、火三者异名同性，温盛为热，热极为火，是有程度区别的。里热证的成因可由外感与内生两端。外感六淫、五志过极、脏腑偏胜，皆可化火；内伤久病，阴液耗损，虚热乃生。治疗里热证应在清法的指导下辨证使用清热剂。因里热有在气分、血分、脏腑等的区别，有实热、虚热之分，有轻重缓急之殊，因此本章方剂按治法相应分为清气分热、清营凉血、清热解毒、清脏腑热、清虚热等五类。

清热剂一般是在表证已解，热已入里或里热已盛尚未结实的情况下使用。若邪热在表，应当解表；里热已成腑实，则宜攻下：表邪未解，热已入里，又宜表里双解。

应用清热剂须注意以下事项。一是要辨别里热所在部位。若热在气而治血，则必将引邪深入；若热在血而治气，则无济于事。此即叶天士所谓“前后不循缓急之法，虑其动手便错”之理。二是辨别热证真假。三是辨别热证的虚实，要注意屡用清热泻火之剂而热仍不退者，即如王冰所说“寒之不寒，是无水也”。此时当改用甘寒滋阴壮水之法，使阴复则其热自退。四是权衡轻重，量证投药。热盛而药量太轻，无异于杯水车薪；热微而用量太重，势必热去寒生，则成“始为热中，继为寒中”；对于平素阳气不足、脾胃虚弱者，外感之邪虽已入里化热，亦应慎用，必要时配伍醒脾和胃之品，以免伤阳碍胃。五是对于热邪炽盛、服清热剂入口即吐者，可于清热剂中少佐温热药或采用凉药热服法，此即《素问·五常政大论》所谓“治热以寒，温而行之”的反佐法。

第一节　清气分热

清气分热剂，适用于热在气分证。症见身热不恶寒，甚则恶热，多汗，口渴饮冷，舌红苔黄，脉数有力等。此时当用清热生津法治之，常用辛甘大寒的石膏与苦寒质润的知母等为主组方。由于里热炽盛易伤津耗气，因此，应在清泄里热的同时，适当伍以养阴生津的药物，如天花粉、石斛、芦根等；亦可配入补气药，如人参等。代表方如白虎汤、竹叶石膏汤。

白虎汤

《伤寒论》

【组成】石膏一斤，碎（50 g）　知母六两（18 g）　甘草二两，炙（6 g）　粳米六合（9 g）

【用法】上四味，以水一斗，煮米熟汤成，去滓，温服一升，日三服（现代用法：水煎服）。

【功用】清热生津。

【主治】气分热盛证。症见壮热面赤，烦渴引饮，汗出恶热，脉洪大有力。

【方解】本方原为治阳明经证的主方，后世温病学家又以此为治气分热盛的代表方剂。凡伤寒化热内传阳明之经或温邪由卫及气，皆能出现本证。里热炽盛，故壮热不恶寒；胃热津伤，乃见烦渴引饮；里热蒸腾，逼津外泄，则汗出；脉洪大有力为热盛所致。气分热盛，但未致阳明腑实，故不宜攻下；热盛津伤，又不能苦寒直折，唯以清热生津法最宜。方中君药生石膏，辛甘大寒，入肺胃二经，辛可透邪出表，寒可清热，甘寒可生津，以除阳明气分之热。臣药知母，苦寒质润，一以助石膏清肺胃之热，一以滋阴润燥救已伤之阴津。石膏与知母相须为用，可增强清热生津之功。佐以粳米、炙甘草益胃生津，亦可防止大寒伤中。炙甘草兼以调和诸药为使。四药相配，共奏清热生津、止渴除烦之功，使其热清津复诸症自解。

【运用】

1．辨证要点

本方为治阳明气分热盛证的基础方。临床应用以身大热、口大渴、汗大出、脉洪大为辨证要点。

2．加减变化

若兼阳明腑实，见神昏谵语、大便秘结、小便赤涩者，加大黄、芒硝以泻热攻积；消渴病而见烦渴引饮，属胃热者，可加天花粉、芦根、麦门冬等以增强清热生津之力。

3．现代运用

本方常用于感染性疾病，如大叶性肺炎、流行性乙型脑炎、流行性出血热、牙龈炎及糖尿病、风湿性关节炎等属气分热盛者。

4．使用注意

表证未解的无汗发热、口不渴者；脉见浮细或沉者；血虚发热，脉洪不胜重按者；真寒假热的阴盛格阳证等均不可误用。

【附方】

1．白虎加人参汤（《伤寒论》）

知母六两（18 g）　石膏一斤，碎，绵裹（50 g）　甘草二两，炙（6 g）　粳米六合（9 g）　人参三两（10 g）　上五味，以水一斗，煮米熬汤成，去滓，温服一升，日三服。功用：清热，益气，生津。主治：气分热盛，气阴两伤证。汗、吐、下后，里热炽盛，而见四大症者；白虎汤证见有背微恶寒，饮不解渴或脉浮大而芤，以及暑热病见有身大热属气津两伤者。

2．白虎加桂枝汤（《金匮要略》）

知母六两（18 g）　甘草二两，炙（6 g）　石膏一斤（50 g）　粳米二合（6 g）　桂枝三两，去皮（5～9 g）　为粗末，每服五钱，水一盏半，煎至八分，去滓温服，汗出愈。功用：清热，通络，和营卫。主治：温疟。其脉如平，身无寒但热，骨节疼烦，时呕，以及风湿热痹见壮热，气粗烦躁，关节肿痛，口渴苔白，脉弦数。

以上二方均由白虎汤加味而成，都有清气分热的功用。其中白虎加人参汤是清热与益气生津并用的方剂，适用于气分热盛而又气阴两伤之证；白虎加桂枝汤是清中有透，兼以通经络的方剂，用治温疟或风湿热痹。

【文献摘要】

1. 原书主治

《伤寒论·辨太阳病脉证并治》："伤寒，脉浮滑，此表有热，里有寒，白虎汤主之。"《伤寒论·辨厥阴病脉证并治》："伤寒，脉滑而厥者，里有热，白虎汤主之。"

2. 方论选录

柯琴："石膏大寒，寒能胜热，味甘入脾，质刚而主降，备中土生金之体，色白通肺。质重而含脂，具金能生水之用，故以为君。知母气寒主降，苦以泄肺火，辛以润肺燥，内肥白而外皮毛，肺金之象，生水之源也，故以为臣。甘草皮赤中黄，能土中泻火，为中宫舟楫，寒药得之缓其寒，用此为佐，沉降之性，亦得留连于脾胃之间矣。粳米稼穑作甘，气味温和，禀容平之性，为后天养生之资，得此为佐，阴寒之物，则无伤损脾胃之虑也。煮汤入胃，输脾归肺，水精四布，大烦大渴可除矣。白虎主西方金也，用以名汤者，秋金得令，而暑清阳解。"（《伤寒来苏集·伤寒论注》）

【医案选录】

《岳美中医案集》：某男，54 岁。因患感冒发热而入院，曾屡进西药退热剂，旋退旋起，8 天后仍持续发热达 38.8℃，口渴，汗出，咽微痛，脉象浮大，舌苔薄黄。此为温热已入阳明，内外虽俱大热，但尚在气分，以白虎汤加味以治，处方：生石膏 60 g，知母 12 g，粳米 12 g，炙甘草 9 g，鲜茅根 30 g（后下），鲜芦根 30 g，连翘 12 g。水煎，米熟汤成，温服。下午及夜间连进 2 剂，热势下降，体温 38℃，次日原方续进 2 剂，热即下降到 37.4℃，后将石膏量减至 45 g，2 天后体温降至正常。

按：本例患者初起感冒发热，邪在卫分，用西药后未能控制热势，反使邪气内传，热入阳明，内外俱大热，邪热炽盛，故以大剂白虎汤加味，日进 2 剂以控制热势，症减后将石膏减量，2 剂而愈。亦即热重药量足，热减药量减，既可顿挫热邪，又不伤损正气。

竹叶石膏汤

《伤寒论》

【组成】竹叶二把（6 g）　石膏一斤（50 g）　半夏半升，洗（9 g）　麦门冬一升，去心（20 g）　人参二两（6 g）　甘草二两，炙（6 g）　粳米半升（10 g）

【用法】上七味，以水一斗，煮取六升，去滓，内粳米，煮米熟，汤成去米，温服一升，日三服（现代用法：水煎服）。

【功用】清热生津，益气和胃。

【主治】伤寒、温病、暑病余热未清，气津两伤证。症见身热多汗，心胸烦闷，气逆欲呕，口干喜饮或虚烦不寐，舌红苔少，脉虚数。

【方解】本方证乃热病后期，余热未清，气津两伤，胃气不和所致。热病后期，高热虽除，但余热留恋气分，故见身热有汗不解、脉数；余热内扰，故心胸烦闷；口干、舌红少苔是阴伤之兆；气短神疲、脉虚是气虚之征；胃失和降，乃致气逆欲呕。气分余热宜清，即叶天士所谓“炉火虽熄，灰中有火”，气津两伤宜补。治当清热生津，益气和胃。方中竹叶配石膏清透气分余热，除烦止渴为君。人参配麦冬补气养阴生津为臣。半夏降逆和胃以止呕逆为佐。甘草、粳米和脾养胃以为使。全方清热与益气养阴并用，祛邪扶正兼顾，清而不寒，补而不滞，为本方的配伍特点。本方实为一首清补两顾之剂，使热清烦除、气津得复，诸症自愈，正如《医宗金鉴》说：“以大寒之剂，易为清补之方。”

本方在《伤寒论》中治“伤寒解后，虚羸少气，气逆欲吐”证。在实际运用中，凡热病过程中见气津已伤、身热有汗不退、胃失和降等均可使用。对于暑温病发热气津已伤者，尤为适合。

【运用】

1．辨证要点

本方为治疗热病后期，余热未清，气阴耗伤的常用方。临床应用以身热多汗、烦渴喜饮、气逆欲呕、舌红少津、脉虚数为辨证要点。

2．加减变化

若胃阴不足，胃火上逆，口舌糜烂，舌红而干，可加石斛、天花粉等以清热养阴生津；胃火炽盛，消谷善饥，舌红脉数者，可加知母、天花粉以增强清热生津之效；气分热犹盛，可加知母、黄连，增强清热之力。

3. 现代运用

本方常用于夏季热、中暑等属余热未清，气津两伤者。

4. 使用注意

本方清凉质润，如内有痰湿或阳虚发热，均应忌用。

【文献摘要】

1. 原书主治

《伤寒论·辨阴阳易差后劳复病脉证并治》："伤寒解后，虚羸少气，气逆欲吐，竹叶石膏汤主之。"

2. 方论选录

汪昂《医方集解·泻火之剂》："此手太阴、足阳明药也。竹叶、石膏辛寒以散余热；人参、甘草、麦冬、粳米之甘平以益肺安胃，补虚生津；半夏之辛温以豁痰止呕，故去热而不损其真，导逆而能益其气也。"

【医案选录】

《经方应用》：某女，56岁，农民。患糖尿病多年，近来自觉神疲乏力，口渴引饮，溲多，诊得脉细数，舌红少津，身形消瘦。凭症参脉，系胃热内盛，气津俱损，宜清胃热，益气阴，方用竹叶石膏汤加味，竹叶12 g，生石膏30 g，麦冬12 g，法半夏6 g，甘草3 g，北沙参12 g，天花粉12 g，怀山药18 g，粳米一撮。3剂后，口渴显著减轻，续服原方3剂，后未再复诊。

第二节　清营凉血

清营凉血剂，适用于邪热传营或热入血分诸证。邪热传营见有身热夜甚，心烦不寐，时有谵语，斑疹隐隐，舌绛而干，脉数等；热入血分则见出血，发斑，昏狂，谵语，舌绛起刺，脉数等。其组方常用犀角、生地等清营凉血药物为主。其中由于入营邪热由气分传来，故应采用"清营透热"之法，于清营的药物中适当配入具有轻宣透达作用的金银花、连翘、竹叶等使得营分邪热透出气分而解。热入血分每多迫血妄行而致出血、发斑，而且络伤血溢每易留瘀，热与血结亦可成瘀，故当采用"凉血散血"之法，于凉血解毒药中配入具有活血作用的丹皮、赤芍、丹参等以促其瘀血消散，并使止血而不留瘀。代表方如清营汤、犀角地黄汤。

清营汤

《温病条辨》

【组成】犀角（水牛角代）三钱（30 g） 生地黄五钱（15 g） 元参三钱（9 g） 竹叶心一钱（3 g） 麦冬三钱（9 g） 丹参二钱（6 g） 黄连一钱五分（5 g） 银花三钱（9 g） 连翘二钱，连心用（6 g）

【用法】上药，水八杯，煮取三杯，日三服（现代用法：作汤剂，水牛角镑片先煎，后下余药）。

【功用】清营解毒，透热养阴。

【主治】热入营分证。症见身热夜甚，神烦少寐，时有谵语，目常喜开或喜闭，口渴或不渴，斑疹隐隐，脉细数，舌绛而干。

【方解】本方证乃邪热内传营分，耗伤营阴所致。邪热传营，伏于阴分，入夜阳气内归营阴，与热相合，故身热夜甚；营气通于心，热扰心营，故神烦少寐、时有谵语；邪热深入营分，则蒸腾营阴，使营中津液上潮于口，故本应口渴而反不渴；若邪热初入营分，气分热邪未尽，灼伤肺胃阴津，则必见身热口渴、苔黄燥；目喜开、闭不一，是为火热欲从外泄，阴阳不相既济所致；斑疹隐隐，乃热伤血络，血不循经，有溢出脉外之征；舌绛而干，脉数，亦为热伤营阴之象。遵《素问·至真要大论》“热淫于内，治以咸寒，佐以甘苦”之旨，治宜咸寒清营解毒为主，辅以透热养阴。故方用犀角清解营分之热毒，为君药。热伤营阴，又以生地黄凉血滋阴、麦冬清热养阴生津、玄参滋阴降火解毒，三药共用，既可甘寒养阴保津，又可助君药清营凉血解毒，共为臣药。君臣相配，咸寒与甘寒并用，清营热而滋营阴，祛邪扶正兼顾。温邪初入营分，故用金银花、连翘、竹叶清热解毒，轻清透泄，使营分热邪有外达之机，促其透出气分而解，此即“入营犹可透热转气”之具体应用；黄连苦寒，清心解毒；丹参凉血活血，可防热与血结。上述五味均为佐药。本方的配伍特点是以清营解毒为主，配以养阴生津和“透热转气”，使入营之邪透出气分而解，诸症自愈。

【运用】

1．辨证要点

本方为治疗热邪初入营分证的常用方。临床应用以身热夜甚、神烦少寐、斑疹隐隐、舌绛而干、脉数为辨证要点。

2．加减变化

热陷心包而窍闭神昏者，可与安宫牛黄丸或至宝丹合用以清心开窍；营热动风而见痉厥抽搐者，可配用紫雪或酌加羚羊角、钩藤、地龙以息风止痉；若兼热痰，可加竹沥、天竺黄、川贝母之属，清热涤痰；营热多系由气分传入，如气分热邪犹盛，可重用金银花、连翘、黄连或更加石膏、知母及大青叶、板蓝根、贯众之属，增强清热解毒之力。

3．现代运用

本方常用于乙型脑炎、流行性脑脊髓膜炎、败血症、肠伤寒或其他热性病证属热入营分者。

4．使用注意

使用本方应注意舌诊，原著说："舌白滑者，不可与也。"并在该条自注中说："舌白滑，不惟热重，湿亦重矣，湿重忌柔润药。"（本方有生地、玄参、麦冬等甘寒之品），以防滋腻而助湿留邪。

【文献摘要】

1．原书主治

《温病条辨》："脉虚夜寐不安，烦渴舌赤，时有谵语，目常开不闭或喜闭不开，暑入手厥阴也。手厥阴暑温，清营汤主之。"

2．方论选录

张秉成《成方便读》："方中犀角、黄连，皆入心而清火。犀角有清灵之性，能解夫疫毒；黄连具苦降之质，可燥乎湿邪，二味为治温之正药。热犯心包，营阴受灼，故以生地、玄参滋肾水，麦冬养肺金，而以丹参领之入心，皆得遂其增液救焚之助。连翘、银花、竹叶心三味，皆能内彻于心，外通于表，辛凉清解，自可神安热退，邪自不留耳。"

【医案选录】

《浙江中医杂志》：某男，62 岁，因持续发热 7 日来院急诊，证见发热鼻塞，体温 39℃以上，全身肢体酸痛。检查：X 线胸透示右下肺纹理增粗；血检：白细胞 7 600/mm^3，中性 85%。肝功能：SGPT 68 单位，总蛋白 7.3 g，白蛋白 3.3 g，球蛋白 4.0 g，血沉 101 mm/h。西医诊断为发热待查，结缔组织病。先予抗生素治疗 3 日，但效果不显，故邀中医会诊。诊见：壮热神昧，入暮尤甚，唇干齿燥，口渴不饮，下肢皮肤散在性红疹，尿黄赤不畅，便秘，舌红绛无苔，脉弦细数。证属热毒炽盛，热烁营血，拟清热透邪，凉血透疹，投清营汤加减：水牛角、生地、板蓝根各 30 g，丹皮、杏仁、连翘各 10 g，金银花、制大黄各 15 g，甘草 5 g。2 日后高热渐退，下肢红疹趋淡，大便亦行，舌红、苔薄，脉弦略数。原方去制大黄加鸡内金 10 g。3 剂后，热除，红疹已退，再予前方 5 剂，症状消失。后经随访，患者已照常工作。

按：本案热邪已在营分，故见身热嗜睡，入夜热重，风热内窜营血而见红疹隐隐。方中重用水牛角，以清解营血热毒，并配合丹皮增强凉血止血之功；热盛伤阴故配生地黄甘寒养阴；在大剂量清营解毒的基础上加清气分的金银花、连翘、板蓝根使邪从营转气分而解；肺与大肠相表里，故用杏仁配制大黄，宣肺化痰，通腑泻火。诸药配合，而奏清营解毒、透热养阴之效。

犀角地黄汤（芍药地黄汤）

《小品方》，录自《外台秘要》

【组成】犀角（水牛角代）一两（30 g）　生地黄半斤（24 g）　芍药三分（12 g）　牡丹皮一两（9 g）

【用法】上药四味，㕮咀，以水九升，煮取三升，分三服（现代用法：作汤剂，水煎服，水牛角镑片先煎，余药后下）。

【功用】清热解毒，凉血散瘀。

【主治】热入血分证。热扰心神症见身热谵语，舌绛起刺，脉细数。热伤血络症见斑色紫黑、吐血、衄血、便血、尿血等，舌红绛，脉数。蓄血瘀热症见喜忘如狂、漱水不欲咽、大便色黑易解等。

【方解】本方治证由热毒炽盛于血分所致。心主血，又主神明，热入血分，一则热扰心神，致躁扰昏狂；二则热邪迫血妄行，致使血不循经，溢出脉外而发生吐血、衄血、便血、尿血等各部位之出血，离经之血留阻体内又可出现发斑、蓄血；三则血分热毒耗伤血中津液，血因津少而浓稠，运行涩滞，渐聚成瘀，故舌紫绛而干。此际不清其热则血不宁，不散其血则瘀不去，不滋其阴则火不熄，正如叶天士所谓“入血就恐耗血动血，直须凉血散血”。治当以清热解毒、凉血散瘀为法。方用犀角为君，凉血清心而解热毒，使火平热降，毒解血宁。臣以甘苦寒之生地，凉血滋阴生津，一以助犀角清热凉血，又能止血；一以复已失之阴血。用苦微寒之赤芍与辛苦微寒之丹皮共为佐药，清热凉血，活血散瘀，可收化斑之功。四药相配，共成清热解毒、凉血散瘀之剂。本方配伍特点是凉血与活血散瘀并用，使热清血宁而无耗血动血之虑，凉血止血又无冰伏留瘀之弊。

本方与清营汤均以犀角、生地为主，以治热入营血证。但清营汤是在清热凉血中伍以金银花、连翘等轻清宣透之品，寓有“透热转气”之意，适用于邪初入营分尚未动血之证；本方配伍赤芍、丹皮泄热散瘀，寓有“凉血散血”之意，用治热入血分而见耗血、动血之证。

【运用】

1．辨证要点

本方是治疗温热病热入血分证的常用方。临床应用以各种失血、斑色紫黑、神昏谵语、身热舌绛为辨证要点。

2．加减变化

若见蓄血、喜忘如狂者，系热燔血分，邪热与瘀血互结，可加大黄、黄芩，以清热逐瘀与凉血散瘀同用；郁怒而夹肝火者，加黄芩、柴胡、栀子以清泻肝火；用治热迫血溢之出血证，可酌加白茅根、侧柏炭、小蓟等，以增强凉血止血之功。

3．现代运用

本方常用于重症肝炎、弥漫性血管内凝血、尿毒症、过敏性紫癜、急性白血病、败血症等属血分热盛者。

4．使用注意

本方寒凉清滋，阳虚失血、脾胃虚弱者忌用。

【文献摘要】

1．原书主治

《外台秘要》卷2录《小品方》：“伤寒及温病应发汗而不汗之，内蓄血者，及鼻衄，吐血不尽，内余瘀血，面黄，大便黑，消瘀血方。”

2. 方论选录

吴谦等《医宗金鉴·删补名医方论》：“吐血之因有三：曰劳伤，曰努伤，曰热伤。劳伤以理损为主；努损以去瘀为主；热伤以清热为主。热伤阳络则吐衄；热伤阴络则下血，是汤治热伤也。故用犀角清心去火之本，生地凉血以生新血，白芍敛血止血妄行，丹皮破血以逐其瘀。此方虽曰清火，而实滋阴；虽曰止血，而实去瘀。瘀去新生，阴滋火熄，可为探本穷源之法也。”

第三节　清热解毒

清热解毒剂，适用于温疫、温毒、火毒及疮疡疔毒等证。由于热毒有轻重之异，其部位有上下内外之别，兼夹证亦有不同，故组成该类方剂应根据具体病情而定。临床常以黄芩、黄连、连翘、金银花、蒲公英、大青叶等清热解毒泻火药为主组方。若疫毒壅于上焦，攻冲头面，可在清热解毒药中配伍辛凉疏散之品，如薄荷、牛蒡子、僵蚕等；热毒壅聚上中二焦，兼见便秘溲赤者，可配大黄、芒硝等以导热下行；若热毒炽盛，充斥三焦，可以“三黄”、栀子之属，苦寒直折；热在气分配伍石膏、知母之属以清热泻火；若热毒深重，侵犯血分，可酌配赤芍、丹皮、生地之属以凉血解毒；疮疡肿毒初起，热毒壅聚，气滞血瘀，当配伍理气活血、散结疏邪药以促其消散。代表方如黄连解毒汤、凉膈散、普济消毒饮、仙方活命饮。

黄连解毒汤

方出《肘后备急方》，名见《外台秘要》引崔氏方

【组成】黄连三两（9 g）　黄芩　黄柏各二两（各6 g）　栀子十四枚，擘（9 g）

【用法】上四味切，以水六升，煮取二升，分二服（现代用法：水煎服）。

【功用】泻火解毒。

【主治】三焦火毒证。症见大热烦躁，口燥咽干，错语不眠；热病吐血、衄血；热甚发斑或身热下利，湿热黄疸；外科痈疡疔毒，小便黄赤，舌红苔

黄，脉数有力。

【方解】本方证乃实热火毒充斥三焦所致。火毒炽盛，内外皆热，上扰神明，故烦热错语；血为热迫，随火上逆，则为吐衄；热伤络脉，血溢肌肤，则为发斑；热盛则津伤，故口燥咽干；热壅肌肉，则为痈肿疔毒；舌红苔黄，脉数有力，皆为火毒炽盛之证。综上诸症，皆为实热火毒为患，治宜泻火解毒，苦寒直折。方中以大苦大寒之黄连清泻心火为君，兼泻中焦之火。臣以黄芩清上焦之火。佐以黄柏泻下焦之火；栀子清泻三焦之火，导热下行，引邪热从小便而出。四药合用，三焦之火邪去而热毒解，诸症可愈。

【运用】

1. 辨证要点

本方为苦寒直折、清热解毒的基础方。临床应用以大热烦躁、口燥咽干、舌红苔黄、脉数有力为辨证要点。

2. 加减变化

便秘者，加大黄、芒硝以泻下焦实热；吐血、衄血、发斑者，酌加玄参、生地、赤芍、丹皮以清热凉血；发黄者，加茵陈、大黄以清热祛湿退黄；疔疮肿毒者，加蒲公英、连翘增强清热解毒之力。

3. 现代运用

本方常用于败血症、脓毒血症、痢疾、肺炎、泌尿系统感染、流行性脑脊髓膜炎、乙型脑炎及感染性炎症等属热毒为患者。

4. 使用注意

本方为大苦大寒之剂，久服或过量易伤脾胃，非火盛者不宜使用。

【文献摘要】

1. 原书主治

《肘后备急方》："烦呕不得眠。"

2. 方论选录

吴昆《医方考》："阳毒上窍出血者，此方主之。治病必求其本，阳毒上窍出血，则热为本，血为标，能去其热则血不必治而归经矣。故用连、芩、栀、柏苦寒解热之物以主之。然惟阳毒实火，用之为宜。若阴虚之火则降多亡阴，苦从火化而出血益甚，是方在所禁矣。"

【医案选录】

《生生堂经验》：间街五条比大坂屋德兵卫之妻，年二十有六。月事不常，朝食辄吐之暮，暮食则吐之朝，每吐上气烦热，头痛，眩晕，时医或以为翻胃治之，曾无寸效，其面色焰焰，而脉沉实，心下至少腹拘挛，而所按尽痛。先生曰，有一方可以治矣，乃与黄连解毒汤三帖，前症颇愈，后数日，卒然腹痛，泻下如块，月事寻顺也，三旬复旧。

凉膈散

《太平惠民和剂局方》

【组成】川大黄　朴硝　甘草炙，各二十两（各600 g）　山栀子仁　薄荷去梗　黄芩各十两（各300 g）　连翘二斤半（1 250 g）

【用法】上药为粗末，每服二钱（6 g），水一盏，入竹叶七片，蜜少许，煎至七分，去滓，食后温服。小儿可服半钱，更随岁数加减服之。得利下，住服（现代用法：上药共为粗末，每服6 ~ 12 g，加竹叶3 g，蜜少许，水煎服。亦可作汤剂煎服）。

【功用】泻火通便，清上泄下。

【主治】上中二焦火热证。烦躁口渴，面赤唇焦，胸膈烦热，口舌生疮，睡卧不宁，谵语狂妄，便秘溲赤或大便不畅，舌红苔黄，脉滑数。

【方解】本方证由脏腑积热，聚于胸膈所致，故以上、中二焦见证为主。热伤津液，则口渴、咽燥、唇焦；火性上炎，而见面红目赤、口舌生疮；火热内扰心神，则见睡卧不宁，甚则谵语狂妄；燥热内结，故有便秘溲赤；舌红苔黄、脉滑数均为里热炽盛之象。上焦无形火热炽盛，中焦燥热内结，唯有清泻兼施方能切中病情，故治宜清热泻火通便为法。方中连翘长于清热解毒，透散上焦之热，又为疮家圣药，故重用以为君。配黄芩以清胸膈郁热；山栀通泻三焦，引火下行；大黄、芒硝泻火通便，以荡涤中焦燥热内结，共为臣药。薄荷清头目，利咽喉；竹叶清热除烦，均为佐药。使以甘草、白蜜，既能缓和硝、黄峻泻之力，又能生津润燥，调和诸药。全方配伍，共奏泻火通便、清上泄下之功。

本方虽有通腑之功，但治疗目标在于胸膈烦热，而不在于热结便秘。因此，对于上、中二焦邪郁生热而无便秘者亦可使用。泻下是为清泄胸膈郁热而设，所谓“以泻代清”，其意在此。

【运用】

1. 辨证要点

本方为治疗上、中二焦火热炽盛的常用方。临床应用以胸膈烦热、面赤唇焦、烦躁口渴、舌红苔黄、脉数为辨证要点。

2. 加减变化

若热毒壅阻上焦，而见壮热、口渴、烦躁、咽喉红肿、大便不燥者，可去朴硝，加石膏、桔梗以增强清热凉膈之功。

3. 现代运用

本方常用于咽炎、急性扁桃体炎、胆道感染、急性黄疸型肝炎等属上、中二焦火热者。

【文献摘要】

1. 原书主治

《太平惠民和剂局方》：“治大人小儿腑脏积热，烦躁多渴，面热头昏，唇焦咽燥，舌肿喉闭，目赤鼻衄，颔颊结硬，口舌生疮，痰实不利，涕唾稠黏，睡卧不宁，谵语狂妄，肠胃燥涩，便溺秘结，一切风壅，并宜服之。”

2. 方论选录

张璐：“硝、黄得枳、朴之重著，则下热承之而顺下；得芩、栀、翘、薄之轻扬，则上热抑之而下清。此承气、凉膈之所攸分也。用甘草者，即调胃承气之义也。《局方》专主温热时行，故用竹叶。”（《张氏医通》）

普济消毒饮

《东垣试效方》

【组成】黄芩酒炒　黄连酒炒，各五钱（各 15 g）　陈皮去白　甘草生用　玄参　柴胡　桔梗各二钱（各 6 g）　连翘　板蓝根　马勃　牛蒡子　薄荷各一钱（各 3 g）　僵蚕　升麻各七分（各 2 g）

【用法】上药为末，汤调，时时服之或蜜拌为丸，噙化（现代用法：水煎服）。

【功用】清热解毒，疏风散邪。

【主治】大头瘟。症见恶寒发热，头面红肿焮痛，目不能开，咽喉不利，舌燥口渴，舌红苔白兼黄，脉浮数有力。

【方解】本方主治大头瘟（原书称大头天行），乃为感染风热时毒之邪，壅于上焦，攻冲头面所致。气血壅滞头面，乃致头面红肿热痛，甚则目不能开；温毒壅滞咽喉，则咽喉红肿而痛；里热炽盛，津液被灼，则口渴；风热时毒侵袭肌表，卫阳被郁，正邪相争，故恶寒发热；舌苔黄燥、脉数有力均为里热炽盛之象。疫毒宜清解，风热宜疏散，病位在上宜因势利导。本证多发生于冬春两季，特点为热毒重、来势猛、具有传染性，以小儿发病为多。方中重用酒连、酒芩清热泻火，祛上焦头面热毒为君。以牛蒡子、连翘、薄荷、僵蚕辛凉疏散头面风热为臣。玄参、马勃、板蓝根有加强清热解毒效力之功；配甘草、桔梗以清利咽喉；陈皮理气疏壅，以散邪热郁结，共为佐药。升麻、柴胡疏散风热，并引诸药上达头面，且寓“火郁发之”之意，功兼佐使之用。诸药配伍，共收清热解毒、疏散风热之功。

【运用】

1. 辨证要点

本方为治疗大头瘟的常用方剂。临床应用以头面红肿焮痛、恶寒发热、舌红苔白兼黄、脉浮数为辨证要点。

2. 加减变化

大便秘结者，可加酒大黄、芒硝以泻热通便；腮腺炎并发睾丸炎者，可加川楝子、龙胆草以泻肝经湿热。

3. 现代运用

本方常用于丹毒、腮腺炎、急性扁桃体炎、淋巴结炎伴淋巴管回流障碍等属风热邪毒为患者。

【文献摘要】

1. 原书主治

《东垣试效方》：“治大头天行，初觉憎寒体重，次传头面肿盛，目不能开，上喘，咽喉不利，口渴舌燥。”

2. 方论选录

罗天益：“泰和二年，先师以进纳监济源税，时四月，民多疫疠，初觉憎寒体重，次传头面肿盛，目不能开，上喘，咽喉不利，舌干口燥。俗云大头天行，亲戚不相访问，如染之，多不救。张县丞侄亦得此病，至五六日，医以承气加蓝根下之，稍缓。翌日其病如故，下之又缓，终莫能愈，渐至危笃。或曰，李明之存心于医，可请治之。遂命诊视，具说其由。先师曰：夫身半以上，天之气也；身半以下，地之气也。此邪热客于心肺之间，上攻头面而为肿盛，以承气下之，泻胃中之实热，是诛罚无过，殊不知适其所至为故。遂处方，用黄芩、黄连，苦寒，泻心肺间热，以为君；橘红苦平，玄参苦寒，生甘草甘寒，泻火补气，以为臣；连翘、鼠黏子、薄荷叶，苦辛平，板蓝根味苦寒，马勃、白僵蚕味苦平，散肿消毒定喘，以为佐；升麻、柴胡苦平，行少阳、阳明二经不得伸，桔梗味辛温，为舟楫，不令下行。共为细末，半用汤调，时时服之。半用蜜为丸，噙化之，服尽良愈。因叹曰：往昔不可追，来者犹可及，凡他所有病者，皆书方以贴之，全活甚众。时人皆曰，此方天人所制，遂刊于石，以传永久。”

第四节 清脏腑热

清脏腑热剂，适用于邪热偏盛于某一脏腑所产生的火热证。本类方剂多按所治脏腑火热证候之不同，分别使用相应的清热药物。如心经热盛，用黄连、栀子、木通、莲子心等以泻火清心；肝胆实火，用龙胆草、夏枯草、青黛等以泻火清肝；肺中有热，用黄芩、桑白皮、石膏、知母等以清肺泻热；热在脾胃，用石膏、黄连等以清胃泻热；热在大肠，用白头翁、黄连、黄柏等以清肠解毒。此外，尚需针对病证的兼夹配伍适当药物。如热盛伤阴，配生地、阿胶、麦冬、石斛等以养阴生津；壮火食气者，当配人参、黄芪、山药等以补气扶正；兼夹湿热，配泽泻、车前子、木通等以清利湿热；如兼气滞血瘀，配当归、槟榔等以行气和血；如火热内郁，根据“火郁发之”之理，配防风等以发散郁火；如恐寒凉伤阳，可配少许吴茱萸、肉桂等以为佐制。代表方如导赤散、龙胆泻肝汤、泻白散、清胃散、芍药汤、白头翁汤。

导赤散

《小儿药证直诀》

【组成】生地黄　木通　生甘草梢各等分（各6 g）

【用法】上药为末，每服三钱（9 g），水一盏，入竹叶同煎至五分，食后温服（现代用法：水煎服，用量按原方比例酌情增减）。

【功用】清心利水养阴。

【主治】心经火热证。症见心胸烦热，口渴面赤，口舌生疮；亦治心热移于小肠，症见小便赤涩刺痛，舌红，脉数。

【方解】本方证乃心经热盛或移于小肠所致。心火循经上炎，而见心胸烦热、面赤、口舌生疮；火热内灼，阴液被耗，故见口渴、意欲饮冷；心与小肠相表里，心热下移小肠，乃见小便赤涩刺痛；舌红、脉数，均为内热之象。心火上炎而又阴液不足，故治法不宜苦寒直折，而宜清心与养阴兼顾，利水以导热下行，使蕴热从小便而泄。方中生地甘寒而润，入心肾经，凉血滋阴以制心火；木通苦寒，入心与小肠经，上清心经之火，下导小肠之热，两药相配，滋阴制火而不恋邪，利水通淋而不伤阴，共为君药。竹叶甘淡，清心除烦，导心火下行，为臣药。生甘草梢清热解毒，尚可直达茎中而止痛，并能调和诸药，还可防木通、生地之寒凉伤胃，为方中佐使。四药合用，共收清热利水养阴之效。

本方证病机，钱氏只言及“心热”或“心气热”，未言及心热的虚实属性。他在《小儿药证直诀·脉证治法》中虽提到“心气实”一证，但用方泻心汤仅提到黄连一味，与本方用生地配伍木通不同，说明本方证不应是实火。另一方面，他在该书卷三之“目内证”中云：“赤者，心热，导赤散主之；淡红者，心虚热，生犀散主之。”说明本方证亦不是虚热。而本方用生地配伍木通，甘寒与苦寒相合，滋阴利水为主，滋阴而不恋邪，利水而不伤阴，泻火而不伐胃，这与小儿稚阴稚阳、易寒易热、易虚易实、疾病变化迅速的特点和治实宜防其虚、治虚宜防实的治则要求亦十分吻合。由此观之，《医宗金鉴》以“水虚火不实”五字括之，较为贴切。意在治实而防其虚，治虚而防其实。即清心利水而不伤阴，滋阴生津而无助湿敛邪之弊，对于火象不甚，阴无大伤者，有较好疗效。

【运用】

1. 辨证要点

本方为治心经火热证的常用方，又是体现清热利水养阴治法的基础方。

临床应用以心胸烦热、口渴、口舌生疮或小便赤涩、舌红脉数为辨证要点。

2. 加减变化

若心火较盛，可加黄连以清心泻火；心热移于小肠，小便不通，可加车前子、泽泻以增强清热利水之功；阴虚较甚，加麦冬增强清心养阴之力；小便淋涩明显者，加篇蓄、瞿麦、滑石之属，增强利尿通淋之效；出现血淋者，可加白茅根、小蓟凉血止血。

3. 现代运用

本方常用于口腔炎、鹅口疮、小儿夜啼等属心经有热者；急性泌尿系感染属下焦湿热者，亦可加减治之。

4. 使用注意

方中木通苦寒，生地阴柔寒凉，故脾胃虚弱者慎用。

【文献摘要】

1. 原书主治

《小儿药证直诀》："治小儿心热。视其睡，口中气温或合面睡，及上窜咬牙，皆心热也。心气热则心胸亦热，欲言不能而有就冷之意，故合面睡。"

2. 方论选录

吴谦等《医宗金鉴·删补名医方论》："导赤者，导心经之热从小肠而出，以心与小肠为表里也。然所见口糜舌疮、小便黄赤、茎中作痛、热淋不利等证，皆心移热于小肠之证。故不用黄连直泻其心，而用生地滋肾凉心，木通通利小肠，佐以甘草梢，取易泻最下之热，茎中之痛可除，心经之热可导也。此则水虚火不实者宜之，以利水而不伤阴，泻火而不伐胃也。若心经实热，须加黄连、竹叶，甚者更加大黄，亦釜底抽薪之法也。"

龙胆泻肝汤

《医方集解》

【组成】龙胆草酒炒（6 g） 黄芩炒（9 g） 栀子酒炒（9 g） 泽泻（12 g） 木通（6 g） 当归酒炒（3 g） 生地黄酒炒（9 g） 柴胡（6 g） 生甘草（6 g） 车前子（9 g）（原书无用量）

【用法】水煎服，亦可制成丸剂，每服 6 ~ 9 g，日 2 次，温开水送下。

【功用】清泻肝胆实火，清利肝经湿热。

【主治】

1. 肝胆实火上炎证

症见头痛目赤，胁痛，口苦，耳聋，耳肿，舌红苔黄，脉弦数有力。

2. 肝经湿热下注证

症见阴肿，阴痒，阴汗，小便淋浊或妇女带下黄臭等，舌红苔黄腻，脉弦数有力。

【方解】本方证由肝胆实火上炎或肝胆湿热循经下注所致。足厥阴肝经起于足大趾丛毛之际，上循足跗上廉，去内踝一寸……循股阴，入毛中，过阴器，抵小腹，夹胃属肝络胆，上贯膈，布胁肋，循喉咙之后，上入颃颡，连目系，上出额与督脉会于巅，环唇内……别贯膈，上注肺。肝胆之火循经上炎则头部、耳目作痛或听力失聪，旁及两胁则胁痛且口苦；湿热循经下注则为阴痒、阴肿、阴汗；舌红苔黄腻、脉弦数有力皆为火盛及湿热之象。治宜清泻肝胆实火，清利肝经湿热。方中龙胆草大苦大寒，为“凉肝猛将”，既能泻肝胆实火，又能利肝经湿热，泻火除湿，两擅其功，切中病机，故为君药。黄芩、栀子苦寒泻火、燥湿清热，加强君药泻火除湿之力，用以为臣。湿热的主要出路是利导下行，从膀胱渗泄，故又用渗湿泄热之泽泻、木通、车前子，导湿热从水道而去；肝乃藏血之脏，若为实火所伤，阴血亦随之消耗；且方中诸药以苦燥渗利伤阴之品居多，故用当归、生地养血滋阴，使邪去而阴血不伤，以上皆为佐药。肝性喜疏泄条达而恶抑郁，火邪内郁，肝胆之气不舒，骤用大剂苦寒降泄之品，既恐肝胆之气被抑，又虑折伤肝胆生发之机，故又用柴胡疏畅肝胆之气，并能引诸药归于肝胆之经；疏肝与养血要相配伍，最合肝之体阴而用阳之性。甘草调和诸药，护胃安中。二药并兼佐使之用。本方的配伍特点是泻中有补，利中有滋，降中寓升，祛邪而不伤正，泻火而不伐胃，使火降热清，湿浊得利，循经所发诸症皆可相应而愈。

【运用】

1. 辨证要点

本方为治肝胆实火上炎、湿热下注的常用方。临床应用以口苦溺赤、舌红苔黄、脉弦数有力为辨证要点。发病部位都位于肝经循行部位也是一个重要的辨证要点。

2. 加减变化

若肝胆实火较盛，可去木通、车前子，加黄连以助泻火之力；湿盛热轻者，可去黄芩、生地，加滑石、薏苡仁以增强利湿之功；玉茎生疮或便毒悬痈，以及阴囊肿痛、红热甚者，可去柴胡，加连翘、黄连、大黄以泻火解毒。

3. 现代运用

本方常用于治疗顽固性偏头痛、头部湿疹、高血压、急性结膜炎、虹膜睫状体炎、外耳道疖肿、急性黄疸型肝炎、急性胆囊炎，以及泌尿生殖系炎症、急性肾盂肾炎、急性膀胱炎、睾丸炎、带状疱疹等病属肝经实火、湿热者。

4. 使用注意

方中药多苦寒，易伤脾胃，故对脾胃虚寒和阴虚阳亢之证，皆非所宜。

【文献摘要】

1. 原书主治

《医方集解·泻火之剂》："治肝经实火，湿热，胁痛，耳聋，胆溢口苦，筋痿，阴汗，阴肿阴痛，白浊溲血。"

2. 方论选录

汪昂："此足厥阴、少阳药也。龙胆泻厥阴之热，柴胡平少阳之热，黄芩、栀子清肺与三焦之热以佐之；泽泻泻肾经之湿，木通、车前泻小肠、膀胱之湿以佐之。然皆苦寒下泻之药，故用归、地以养血而补肝；用甘草以缓中而不使伤胃，为臣、使也。"（《医方集解·泻火之剂》）

【医案选录】

《得心集医案》：胡墉生，初起寒热交作，次日右胯腿缝肿胀，状如腰子，痛闷难忍，有疑痈毒，延外科治。疡医云外须用药烂开，内服解毒之剂。墉生母子惶惑，不敢用伊敷药，惟服其败毒之方，是夜彻痛非常。次早邀视，余晓以横痃之疾，乃酒醉入房，忍精不泄之因，以致精血凝结，挟有肝经郁火而成，决非毒也。授以龙胆泻肝汤，加山甲、桃仁、肉桂，连服数剂乃消。此症淹缠日久，用药外敷，不为解散，内结必成鱼口便毒矣。

按：此腿缝肿痛，属精血凝结，夹肝经郁火而成，故服龙胆泻肝汤加活血破坚之品。

清胃散

《脾胃论》

【组成】生地黄 当归身各三分（各6 g） 牡丹皮半钱（9 g） 黄连六分（6 g），夏月倍之 升麻一钱（9 g）

【用法】上药为细末，都作一服，水一盏半，煎至七分，去滓，放冷服之（现代用法：作汤剂，水煎服）。

【功用】清胃凉血。

【主治】胃火牙痛。症见牙痛牵引头疼，面颊发热，其齿喜冷恶热，牙龈出血或红肿溃烂，唇舌腮颊肿痛，口气热臭，口干舌燥，舌红苔黄，脉滑数。

【方解】《脾胃论》言此方证病机为“阳明经中热盛”，故症见阳明热盛循经外发。足阳明胃经循鼻入上齿，手阳明大肠经上项贯颊入下齿，胃中热盛，循经上攻，故牙痛牵引头痛、面颊发热、唇舌腮颊肿痛；胃热上冲则口气热臭；胃为多气多血之腑，胃热则血分亦热，血络受伤，故牙龈出血，甚则牙龈溃烂；口干舌燥、舌红苔黄、脉滑数均为胃热津伤之候。治宜清胃凉血。方用苦寒泻火之黄连为君，直折胃腑之热。臣以甘辛微寒之升麻，一取其清热解毒，以治胃火牙痛；一取其轻清升散透发，因势利导可宣达郁遏之伏火，即“火郁发之”之意。黄连得升麻，降中寓升，则泻火而不凉遏；升麻得黄连，则散火不升焰。胃热盛已侵及血分，进而耗伤阴血，故以生地凉血滋阴；丹皮凉血清热，皆为臣药。当归养血活血，以助消肿止痛，为佐药。诸药合用，共奏清胃凉血之效，以使上炎之火得降，血分之热得除，于是循经外发诸症皆可因热毒内彻而解。

《医方集解》载本方有石膏，其清胃之力更强。

【运用】

1．辨证要点

本方为治胃火牙痛的常用方。临床应用以牙痛牵引头痛、口气热臭、舌红苔黄、脉滑数为辨证要点。

2．加减变化

兼肠燥便秘者，可加大黄以导热下行；口渴饮冷者，加重石膏用量，再加玄参、花粉、芦根以清热生津。

3. 现代运用

本方常用于口腔炎、牙周炎、三叉神经痛等属胃火上攻者。

4. 使用注意

牙痛属风寒及肾虚火炎者不宜。

【文献摘要】

1. 原书主治

《脾胃论》："治因服补胃热药，致使上下牙疼痛不可忍，牵引头脑。满面发热火痛，此足阳明别络入脑也。喜寒恶热，乃是阳明经中热盛而作也，其齿喜冷恶热。"

2. 方论选录

汪昂："此足阳明药也。黄连泻心火，亦泻脾火，脾为心子，而与胃相表里者也。当归和血，生地、丹皮凉血，以养阴而退阳也。石膏泻阳明之大热，升麻升阳明之清阳，清升热降，则肿消而痛止矣。"（《医方集解·泻火之剂》）

芍药汤

《素问病机气宜保命集》

【组成】芍药一两（30 g）　当归半两（15 g）　黄连半两（15 g）　槟榔　木香　甘草炒，各二钱（各6 g）　大黄三钱（9 g）　黄芩半两（15 g）　官桂二钱半（5 g）

【用法】上药㕮咀，每服半两（15 g），水二盏，煎至一盏，食后温服（现代用法：水煎服）。

【功用】清热燥湿，调气和血。

【主治】湿热痢疾。症见腹痛，便脓血，赤白相兼，里急后重，肛门灼热，小便短赤，舌苔黄腻，脉弦数。

【方解】本方证是由湿热壅滞肠中气血失调所致。湿热下注大肠，搏结气血，酿为脓血，而为下痢脓血，赤白相间；肠道气机阻滞则腹痛、里急后重；肛门灼热、小便短赤、舌苔黄腻、脉象弦数等俱为湿热内蕴之象。根据原书提出的"行血则便脓自愈，调气则后重自除"（《保命集》）的治痢法则，故治宜清热燥湿、调和气血之法。方中黄芩、黄连性味苦寒，入大肠经，功擅清热燥湿解毒，以除致病之因，为君药。重用芍药养血和营、缓急止痛，配以当归养血活血，体现了“行血则便脓自愈”之义，且可兼顾湿热邪毒熏灼肠络，伤耗阴血之虑；木香、槟榔行气导滞，“调气则后重自除”，四药相配，调和气血，是为臣药。大黄苦寒沉降，合芩、连则清热燥湿之功著，合归、芍则活血行气之力彰，其泻下通腑作用可通导湿热积滞从大便而去，体现“通因通用”之法。方以少量肉桂，其辛热温通之性，既可助归、芍行血和营，又可防寒凉之品冰伏湿热之邪，在大队寒凉药中，其温热之性得制而无助火之虑，共为佐药。炙甘草和中调药，与芍药相配，又能缓急止痛，亦为佐使。诸药合用，湿去热清，气血调和，故下痢可愈。

本方立意不在止痢，而重在治其致痢之本。其配伍特点是：气血并治，兼以通因通用；寒热共投，侧重于热者寒之。此方与一般纯用苦寒以治湿热下痢之方不同。

【运用】

1．辨证要点

本方为治疗湿热痢疾的常用方。临床应用以痢下赤白、腹痛里急、苔腻微黄为辨证要点。

2．加减变化

本方在运用时，苔黄而干、热甚伤津者，可去肉桂，加乌梅避温就凉；如苔腻脉滑，兼有食积，加山楂、神曲以消导；热毒重者，加白头翁、金银花增强解毒之力；如痢下赤多白少或纯下血痢，加丹皮、地榆凉血止血。原方后有“如血痢则渐加大黄，汗后脏毒加黄柏半两”，可资临床参考。

3．现代运用

本方常用于细菌性痢疾、过敏性结肠炎、阿米巴痢疾、急性肠炎等属湿热为患者。

4．使用注意

痢疾初起有表证者忌用。

【文献摘要】

1．原书主治

《素问病机气宜保命集》：“下血调气。经曰：泻而便脓血，气行而血止，行血则便脓自愈，调气则后重自除。”

2．方论选录

张秉成《成方便读》：“夫痢之为病，固有寒热之分，然热者多而寒者少，总不离邪滞蕴结，以致肠胃之气不宣，酿为脓血稠黏之属。虽有赤白之分，寒热之别，而初起治法皆可通因通用。故刘河间有云：行血则便脓自愈，调气则后重自除，二语足为治痢之大法。此方用大黄之荡涤邪滞，木香、槟榔之理气，当归、肉桂之行血；病多因湿热而起，故用芩、连之苦寒以燥湿清热；用芍药、甘草者，缓其急而和其脾。”

第五节 清虚热

清虚热剂，适用于阴虚发热证。是证或因热病后期，邪伏阴分，阴液已伤所致，症见暮热早凉、舌红少苔；或由肝肾阴虚，虚火内扰，以致骨蒸潮热、盗汗面赤、久热不退之虚热证。由于此种虚热证有阴液耗伤与虚热内扰两个方面，尚有兼病兼证之别，故本类方剂常以滋阴清热的鳖甲、知母、生地与清透伏热的青蒿、秦艽、银柴胡等配合成方。兼气虚者，常配黄芪、山药等以益气；兼血虚者，配当归、熟地等以补血；热甚者，佐以苦寒泻火之黄柏、黄芩等。代表方如青蒿鳖甲汤。

青蒿鳖甲汤

《温病条辨》

【组成】青蒿二钱（6 g）　鳖甲五钱（15 g）　细生地四钱（12 g）　知母二钱（6 g）　丹皮三钱（9 g）

【用法】水五杯，煮取二杯，日再服（现代用法：水煎服）。

【功用】养阴透热。

【主治】温病后期，邪伏阴分证。症见夜热早凉，热退无汗，舌红苔少，脉细数。

【方解】本方所治证候为温病后期，阴液已伤，而余邪深伏阴分。人体卫阳之气，昼行于表，而夜入于里。阴分本有伏热，阳气入阴则助长邪热，两阳相加，阴不制阳，故入夜身热。早晨卫气行于表，阳出于阴，则热退身凉；温病后期，阴液大伤，加之邪热深伏阴分，则阴津益耗，无源作汗，故见热退无汗；舌红少苔、脉象细数皆为阴虚有热之候。此阴虚邪伏之证，若纯用滋阴，则滋腻恋邪；若单用苦寒，则又有化燥伤阴之弊。必须养阴与透邪并进。方中鳖甲咸寒，直入阴分，滋阴退热，入络搜邪；青蒿苦辛而寒，其气芳香，清热透络，引邪外出。两药相配，滋阴清热，内清外透，使阴分伏热有外达之机，共为君药。二者相配即如吴瑭自释："此方有先入后出之妙，青蒿不能直入阴分，有鳖甲领之入也；鳖甲不能独出阳分，有青蒿领之出也。"生地甘寒，滋阴凉血；知母苦寒质润，滋阴降火，共助鳖甲以养阴退虚热，为臣药。丹皮辛苦性凉，泄血中伏火，以助青蒿清透阴分伏热，为佐药。诸药合用，共奏养阴透热之功。

本方的配伍特点是滋清兼备、标本兼顾、清中有透，使养阴而不恋邪，祛邪而不伤正，阴复邪去而热退。

【运用】

1. 辨证要点

本方适用于温热病后期，余热未尽而阴液不足之虚热证。临床应用以夜热早凉、热退无汗、舌红少苔、脉细数为辨证要点。

2. 加减变化

若暮热早凉、汗解渴饮，可去生地，加天花粉以清热生津止渴；兼肺阴虚，加沙参、麦冬滋阴润肺；如用于小儿夏季热，加白薇、荷梗祛暑退热。

3. 现代运用

本方可用于原因不明的发热、各种传染病恢复期低热、慢性肾盂肾炎等属阴虚内热，低热不退者。

4. 使用注意

阴虚欲作动风者不宜使用。

【文献摘要】

1. 原书主治

《温病条辨》："夜热早凉，热退无汗，热自阴来者，青蒿鳖甲汤主之。"

2. 方论选录

吴瑭《温病条辨》："邪气深伏阴分，混处于气血之中，不能纯用养阴，又非壮火，更不得任用苦燥。故以鳖甲蠕动之物，入肝经至阴之分，既能养阴，又能入络搜邪；以青蒿芳香透络，从少阳领邪外出；细生地清阴络之热；丹皮泻血中之伏火；知母者，知病之母也，佐鳖甲、青蒿而搜剔之功焉。”

附

仙方活命饮

《校注妇人良方》

【组成】白芷六分（3 g） 贝母 防风 赤芍药 当归尾 甘草节 皂角刺炒 穿山甲炙 天花粉 乳香 没药各一钱（各6 g） 金银花 陈皮各三钱（9 g）

【用法】用酒一大碗，煎五七沸服（现代用法：水煎服或水酒各半煎服）。

【功用】清热解毒，消肿溃坚，活血止痛。

【主治】阳证痈疡肿毒初起。症见红肿焮痛或身热凛寒，苔薄白或黄，脉数有力。

【方解】本方主治疮疡肿毒初起而属阳证者。阳证痈疡多为热毒壅聚，气滞血瘀痰结而成。《灵枢·痈疡》云：“营卫稽留于经脉之中，则血泣不行，不行则卫气从之而不通，壅遏不得行，故热。大热不止，热盛则肉腐，肉腐则为脓，故命曰痈。”热毒壅聚，营气郁滞，气滞血瘀，聚而成形，故见局部红肿热痛；邪正交争于表，故身热凛寒；正邪俱盛，相搏于经，则脉数有力。阳证痈疮初起，治宜清热解毒为主，配合理气活血、消肿散结为法。方中金银花性味甘寒，最善清热解毒疗疮，前人称之为“疮疡圣药”，故重用为君。然单用清热解毒，则气滞血瘀难消，肿结不散，又以乳香、没药、当归尾、赤芍、陈皮行气活血通络、消肿止痛，共为臣药。疮疡初起，其邪多羁留于肌肤腠理之间，更用辛散之白芷、防风相配，通滞而散其结，使热毒从外透解；气机阻滞每可导致液聚成痰，故配用贝母、花粉清热化痰散结，可使脓未成即消；穿山甲、皂角刺通行经络，透脓溃坚，可使脓成即溃，均为佐药。生甘草清热解毒，并调和诸药；煎药加酒者，借其通瘀而行周身，助药力直达病所，共为使药。诸药合用，共奏清热解毒、消肿溃坚、活血止痛之功。

本方以清热解毒、活血化瘀、通经溃坚诸法为主，佐以透表、行气、化痰散结，其药物配伍较全面地体现了外科阳证疮疡内治消法的配伍特点。

前人称本方为“疮疡之圣药，外科之首方”，适用于阳证而体实的各类疮疡肿毒。若用之得当，则“脓未成者即消，已成者即溃”。

本方与普济消毒饮均属清热解毒方剂。本方通治阳证肿毒，于清热解毒中，伍以行气活血、散结消肿之品，对痈疮初起更宜。而普济消毒饮所治为大头瘟，系肿毒发于头面者，以清热解毒、疏风散邪为法，并佐以升阳散火，发散郁热。

【运用】

1．辨证要点

本方是治疗热毒痈肿的常用方，前人云：“此疡门开手攻毒之第一方也”，凡痈肿初起属于阳证者均可运用。临床应用以局部红肿焮痛，甚则伴有身热凛寒、脉数有力为辨证要点。

2．加减变化

红肿痛甚，热毒重者，可加蒲公英、连翘、紫花地丁、野菊花等以加强清热解毒之力；便秘者，加大黄以泻热通便；血热盛者加丹皮以凉血；气虚者加黄芪以补气。此外，还可以根据疮疡肿毒所在部位的不同，适当加入引经药，以使药力直达病所。本方除煎煮取汁内服外，其药渣可捣烂外敷。

3．现代应用

本方常用于治疗化脓性炎症，如化脓性扁桃体炎、蜂窝织炎、乳腺炎、脓疱疮、疖肿、深部脓肿等属阳证、实证者。

4．使用注意

本方只可用于痈肿未溃之前，若已溃断不可用；本方性偏寒凉，阴证疮疡忌用；脾胃本虚、气血不足者均应慎用。

【附方】

1．四妙勇安汤（《验方新编》）

金银花　玄参各三两（各 90 g）　当归二两（60 g）　甘草一两（30 g）　水煎服，一连二十剂……药味不可少，减则不效，并忌抓擦为要。功用：清热解毒，活血止痛。主治：热毒炽盛之脱疽。患肢暗红微肿灼热，溃烂腐臭，疼痛剧烈或见发热口渴，舌红脉数。

2. 五味消毒饮（《医宗金鉴》）

金银花三钱（20 g） 野菊花 蒲公英 紫花地丁 紫背天葵子各一钱二分（各15 g） 水一盅，煎八分，加无灰酒半盅，再滚二三沸时，热服，被盖出汗为度。功用：清热解毒，消散疔疮。主治：疔疮初起，发热恶寒，疮形如粟，坚硬根深，状如铁钉，以及痈疡疖肿，红肿热痛，舌红苔黄，脉数。

仙方活命饮、四妙勇安汤、五味消毒饮均为治疗阳证疮疡的常用方，均有清热解毒之功。三方的不同点在于：仙方活命饮为治疗痈肿初起的要方，除清热解毒之外，还配伍疏风、活血、软坚、散结之品，功能清热解毒、消肿溃坚、活血止痛；四妙勇安汤主治脱疽之热毒炽盛者，药少量大力专，且须连续服用；五味消毒饮重在清热解毒，其清解之力较仙方活命饮为优，侧重消散疔毒。

【文献摘要】

1. 原书主治

《校注妇人良方》："治一切疮疡，未成者即散，已成者即溃，又止痛消毒之良剂也。"

2. 方论选录

唐宗海《血证论》："此方纯用行血之药，加防风、白芷，使达肤表；加山甲、皂刺，使透乎经脉。然血无气不行，故以陈皮、贝母散利其气，血因火结，故以银花、花粉清解其火。为疮证散肿之第一方。诚能窥及疮由血结之所以然，其真方也。第其方乃平剂，再视疮之阴阳，加寒热之品，无不应手取效。"

左金丸

《丹溪心法》

【组成】黄连六两（180 g） 吴茱萸一两（30 g）

【用法】上药为末，水丸或蒸饼为丸，白汤下五十丸（60 g）（现代用法：为末，水泛为丸，每服2～3 g，温开水送服。亦可作汤剂，用量参考原方比例酌定）。

【功用】清泻肝火，降逆止呕。

【主治】肝火犯胃证。症见胁肋疼痛，嘈杂吞酸，呕吐口苦，舌红苔黄，脉弦数。

【方解】本方证是由肝郁化火、横逆犯胃、肝胃不和所致。肝之经脉布于胁肋，肝经自病则胁肋胀痛；犯胃则胃失和降，故嘈杂吞酸、呕吐口苦；舌红苔黄、脉象弦数乃肝经火郁之候。《素问·至真要大论》有“诸逆冲上，皆属于火”“诸呕吐酸，暴注下迫，皆属于热”的论述。火热当清，气逆当降，故治宜清泻肝火为主，兼以降逆止呕。方中重用黄连为君，清泻肝火，使肝火得清，自不横逆犯胃；黄连亦善清泻胃热，胃火降则其气自和，一药而两清肝胃，标本兼顾。然气郁化火之证，纯用大苦大寒既恐郁结不开，又虑折伤中阳，故又少佐辛热之吴茱萸，一者疏肝解郁，以使肝气条达，郁结得开；一者反佐以制黄连之寒，使泻火而无凉遏之弊；一者取其下气之用，以和胃降逆；一者可引领黄连入肝经。如此一味而功兼四用，以为佐使。二药合用，共收清泻肝火、降逆止呕之效。

本方的配伍特点是辛开苦降，肝胃同治，泻火而不至凉遏，降逆而不碍火郁，相反相成，使肝火得清，胃气得降，则诸症自愈。

本方一名回令丸，《医方集解》又名萸连丸。

【运用】

1. 辨证要点

本方是治疗肝火犯胃、肝胃不和证的常用方。临床应用以呕吐吞酸、胁痛口苦、舌红苔黄、脉弦数为辨证要点。

2. 加减变化

黄连与吴茱萸用量比例为6∶1。吞酸重者，加乌贼骨、煅瓦楞以制酸止痛；胁肋疼甚者，可合四逆散以加强疏肝和胃之功。

3. 现代运用

本方常用于胃炎、食道炎、胃溃疡等属肝火犯胃者。

【文献摘要】

1. 原书主治

《丹溪心法》：“肝火胁痛。”

2. 方论选录

吴谦等《医宗金鉴·删补名医方论》：“左金丸独用黄连为君，从实则泻子之法，以直折其上炎之势；吴茱萸从类相求，引热下行，并以辛燥开其肝郁，惩其扞格，故以为佐。然必本气实而土不虚者，庶可相宜。”

泻白散

《小儿药证直诀》

【组成】地骨皮　桑白皮炒，各一两（各 30 g）　甘草炙，一钱（3 g）

【用法】上药锉散，入粳米一撮，水二小盏，煎七分，食前服（现代用法：水煎服）。

【功用】清泻肺热，止咳平喘。

【主治】肺热喘咳证。症见气喘咳嗽，皮肤蒸热，日晡尤甚，舌红苔黄，脉细数。

【方解】本方主治肺有伏火郁热之证。肺主气，宜清肃下降，火热郁结于肺，则气逆不降而为喘咳；肺合皮毛，肺热则外蒸于皮毛，故皮肤蒸热；此热不属于外感，乃伏热渐伤阴分所致，故热以午后为甚，此伏火郁遏与阳明之蒸蒸发热、愈按愈盛者有别，其特点是轻按觉热、久按若无；舌红苔黄、脉象细数是热邪渐伤阴分之候。治宜清泻肺中郁热，平喘止咳。方中桑白皮甘寒性降，专入肺经，清透肺热，平喘止咳，故以为君。地骨皮甘寒入肺，可助君药清降肺中伏火，为臣药。君臣相合，清泻肺热，以使金清气肃。炙甘草、粳米养胃和中以扶肺气，共为佐使。四药合用，共奏泻肺清热、止咳平喘之功。

本方之特点是清中有润、泻中有补，既不是清透肺中实热以治其标，也不是滋阴润肺以治其本，而是清泻肺中伏火以消郁热，对小儿“稚阴”之体具有标本兼顾之功，与肺为娇脏、不耐寒热之生理特点亦甚吻合。

【运用】

1．辨证要点

本方是治疗肺热喘咳的常用方剂。临床应用以咳喘气急、皮肤蒸热、舌红苔黄、脉细数为辨证要点。

2．加减变化

肺经热重者，可加黄芩、知母等以增强清泄肺热之效；燥热咳嗽者，可加瓜蒌皮、川贝母等润肺止咳；热伤阴津，烦热口渴者，加花粉、芦根清热生津。

3. 现代运用

可用于小儿麻疹初期、肺炎或支气管炎等属肺中伏火郁热者。

4. 使用注意

本方药性平和，尤宜于正气未伤，伏火不甚者。风寒咳嗽或肺虚喘咳者不宜使用。

【文献摘要】

1. 原书主治

《小儿药证直诀》："治小儿肺盛，气急喘嗽。"

2. 方论选录

汪昂："此手太阴药也。桑白皮甘益元气之不足，辛泻肺气之有余，除痰止嗽；地骨皮寒泻肺中之伏火，淡泄肝肾之虚热，凉血退蒸；甘草泻火而益脾，粳米清肺而补胃，并能泻热从小便出。肺主西方，故曰泻白。"（《医方集解·泻火之剂》）

苇茎汤

《外台秘要》引《古今录验方》

【组成】苇茎切，二升，以水二斗，煮取五升，去滓（60 g）　薏苡仁半升（30 g）　瓜瓣半升（24 g）　桃仁三十枚（9 g）

【用法】㕮咀，内苇汁中，煮取二升，服一升，再服，当吐如脓（现代用法：水煎服）。

【功用】清肺化痰，逐瘀排脓。

【主治】肺痈，热毒壅滞、痰瘀互结证。症见身有微热，咳嗽痰多，甚则咳吐腥臭脓血，胸中隐隐作痛，舌红苔黄腻，脉滑数。

【方解】本方所治之肺痈是由风热邪毒入肺、痰瘀互结所致。痰热壅肺，气失清肃则咳嗽痰多；《内经》云："热盛则肉腐，肉腐则成脓。"邪热犯肺，伤及血脉，致热壅血瘀，若久不消散则血败肉腐，乃成肺痈；痈脓溃破，借口咽而出，故咳吐腥臭黄痰脓血；痰热瘀血，互阻胸中，因而胸中隐痛；舌红苔黄腻、脉滑数皆痰热内盛之象。治当清肺化痰，逐瘀排脓。方中苇茎甘寒轻浮，善清肺热，《本经逢原》谓："专于利窍，善治肺痈，吐脓血臭痰。"

为肺痈要药，故用以为君。瓜瓣清热化痰，利湿排脓，能清上彻下，肃降肺气，与苇茎配合则清肺宣壅，涤痰排脓；薏苡仁甘淡微寒，上清肺热而排脓，下利肠胃而渗湿，二者共为臣药。桃仁活血逐瘀，可助消痈，是为佐药。方仅四药，结构严谨，药性平和，共具清热、逐瘀、排脓之效。

本方为治疗肺痈之良方，历代医家甚为推崇。不论肺痈之将成或已成皆可使用。用于肺痈脓未成者，服之可使消散；脓已成者，可使肺热清、痰瘀化、脓液外排，痈渐向愈。

方中苇茎一药，现代临床上多用芦根，而鲜用茎者，是古今用药习惯不同使然。

方中瓜瓣一药，《张氏医通》认为："瓜瓣即甜瓜子。"后世常以冬瓜子代瓜瓣，因其功用近似。

【运用】

1. 辨证要点

本方为治肺痈的常用方剂，不论肺痈之将成或已成，均可使用本方。临床应用以胸痛、咳嗽、吐腥臭痰或吐脓血、舌红苔黄腻、脉数为辨证要点。

2. 加减变化

肺痈脓未成者，宜加金银花、鱼腥草以增强清热解毒之功；脓已成者，可加桔梗、贝母以增强化痰排脓之效。

3. 现代运用

本方常用于肺脓肿、大叶性肺炎、支气管炎等属肺热痰瘀互结者。

【文献摘要】

1. 原书主治

《外台秘要》："肺痈，吐如脓。"

2. 方论选录徐彬

《金匮要略论注》："此治肺痈之阳剂也。盖咳而有微热，是邪在阳分也。烦满则夹湿也，至胸中甲错，是内之形体为病。故甲错独见于胸中，乃胸上之气血两病也。故以苇茎之轻浮而甘寒者，解阳分之气热，桃仁泻血分之结热，薏苡下肺中之湿，瓜瓣清结热而吐其败浊，所谓在上者越之耳。"

玉女煎

《景岳全书》

【组成】石膏三至五钱（9～15 g）　熟地三至五钱或一两（9～30 g）　麦冬二钱（6 g）　知母　牛膝各一钱半（各5 g）

【用法】上药用水一盅半，煎七分，温服或冷服（现代用法：水煎服）。

【功用】清胃热，滋肾阴。

【主治】胃热阴虚证。症见头痛，牙痛，齿松牙衄，烦热干渴，舌红苔黄而干。亦治消渴，消谷善饥等。

【方解】《景岳全书》谓本方证为“少阴不足，阳明有余”。阳明之脉上行头面，入上齿中，阳明气火有余，胃热循经上攻，则见头痛牙痛；热伤胃经血络，则牙龈出血；热耗少阴阴精，故见烦热干渴、舌红苔黄且干；肾阴不足则牙齿松动。此为火盛水亏相因为病，而以火盛为主。治宜清胃热为主，兼滋肾阴。方中石膏辛甘大寒，清阳明有余之火而不损阴，故为君药。熟地黄甘而微温，以滋肾水之不足，用为臣药。君臣相伍，清火壮水，虚实兼顾。知母苦寒质润、滋清兼备，一助石膏清胃热而止烦渴，一助熟地滋养肾阴；麦门冬微苦甘寒，助熟地滋肾，而润胃燥，且可清心除烦，二者共为佐药。牛膝导虚火下行，且补肝肾，为佐使药，以降上炎之火，止上溢之血。

本方的配伍特点是清热与滋阴共进，虚实兼治，以治实为主，使胃热得清，肾水得补，则诸症可愈。

本方与清胃散同治胃热牙痛。但清胃散重在清胃火，以黄连为君，属苦寒之剂，配伍升麻，意在升散解毒，兼用生地、丹皮等凉血散瘀之品，功能清胃凉血，主治胃火炽盛的牙痛、牙宣等症：本方以清胃热为主，而兼滋肾阴，故用石膏为君，配伍熟地、知母、麦冬等滋阴之品，属清润之剂，功能清胃火、滋肾阴，使得热彻阴存，上炎之火下行，主治胃火旺而肾水不足的牙痛及牙宣诸症。

【运用】

1．辨证要点

本方是治疗胃热阴虚牙痛的常用方，凡胃火炽盛、肾水不足之牙痛、牙衄、消渴等皆可用本方加减治疗。临床应用以牙痛齿松、烦热干渴、舌红苔黄而干为辨证要点。

2. 加减变化

火盛者，可加山栀子、地骨皮以清热泻火；血分热盛、齿衄出血量多者，去熟地，加生地、玄参以增强清热凉血之功。

3. 现代运用

本方常用于牙龈炎、糖尿病、舌炎等属胃热阴虚者。

4. 使用注意

脾虚便溏者，不宜使用本方。

【文献摘要】

1. 原书主治

《景岳全书》："水亏火盛，六脉浮洪滑大；少阴不足，阳明有余，烦热干渴，头痛牙疼，失血等证如神。"

2. 方论选录

张秉成《成方便读》："夫人之真阴充足，水火均平，决不致有火盛之病。若肺肾真阴不足，不能濡润于胃，胃汁干枯，一受火邪，则燎原之势而为似白虎之证矣。方中熟地、牛膝以滋肾水；麦冬以保肺金；知母上益肺阴，下滋肾水，能制阳明独胜之火；石膏甘寒质重，独入阳明，清胃中有余之热。虽然理虽如此，而其中熟地一味，若胃火炽盛者，尤宜酌用之。即虚火一证，亦改用生地为是。"

白头翁汤

《伤寒论》

【组成】白头翁二两（15 g）　黄柏三两（12 g）　黄连三两（6 g）　秦皮三两（12 g）

【用法】上药四味，以水七升，煮取二升，去滓，温服一升，不愈再服一升（现代用法：水煎服）。

【功用】清热解毒，凉血止痢。

【主治】热毒痢疾。症见腹痛，里急后重，肛门灼热，下痢脓血，赤多白少，渴欲饮水，舌红苔黄，脉弦数。

【方解】本方证是因热毒深陷血分，下迫大肠所致。热毒熏灼肠胃气血，化为脓血，而见下痢脓血、赤多白少；热毒阻滞气机则腹痛里急后重；渴欲饮水、舌红苔黄、脉弦数皆为热邪内盛之象。治宜清热解毒、凉血止痢。故方用苦寒而入血分的白头翁为君，清热解毒，凉血止痢。黄连苦寒，泻火解毒，燥湿厚肠，为治痢要药；黄柏清下焦湿热，两药共助君药清热解毒，尤能燥湿治痢，共为臣药。秦皮苦涩而寒，清热解毒而兼以收涩止痢，为佐使药。四药合用，共奏清热解毒、凉血止痢之功。

本方与芍药汤同为治痢之方。芍药汤治下痢赤白，属湿热痢，而兼气血失调证，故治以清热燥湿与调和气血并进，且取“通因通用”之法，使“行血则便脓自愈，调气则后重自除”。但本方主治热毒血痢，乃热毒深陷血分，治以清热解毒、凉血止痢，使热毒解，痢止而后重自除。两方主要区别在于：白头翁汤是清热解毒兼凉血燥湿止痢，芍药汤是清热燥湿与调和气血并用。

【运用】

1. 辨证要点

本方为治疗热毒血痢之常用方。临床应用以下痢赤多白少、腹痛、里急后重、舌红苔黄、脉弦数为辨证治要点。

2. 加减变化

外有表邪，恶寒发热者，加葛根、连翘、金银花以透表解热；里急后重较甚者，加木香、槟榔、枳壳以调气；脓血多者，加赤芍、丹皮、地榆以凉血和血；夹有食滞者，加焦山楂、枳实以消食导滞。

3. 现代运用

本方常用于阿米巴痢疾、细菌性痢疾属热毒偏盛者。

【文献摘要】

1. 原书主治

《伤寒论·辨厥阴病脉证并治》：“热利下重者，白头翁汤主之。”“下利欲饮水者，以有热故也，白头翁汤主之。”

2. 方论选录

汪昂《医方集解·泻火之剂》：“此足阳明、少阴、厥阴药也。白头翁苦寒能入阳明血分，而凉血止澼；秦皮苦寒性涩，能凉肝益肾而固下焦；黄连凉心清肝，黄柏泻火补水，并能燥湿止痢而厚肠，取寒能胜热，苦能坚肾，涩能断下也。”

清骨散

《证治准绳》

【组成】银柴胡一钱五分（5 g） 胡黄连 秦艽 鳖甲醋炙 地骨皮 青蒿 知母各一钱（各 3 g） 甘草五分（2 g）

【用法】水二盅，煎八分，食远服（现代用法：水煎服）。

【功用】清虚热，退骨蒸。

【主治】肝肾阴虚，虚火内扰证。症见骨蒸潮热或低热日久不退，形体消瘦，唇红颧赤，困倦盗汗，口渴心烦，舌红少苔，脉细数等。

【方解】本方证由肝肾阴虚，虚火内扰所致。阴虚不能制阳，则生内热，虚热蕴蒸，发为骨蒸潮热、心烦口渴；虚火上炎，则唇红颊赤；虚火迫津外泄，故夜寐汗出；真阴亏损，不能充养肌肤，日久遂致形体消瘦；舌红少苔、脉象细数均为阴虚内热之候。因本方证重点是虚火为患，而虚火不降则阴愈亏，阴愈亏而火愈炽，故治以清虚热为主，佐以滋阴。方中银柴胡味甘苦性微寒，直入阴分而清热凉血，善退虚劳骨蒸之热而无苦燥之弊，为君药。知母泻火滋阴以退虚热，胡黄连入血分而清虚热，地骨皮凉血而退有汗之骨蒸，三药俱入阴退虚火，以助银柴胡清骨蒸劳热，共为臣药。秦艽、青蒿清虚热并透伏热使从外解；鳖甲咸寒，既滋阴潜阳，又引药入阴分，为治虚热之常用药，同为佐药。使以甘草，调和诸药，并防苦寒药物损伤胃气。本方集大队退热除蒸之品于一方，重在清透伏热以治标，兼顾滋养阴液以治本，共收退热除蒸之效。

【运用】

1．辨证要点

本方为治疗骨蒸劳热的常用方。临床应用以骨蒸潮热、形瘦盗汗、舌红少苔、脉细数为辨证要点。

2．加减变化

血虚者，加白芍、生地以益阴养血；嗽多者，加阿胶、麦门冬、五味子以益阴润肺止咳。

3．现代运用

本方可用于结核病或其他慢性消耗性疾病的发热骨蒸属阴虚内热者。

【文献摘要】

1．原书主治

《证治准绳·类方》："骨蒸劳热。"

2．方论选录

汪昂《医方集解·泻火之剂》："此足少阳、厥阴药也，地骨皮、胡黄连、知母之苦寒，能除阴分之热而平之于内。柴胡、青蒿、秦艽之辛寒，能除肝胆之热而散之于表。鳖阴类而甲属骨，能引诸药入骨而补阴。甘草甘平，能和诸药而退虚热也。"

当归六黄汤

《兰室秘藏》

【组成】当归　生地黄　黄芩　黄柏　黄连　熟地黄各等分（各6 g）　黄芪加一倍（12 g）

【用法】上药为粗末，每服五钱（15 g），水二盏，煎至一盏，食前服，小儿减半服之（现代用法：水煎服）。

【功用】滋阴泻火，固表止汗。

【主治】阴虚火旺盗汗。症见发热盗汗，面赤心烦，口干唇燥，大便干结，小便黄赤，舌红苔黄，脉数。

【方解】本方用治阴虚火旺所致盗汗。肾阴亏虚不能上济心火，则心火独亢，致虚火伏藏于阴分，寐则卫气行阴，助长阴分伏火，两阳相加，迫使阴液失守而盗汗；虚火上炎，故见面赤心烦：阴虚水亏，乃见口干唇燥；舌红苔黄、脉数皆内热之象。治宜滋阴泻火，固表止汗。方中当归养血增液，血充则心火可制；生地、熟地入肝肾而滋肾阴。三药合用，使阴血充则水能制火，共为君药。盗汗因于水不济火，火热熏蒸，故臣以黄连、黄芩、黄柏泻火以除烦，清热以坚阴。君臣相合，热清则火不内扰，阴坚则汗不外泄。汗出过多，导致卫虚不固，故倍用黄芪为佐，一以益气实卫以固表，一以固未定之阴，且可合当归、熟地益气养血。诸药合用，共奏滋阴泻火、固表止汗之效。本方的配伍特点：一是养血育阴与泻火除热并进，标本兼顾，使阴固而水能制火，热清则耗阴无由：二是益气固表与育阴泻火相配，育阴泻火为本，益气固表为标，以使营阴内守，卫外固密，发热盗汗诸症相应而愈。

【运用】

1. 辨证要点

本方治疗阴虚火旺之盗汗。临证应用以盗汗面赤、心烦溲赤、舌红、脉数为辨证要点。

2. 加减变化

本方滋阴清热之力较强，且偏于苦燥。阴虚而实火较轻者，可去黄连、黄芩，加知母以其泻火而不伤阴；阴虚阳亢，潮热颊赤突出者，加白芍、龟板滋阴潜阳。

3. 现代运用

本方可用于甲状腺功能亢进、结核病、糖尿病、更年期综合征等属阴虚火旺者。

4. 使用注意

本方养阴泻火之力颇强，对于阴虚火旺、中气未伤者适用。若脾胃虚弱、纳减便溏，不宜使用。

【文献摘要】

1. 原书主治

《兰室秘藏》："治盗汗之圣药也。"

2. 方论选录

吴昆："阴虚有火，令人盗汗者，此方主之。醒而出汗曰自汗，睡去出汗曰盗汗。自汗阳虚，盗汗阴虚也。曰有火者，谓其证有面赤、口干、唇燥、便赤、声音重、脉来数也。然阴虚所以盗汗者，阴虚之人睡去，则卫外之阳乘虚陷入于阴中，表液失其固卫，故令濈然而汗出。人觉则阳用事，卫气复出于表，表实而汗即止矣。当归、熟地，养阴之品也；黄芩、黄连，去火之品也；生地、黄柏，可以养阴，亦可以去火；而黄芪者，所以补表气于盗汗之余也。是盗汗也，与伤寒盗汗不同。伤寒盗汗是半表半里之邪未尽，杂证盗汗则阴虚而已；彼以和表为主，此以补阴为主。明者辨之。"（《医方考》）

小 结

清热剂按功用分为清气分热、清营凉血、清热解毒、清脏腑热和清虚热五类。

1．清气分热

白虎汤与竹叶石膏汤俱为清气分热的常用方。但前者功用是清热生津，且清气之力较强，主治阳明（气分）热盛，症见壮热汗出、烦渴、脉洪大；后者是清热兼以益气养阴、降逆和胃，清热之力逊于白虎汤，主治热病后期，气阴两伤，余热未尽，症见身热多汗、心胸烦闷、气逆欲呕等。

2．清营凉血

清营汤、犀角地黄汤同为清营凉血的常用方。但前者的功用是清营透热、养阴活血，主治热初传营，症见身热夜甚、时有谵语、神烦少寐或斑疹隐隐；后者的功用是清热解毒、凉血散瘀，主治热已入血，迫血妄行，症见吐衄、发斑等。

3．清热解毒

黄连解毒汤、凉膈散同有清热解毒的作用。黄连解毒汤是清热解毒的基础方，功用以苦寒泻火解毒为主，主治三焦火毒炽盛，症见烦热、错语、吐衄、发斑、痈疽疔毒等；凉膈散是清热解毒的常用方，功用是泻火通便、清上泄下，主治上、中二焦热盛，热聚胸膈，症见身热面赤、胸膈烦热、口舌生疮、便秘溲赤等。普济消毒饮与仙方活命饮皆为治疗热毒痈肿的常用方。但前者的功用是疏风散邪、清热解毒，并助以升阳散火、发散郁热，主治风热疫毒发于头面，症见头面红肿焮痛、咽喉不利等；后者于清热解毒中伍以行气活血、散结消肿之品，主治痈疮肿毒初起，脓未成或脓成未溃之证。

4．清脏腑热

本类方剂主要是针对某一脏腑火热偏盛而设，因而功用、主治各有侧重。导赤散功能清心利水养阴，主治心经与小肠有热，症见心胸烦热、口舌生疮，以及小便淋痛等；龙胆泻肝汤的功用是清泻肝胆实火，利下焦湿热，主治肝胆实火上攻的头痛、目赤、胁痛、口苦，湿热下注的淋浊、带下、阴肿等；左金丸的功用是清泻肝火、降逆止呕，主治肝火犯胃的呕吐、口苦、嘈杂、吞酸等；苇茎汤的功用是清肺化痰、逐瘀排脓，主治肺痈；泻白散的功用是泻肺清热、止咳平喘，主治肺有伏火的咳喘等。清胃散与玉女煎同为清胃热以治胃火牙痛的常用方。但前者的功用是清胃凉血，兼以升散解毒、宣达伏火，主治胃火炽盛的牙痛、头痛、牙宣出血、颊腮肿痛等；后者以清胃热为主，而兼滋肾阴，主治胃火旺而肾水不足的烦热、头痛、牙衄等。芍药汤、白头翁汤均是治疗痢疾的常用方。但前者是调和气血与清热燥湿并用，主治湿热痢疾，症见痢下赤白、里急后重等；后者功擅清热解毒、凉血止痢，主治热毒血痢、赤多白少、里急后重等。

5. 清虚热

青蒿鳖甲汤、清骨散均有滋阴清热的功用，都是治疗阴虚发热的常用方。但前者是养阴与透热并重，主治温病后期，邪伏阴分，阴液已伤，症见夜热早凉、热退无汗等；后者以清虚热为主，兼以滋阴透热，主治虚劳发热，症见骨蒸盗汗、唇红颊赤等。当归六黄汤功擅滋阴泻火、固表止汗，主治阴虚有火，症见发热、盗汗、面赤、心烦、舌红、脉数等。

复习思考题

1. 竹叶石膏汤主治何证？方中配伍半夏有何意义？
2. 试从组成、功用、主治等方面比较清营汤与犀角地黄汤的异同。
3. 凉膈散主治何证？其配伍有何特点？
4. 试分析龙胆泻肝汤配伍生地、当归及柴胡的意义。
5. 清胃散、玉女煎均有泻火清胃之功，应如何区别应用？
6. 青蒿鳖甲汤主治何证？试分析青蒿与鳖甲的配伍意义。

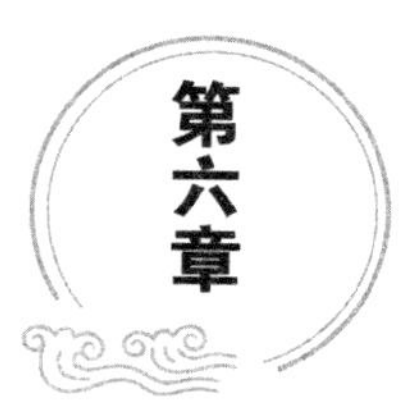

温里剂

凡以温热药为主组成，具有温里助阳、散寒通脉、回阳救逆等作用，治疗里寒证的方剂，统称温里剂。本类方剂是依据《素问·至真要大论》“寒者热之”“治寒以热”的理论立法，属于“八法”中的“温法”。里寒证是指寒邪在里所致的病证。

里寒证或因素体阳虚，寒从中生；或因外寒直中三阴，深入脏腑；或因过服寒冷，损伤阳气。无论何种成因，总不外乎外寒入里和寒从中生两个方面。里寒证以畏寒肢凉、喜温蜷卧、口淡不渴、小便清长、脉沉迟或缓等为主要临床表现。治疗当从温里祛寒立法，但因病位有脏腑经络之别，病势有轻重缓急之分，故本章方剂又分为温中祛寒、回阳救逆、温经散寒三类。寒为阴邪，易伤阳气，故本类方剂多配伍补气药物，以使阳气得复。温里剂多由辛温燥热之品组成，临床使用时必须辨别寒热之真假，真热假寒证禁用；素体阴虚或失血之人亦应慎用，以免重伤阴血。若阴寒太盛或真寒假热，服药入口即吐，可反佐少量寒凉药物或热药冷服，避免格拒。此外，使用温里剂尚需注意药物用量，当因人、因时、因地，随证变通。

第一节　温中祛寒

温中祛寒剂，适用于中焦虚寒证。症见脘腹疼痛、呕恶下利、不思饮食、肢体倦怠、手足不温、苔白滑、脉沉细或沉迟等。常用干姜、吴茱萸等温中散寒药与人参、白术等益气健脾药配伍组成。代表方如理中丸、小建中汤、吴茱萸汤。

理中丸

《伤寒论》

【组成】人参　干姜　甘草炙　白术各三两（各90 g）

【用法】上四味，捣筛，蜜和为丸，如鸡子黄许大（9 g）。以沸汤数合，和一丸，研碎，温服之，日三四服，夜二服。腹中未热，益至三四丸，然不及汤。汤法：以四物依两数切，用水八升，煮取三升，去滓，温服一升，日三服。服汤后，如食顷，饮热粥一升许，微自温，勿发揭衣被（现代用法：上药共研细末，炼蜜为丸，重9 g，每次1丸，温开水送服，每日2～3次。抑可作汤剂，水煎服，用量按原方比例酌减）。

【功用】温中祛寒，补气健脾。

【主治】

1. 脾胃虚寒证

症见脘腹冷痛，喜温喜按，呕吐，大便稀溏，脘痞食少，畏寒肢冷，口不渴，舌淡苔白润，脉沉细或沉迟无力。

2. 阳虚失血证。

3. 脾胃虚寒所致的胸痹、病后多涎唾、小儿慢惊等。

【方解】本方所治诸证皆由脾胃虚寒所致。中阳不足，寒从中生，寒性凝滞，故畏寒肢冷、脘腹绵绵作痛、喜温喜按；脾主运化而升清，胃主受纳而降浊，今脾胃虚寒，纳运升降失常，故脘痞食少、呕吐、便溏；舌淡苔白润、口不渴、脉沉细或沉迟无力皆为虚寒之象。治宜温中祛寒，益气健脾。方中辛热的干姜为君，温脾阳，祛寒邪，扶阳抑阴。人参为臣，性味甘温，补气健脾。君臣相配，温中健脾。脾为湿土，虚则易生湿浊，故用苦甘温之白术为佐，健脾燥湿，适脾之所喜。甘草与诸药等量，寓意有三：一为合参、术以助益气健脾；二为缓急止痛；三为调和药性，是佐药而兼使药之用。纵观全方，温补并用，以温为主，温中阳，益脾气，助运化，故曰“理中”。

阳虚失血，是阳气虚弱、脾不统血所致，无论吐、衄或便血、崩漏，但见面色㿠白、气短神疲、脉细或虚大无力，以本方加减治疗。

胸痹一病，总由上焦阳气不足，阴寒之邪上乘，胸中之气痹阻所致。若心中痞坚，逆气上冲心胸，是中焦阳虚，又有痰饮上犯所致。可用本方温中祛寒，益气健脾，使中焦气旺，则上焦之气开发，逆气可平，胸痹可愈。

病后多生涎唾，久久不已，是脾气虚寒，不能摄津，津上溢于口所致。以本方丸剂缓治，亦可徐徐收功。

小儿慢惊，总由先天不足、后天失调或大病后调理不善，戕害脾胃阳气，化源不足，血不养筋所致。

综观本方，治病虽多，究其病机，总属中焦虚寒，可以异病同治。本方在《金匮要略》中作汤剂，称“人参汤”。理中丸方后亦有“然不及汤”四字。盖汤剂较丸剂作用力强而迅速，临床可视病情之缓急酌定使用剂型。

【运用】

1. 辨证要点

本方是治疗中焦脾胃虚寒证的基础方。临床应用以脘腹绵绵作痛、呕吐便溏、畏寒肢冷、舌淡、苔白、脉沉细为辨证要点。

2. 加减变化

虚寒甚者，可加附子、肉桂以增强温阳祛寒之力；呕吐甚者，可加生姜、半夏、吴茱萸降逆和胃止呕；下利甚者，可加茯苓、白扁豆健脾渗湿止泻；阳虚失血者，可将干姜易为炮姜，加艾叶炭、灶心土温涩止血；胸痹者，可加薤白、桂枝、枳实振奋胸阳，舒畅气机。

3. 现代运用

本方常用于急慢性胃肠炎、胃及十二指肠溃疡、胃痉挛、胃扩张、慢性结肠炎等属脾胃虚寒者。

4. 使用注意

湿热内蕴中焦或脾胃阴虚者禁用。

【文献摘要】

1. 原书主治

《伤寒论·辨霍乱病脉证并治》：“霍乱，头痛发热，身疼痛，热多欲饮水者，五苓散主之；寒多不用水者，理中丸主之。”《伤寒论·辨阴阳易差后劳复病脉证并治》：“大病差后，喜唾，久不了了，胸上有寒，当以丸药温之，宜理中丸。”

2. 方论选录

蔡陆仙："理中者，调理中土也，较建中轻而用广。凡太阴自利不渴，寒多而呕，腹痛便溏，脉沉无力，或厥冷拘急，或续吐蛔，及感寒霍乱者，均可治之。方中以干姜为主，为暖胃之要药；佐白术健胃去停饮，人参补中气，甘草以缓急迫。合而用之，为慢性胃肠病之泛恶吐酸，肠鸣便溏之专剂。"（《中国医药汇海·方剂部》）

【医案选录】

《蒲辅周治疗经验》：杨某，男，59岁，1962年9月11日初诊。咳嗽3年，吐白痰，早晨为重，大便溏3年，日行2次，食纳欠佳，食后脐周痛，口苦喜热饮。脉寸微，关弦滑，尺沉弱；舌正苔微黄腻。属中虚湿滞，脾肺同病，治宜温化。处方：党参一钱半，白术一钱，干姜（炒黄）一钱，炙甘草一钱，桂枝（去皮）一钱，茯苓三钱，白芥子（炒）一钱，大枣（去核）四枚，化橘红一钱，七剂，一剂两煎，共取160毫升，分早晚两次温服，隔日一剂。

9月25日复诊：服药后，大便溏已好转，食纳增加，微有腹胀，早起痰多，昨晚有头痛感。脉同前，舌苔见退。前方去干姜、桂枝，加清半夏二钱、厚朴二钱、生姜三片、砂仁（打）一钱、白术一钱半、橘红一钱半。5剂，煎服法同前。

10月5日三诊：药后食纳好转，大便日行一次，稍溏，有轻度腹胀，半夜咳嗽有白黏痰，有时稍感后脑疼痛，睡眠尚可。脉沉滑，舌淡苔薄黄腻。治宜温脾化痰。处方：党参一钱半，白术一钱半，干姜八分，炙甘草八分，茯苓三钱，清半夏二钱，化橘红一钱半，前胡一钱，款冬花（炙）一钱半，炒白芥子一钱半，大枣（去核）五枚。5剂，隔日一剂，煎服法同前。

10月16日四诊：药后头痛消失，腹已不胀痛，大便已成形，每日一次，咳嗽减少，微有白黏痰，气短。脉两寸弱，关弦虚，尺迟弱；舌正无苔。痰湿已化，治宜温脾肾，以资巩固。处方：桂附地黄丸30丸，晚服1丸，温开水送下。

按：本例为脾失健运，痰湿内生，肺脾同病。先以补脾益肺之法，给予温化之剂，以理中汤健脾，而获效，多年便溏亦转成形；后以桂附地黄丸补肾固本，以资巩固。

四神丸

《内科摘要》

【组成】肉豆蔻二两（60 g） 补骨脂四两（120 g） 五味子二两（60 g） 吴茱萸浸炒，一两（30 g）

【用法】上为末，用水一碗，煮生姜四两（120 g），红枣五十枚，水干，取枣肉为丸，如桐子大。每服五七十丸（6 ~9 g），空心食前服（现代用法：以上5味，粉碎成细粉，过筛，混匀。另取生姜200 g，捣碎，加水适量压榨取汁，与上述粉末泛丸，干燥即得。每服9 g，每日1 ~2 次，临睡用淡盐汤或温开水送服；亦作汤剂，加姜、枣水煎，临睡温服，用量按原方比例酌减）。

【功用】温肾暖脾，固肠止泻。

【主治】脾肾阳虚之肾泄证。症见黎明前泄泻，不思饮食，食不消化或久泻不愈，腹痛喜温，腰酸肢冷，神疲乏力，舌淡，苔薄白，脉沉迟无力。

【方解】肾泄，又称五更泄、鸡鸣泻，多由命门火衰，火不暖土，脾失健运所致。《素问·金匮真言论》说："鸡鸣至平旦，天之阴，阴中之阳也，故人亦应之。"五更正是阴气极盛、阳气萌发之际，命门火衰者应于此时，因阴寒内盛，命门之火不能上温脾土，脾失健运，故令五更泄泻。正如《医方集解》所云："久泻皆由肾命火衰，不能专责脾胃。"脾失健运，故不思饮食、食不消化；脾肾阳虚，阴寒凝聚，则腹痛、腰酸肢冷。《素问·生气通天论》曰："阳气者，精则养神。"脾肾阳虚，阳气不能化精微以养神，以致神疲乏力。治宜温肾暖脾，固涩止泻。方中重用补骨脂辛苦性温，补命门之火以温养脾土，《本草纲目》谓其"治肾泄"，故为君药。臣以肉豆蔻温脾暖胃，涩肠止泻，与补骨脂相伍，既可增温肾暖脾之力，又能涩肠止泻。吴茱萸温脾暖肝以散阴寒；五味子酸温，固肾涩肠，合吴茱萸以助君、臣药温涩止泻之力，为佐药。用法中姜、枣同煮，枣肉为丸，意在温补脾胃，鼓舞运化。诸药合用，俾火旺土强，肾泄自愈。方名"四神"，正如《绛雪园古方选注》所说："四种之药，治肾泄有神功也。"

本方由《普济本事方》的二神丸与五味子散两方组合而成。二神丸（肉豆蔻、补骨脂）主治"脾肾虚弱，全不进食"；五味子散（五味子、吴茱萸）

专治“肾泄”。两方相合，则温补脾肾、固涩止泻之功益佳。

《医方集解》记载本方服法宜在“临睡时淡盐汤或白开水送下”，颇为有理，正如汪昂所云：“若平旦服之，至夜药力已尽，不能敌一夜之阴寒故也。”故应嘱患者于临睡时服药，更为奏效。

【运用】

1. 辨证要点

本方为治脾肾虚寒所致五更泄泻或久泻的常用方。临床应用以五更泄泻、不思饮食、舌淡苔白、脉沉迟无力为辨证要点。

2. 加减变化

本方合理中丸，可增强温中止泻之力。腰酸肢冷较甚者，加附子、肉桂以增强温阳补肾之功。

3. 现代运用

本方常用于慢性结肠炎、肠易激综合征等属脾肾虚寒者。

【文献摘要】

1. 原书主治

《内科摘要》：“治脾肾虚弱，大便不实，饮食不思。”

2. 方论选录

汪昂《医方集解·祛寒之剂》：“此足少阴药也。破故纸辛苦大温，能补相火以通君火，火旺乃能生土，故以为君；肉蔻辛温，能行气消食、暖胃固肠；五味咸能补肾，酸能涩精；吴萸辛热，除湿燥脾，能入少阴、厥阴气分而补火；生姜暖胃，大枣补土，所以防水。盖久泻皆由肾命火衰，不能专责脾胃，故大补下焦元阳，使火旺土强，则能制水而不复妄行也。”

小建中汤

《伤寒论》

【组成】桂枝三两（9 g），去皮　甘草二两（6 g），炙　大枣十二枚（6 枚），擘　芍药六两（18 g）　生姜三两（9 g），切　胶饴一升（30 g）

【用法】上六味，以水七升，煮取三升，去渣，内饴，更上微火消解。温服一升，日三服（现代用法：水煎取汁，兑入饴糖，文火烊化，分两次温服）。

【功用】温中补虚，和里缓急

【主治】虚劳里急证。症见腹中拘急疼痛，喜温喜按，神疲乏力，虚怯少气；或心中悸动，虚烦不宁，面色无华；或伴四肢酸楚，手足烦热，咽干口燥；舌淡苔白，脉细弦。

【方解】本方病证因中焦虚寒，肝脾失和，化源不足所致。中焦虚寒，肝木乘脾，故腹中拘急疼痛、喜温喜按。脾胃为气血生化之源，中焦虚寒，化源匮乏，气血俱虚，故见心悸、面色无华、发热、口燥咽干等。症虽不同，总由中焦虚寒所致。治当温中补虚而和阴，和里缓急而止痛。方中重用甘温质润之饴糖为君，温补中焦，缓急止痛。臣以辛温之桂枝温阳气、祛寒邪；酸甘之白芍养营阴、缓肝急、止腹痛。佐以生姜温胃散寒，大枣补脾益气。炙甘草益气和中，调和诸药，是为佐使之用。其中饴糖配桂枝，辛甘化阳，温中焦而补脾虚；芍药配甘草，酸甘化阴，缓肝急而止腹痛。六药合用，温中补虚缓急之中，蕴有柔肝理脾，益阴和阳之意，用之可使中气强健，阴阳气血生化有源，故以“建中”名之。

【运用】

1．辩证要点

本方既是温中补虚、缓急止痛之剂，又为调和阴阳、柔肝理脾之常用方。临床应用以腹中拘急疼痛、喜温喜按、舌淡、脉细弦为辨证要点。

2．加减变化

便溏者，可加白术健脾燥湿止泻；中焦寒重者，可加干姜以增强温中散寒之力；兼有气滞者，可加木香行气止痛；面色萎黄、短气神疲者，可加黄芪、当归以补养气血。

3．现代应用

本方常用于胃及十二指肠溃疡、慢性肝炎、慢性胃炎、神经衰弱、再生障碍性贫血、功能性发热等属中焦虚寒、肝脾不和者。

4．使用注意

呕吐或中满者不宜使用，阴虚火旺之胃脘疼痛忌用。

【附方】

1．黄芪建中汤（《金匮要略》）

桂枝三两（9 g），去皮　甘草二两（6 g），炙　大枣十二枚（6 枚），擘　芍药六两

(18 g)　生姜三两（9 g），切　胶饴一升（30 g）　黄芪一两半（5 g）　煎服法同小建中汤。功用：温中补气，甘温除热。主治：阴阳气血俱虚证。症见里急腹痛，喜温喜按，形体羸瘦，面色无华，心悸气短，自汗盗汗。

2. 当归建中汤（《千金翼方》）

当归四两（12 g）　桂心三两（9 g）　甘草炙，二两（6 g）　芍药六两（18 g）　生姜三两（9 g）　大枣12枚（6枚），擘　上六味㕮咀，以水一斗，煮取三升，分为三服，一日令尽。若大虚，加饴糖六两（30 g）作汤成，内之于火上暖，令饴糖消。功用：温中补血，缓急止痛。主治：产后虚羸不足，腹中疞痛不已，吸吸少气或小腹拘急挛痛引腰背，不能饮食者。

3. 大建中汤（《金匮要略》）

蜀椒二合，去汗（6 g）　干姜四两（12 g）　人参二两（6 g）　上三味，以水四升，煮取二升，去滓，内胶饴一升（30 g），微火煮取一升半，分温再服，如一炊顷，可饮粥二升，后更服，当一日食糜，温覆之。功用：温中补虚，降逆止痛。主治：中阳衰弱，阴寒内盛之脘腹剧痛证。症见腹痛连及胸脘，痛势剧烈，其痛上下走窜无定处或腹部时见块状物上下攻撑作痛，呕吐剧烈，不能饮食，手足厥冷，舌质淡，苔白滑，脉沉伏而迟。

小建中汤、黄芪建中汤、当归建中汤、大建中汤四方均属温中补虚之剂。但小建中汤以辛甘为主，佐以大量芍药，又有酸甘化阴之意，宜于中阳虚而营阴亦有不足之证；黄芪建中汤是小建中汤内加黄芪，是增强益气建中之力，使阳生阴长，诸虚不足之证自除；当归建中汤治产后虚羸，以产后百脉空虚，加苦辛甘温，补血和血之当归，重在温中养血。两方若与小建中汤相比较，则小建中虽阴阳并补，但以温阳为主；黄芪建中汤则侧重于甘温益气；当归建中汤乃偏重于和血止痛。大建中汤则纯用辛甘之品温建中阳，其补虚散寒之力远较小建中汤为峻，且有降逆止呕之作用，故名大建中，用治中阳衰弱、阴寒内盛之腹痛呕逆。

【文献摘要】

1. 原书主治

《伤寒论·辨太阳病脉证并治》："伤寒，阳脉涩，阴脉弦，法当腹中急痛，先与小建中汤，不差者，小柴胡汤主之。"《金匮要略·血痹虚劳病脉证并治》："虚劳里急，悸，衄，腹中痛，梦失精，四肢酸疼，手足烦热，咽干口燥，小建中汤主之。"

2. 方论选录

吴昆："腹中急痛，则阴阳乖于中，而脾气不建矣，故立建中汤。桂肉与桂枝不同，枝则味薄，故用之以解肌；肉则味厚，故用之以建里。芍药之酸，收阴气而健脾；生姜之辛，散寒邪而辅正。《经》曰：脾欲缓，急食甘以缓之。故用甘草、大枣、胶饴以缓急痛。又曰：呕家不可用建中，为其甘也。则夫腹痛而兼呕者，又非建中所宜矣。"（《医方考》）

【医案选录】

《吴鞠通医案》：施，二十岁。形寒而六脉弦细，时而身热，先天不足，与诸虚不足之小建中汤法。芍药六钱，炙甘草三钱，生姜四钱，桂枝四钱，胶饴一两，大枣四枚。前后服过六十剂，诸皆见效。

第二节　回阳救逆

回阳救逆剂，适用于阳气衰微，阴寒内盛，甚或阴盛格阳、戴阳的危重病证。症见四肢厥逆，恶寒蜷卧，精神萎靡，甚或冷汗淋漓，脉微欲绝等。常用附子、干姜等温热药物为主组方或配人参等益气固脱之品。代表方如四逆汤、回阳救急汤。

四逆汤

《伤寒论》

【组成】甘草二两（6 g），炙　干姜一两半（6 g）　附子一枚（15 g），生用，去皮，破八片

【用法】上三味，以水三升，煮取一升二合，去滓，分温再服。强人可大附子一枚，干姜三两（现代用法：水煎服）。

【功用】回阳救逆。

【主治】心肾阳衰寒厥证。症见四肢厥逆，恶寒蜷卧，神衰欲寐，面色苍白，腹痛下利，呕吐不渴，舌苔白滑，脉微细。

【方解】本方证乃因心肾阳衰、阴寒内盛所致。阳气不能温煦周身四

末，故四肢厥逆、恶寒蜷卧；不能鼓动血行，故脉微细。《素问·生气通天论》曰："阳气者，精则养神，柔则养筋。"今心阳衰微，神失所养，则神衰欲寐；肾阳衰微，不能暖脾，升降失调，则腹痛吐利。此阳衰寒盛之证，非纯阳大辛大热之品不足以破阴寒、回阳气、救厥逆。故方中以大辛大热之生附子为君，入心、脾、肾经，温壮元阳，破散阴寒，回阳救逆。生用则火性迅速透达内外以温阳逐寒。臣以辛热之干姜，入心、脾、肺经，温中散寒，助阳通脉。附子与干姜同用，一温先天以生后天，一温后天以养先天，附、姜同用，可温壮脾肾之阳，祛寒救逆，是回阳救逆的常用组合。《本经疏证》云："附子以走下，干姜以守中，有姜无附，难收斩将夺旗之功，有附无姜，难取坚壁不动之效。"炙甘草之用有三：一则益气补中，使全方温补结合，以治虚寒之本；二则甘缓姜、附峻烈之性，使其破阴回阳而无暴散之虞；三则调和药性，并使药力作用持久，是为佐药而兼使药之用。综观本方，药简力专，大辛大热，使阳复厥回，故名"四逆汤"。

【运用】

1. 辨证要点

本方是回阳救逆的基础方。临床应用以四肢厥逆、神衰欲寐、面色苍白、脉微细为辨证要点。

2. 现代运用

本方常用于心肌梗死、心力衰竭、急性胃肠炎吐泻过多或急证大汗而见休克属阳衰阴盛者。

3. 使用注意

若服药后出现呕吐拒药者，可将药液置凉后服用。本方纯用辛热之品，中病手足温和即止，不可久服。真热假寒者忌用。

【附方】

1. 通脉四逆汤（《伤寒论》）

甘草二两（6 g），炙　附子大者一枚（20 g），生用，去皮，破八片　干姜三两，强人可四两（9～12 g）　上三味，以水三升，煮取一升二合，去滓，分温再服，其脉即出者愈。功用：破阴回阳，通达内外。主治：少阴病，阴盛格阳证。症见下利清谷，里寒外热，手足厥逆，脉微欲绝，身反不恶寒，其人面色赤，或腹痛，或干呕，或咽痛，或利止，脉不出者。若“吐已下断，汗出而厥，四肢拘急不解，脉微欲绝者”，加猪胆汁半合（5 mL），名“通脉四逆加猪胆汁汤”。“分温再服，其脉即来。无猪胆，以羊胆代之”。

2. 四逆加人参汤（《伤寒论》）

甘草二两（6 g），炙 附子一枚（15 g），生用，去皮，破八片 干姜一两半（9 g） 人参一两（6 g） 上四味，以水三升，煮取一升二合，去滓，分温再服。功用：回阳救逆，益气固脱。主治：少阴病。症见四肢厥逆，恶寒蜷卧，脉微而复自下利，利虽止而余症仍在者。

3. 白通汤（《伤寒论》）

葱白四茎 干姜一两（6 g） 附子一枚（15 g），生，去皮，破八片 上三味，以水三升，煮取一升，去滓，分温再服。功用：破阴回阳，宣通上下。主治：少阴病阴盛戴阳证。症见手足厥逆，下利，脉微，面赤者。若“利不止，厥逆无脉，干呕，烦者”，加猪胆汁一合（5 mL），人尿五合（25 mL），名“白通加猪胆汁汤”。

4. 参附汤（《正体类要》）

人参四钱（12 g） 附子炮，去皮，三钱（9 g） 用水煎服，阳气脱陷者，倍用之。功用：益气回阳固脱。主治：阳气暴脱证。症见四肢厥逆，冷汗淋漓，呼吸微弱，脉微欲绝。

通脉四逆汤、四逆加人参汤、白通汤均在四逆汤基础上加减衍化而来，均为《伤寒论》中治疗少阴阳虚证的主要方剂。通脉四逆汤证除“少阴四逆”外，更有“身反不恶寒，其人面色赤，或腹痛，或干呕，或咽痛，或利止，脉不出”等，是阴盛格阳、真阳欲脱之危象，所以在四逆汤的基础上重用姜、附用量，冀能阳回脉复，故方后注明“分温再服，其脉即出者愈”。若吐下都止，汗出而厥，四肢拘急不解，脉微欲绝者，是真阴真阳大虚欲脱之危象，故加苦寒之胆汁，既防寒邪拒药，又引虚阳复归于阳中，亦是反佐之妙用，是以方后注明：“无猪胆，以羊胆代之。”

若利止而四逆证仍在，是气血大伤之故。所以于四逆汤中加大补元气之人参以益气固脱，使阳气回复，阴血自生。临床凡是四逆汤证而见气短、气促者，均可用四逆加人参汤急救。

白通汤即四逆汤去甘草，减少干姜用量，再加葱白而成。主治阴寒盛于下焦，急需通阳破阴，以防阴盛逼阳，所以用辛温通阳之葱白，合姜、附以通阳复脉。因下利甚者，阴液必伤，所以减干姜之燥热，有护阴之意。若利不止，厥逆无脉，干呕烦者，是阴寒盛于里，阳气欲上脱，阴气欲下脱之危象，所以急当用大辛大热之剂通阳复脉，并加胆汁、人尿滋阴以和阳，是反佐之法。原文有“服汤，脉暴出者死，微续者生”的说法，提示若残阳暴脉亦暴出，视为不良。出方后还有“若无胆，亦可用”，可知重在人尿。这些都是白通加猪胆汁汤证治精细之处，与通脉四逆汤之“无猪胆，以羊胆代之”之反佐法，皆有深意，须详加领悟。

参附汤为峻补阳气以救暴脱之剂。除上述主治外，凡大病虚极欲脱，产后或月经暴崩或痈疡久溃、血脱亡阳等，均可用本方救治。但一俟阳气来复，病情稳定，便当辨证调治，不可多服，免纯阳之品过剂，反致助火伤阴耗血。

【文献摘要】

1. 原书主治

《伤寒论·辨少阴病脉证并治》：“少阴病，脉沉者，急温之，宜四逆汤。”《伤寒论·辨霍乱病脉证并治》：“吐利汗出，发热恶寒，四肢拘急，手足厥冷者，四逆汤主之。”

2. 方论选录

汪昂：“此足少阴药也。寒淫于内，治以甘热。故以姜、附大热之剂，伸发阳气，表散寒邪。甘草亦补中散寒之品，又以缓姜、附之上僭也。必冷服者，寒盛于中，热饮则格拒不纳。《经》所谓热因寒用；又曰：治寒以热，凉而行之是也。”（《医方集解·祛寒之剂》）

【医案选录】

《名医类案》：罗谦甫治省掾曹德裕妇，二月初，病伤寒八九日，请罗治之，脉得沉细而微，四肢逆冷，自利腹痛，目不欲开，两手常抱腋下，头昏嗜卧，口舌干燥。乃曰：前医留白虎加人参一帖，可服否？罗曰：白虎虽云治口燥舌干，若执此一句，亦未然。今此证不可用白虎者有三：《伤寒论》云立夏以前、处暑以后，不可妄用，一也；太阳证无汗而渴者，不可用，二也；况病人阴证悉具，其时春气尚寒不可用，三也。仲景云，下利清谷，急当救里，宜四逆汤。遂以四逆汤五两，加人参一两，生姜十余片，连须葱白九茎，水五大盏，同煎至三盏，去滓，分三服，一日服之。至夜利止，手足温，翌日大汗而解，继以理中汤数服而愈。

第三节　温经散寒

温经散寒剂，适用于寒凝经脉证。本类病证多由阳气虚弱，营血不足，寒邪入侵经脉，血行不畅所致。临床多表现为手足厥寒、肢体疼痛或发阴疽等。常用桂枝、细辛等温经散寒药与当归、白芍、熟地等补养营血药配伍组成。代表方如当归四逆汤。

当归四逆汤

《伤寒论》

【组成】当归三两（12 g）　桂枝三两（9 g），去皮　芍药三两（9 g）　细辛三两（3 g）　甘草二两（6 g），炙　通草二两（6 g）　大枣二十五枚（8 枚），擘

【用法】上七味，以水八升，煮取三升，去滓。温服一升，日三服（现代用法：水煎服）。

【功用】温经散寒，养血通脉。

【主治】血虚寒厥证。症见手足厥寒或腰、股、腿、足、肩臂疼痛，口不渴，舌淡苔白，脉沉细或细而欲绝。

【方解】本方证由营血虚弱，寒凝经脉，血行不利所致。素体血虚而又经脉受寒，寒邪凝滞，血行不利，阳气不能达于四肢末端，营血不能充盈血脉，而见手足厥寒、脉细欲绝。区别于四肢厥逆，此手足厥寒冷不过指掌至腕、踝。治当温经散寒，养血通脉。本方以桂枝汤去生姜，倍大枣，加当归、通草、细辛组成。方中当归甘温，养血和血；桂枝辛温，温经散寒，养血通脉，为君药。细辛温经散寒，助桂枝温通血脉；白芍养血和营，助当归补益营血，共为臣药。通草苦寒，通经脉，以畅血行，又可防桂枝、细辛温燥太过，耗血伤津；大枣、甘草，益气健脾养血，共为佐药。重用大枣，合归、芍以补营血。甘草兼调药性而为使药。全方共奏温经散寒，养血通脉之效。

本方的配伍特点是养血和营与辛散温通并用，养血与通脉兼施，温而不燥，补而不滞。

《伤寒论》中以“四逆”命名的方剂有四逆散、四逆汤、当归四逆汤。三方主治证中皆有“四逆”，但其病机用药却大不相同。四逆散证是因外邪传经入里，阳气内郁而不达四末所致，故其逆冷仅在肢端，尚可见身热、脉弦等症；四逆汤之厥逆是因阴寒内盛，阳气衰微，无力到达四末而致，故其厥逆严重，冷过肘膝，并伴有神衰欲寐、腹痛下利、脉微欲绝等症；当归四逆汤之手足厥寒是血虚受寒，寒凝经脉，血行不畅所致，因其寒邪在经不在脏，故肢厥程度较四逆汤证为轻，并兼见肢体疼痛等症。正如周扬俊所言：“四逆汤全在回阳起见，四逆散全在和解表里起见，当归四逆汤全在养血通脉起见。”（《温热暑疫全书》）

【运用】

1．辨证要点

本方是养血温经散寒的常用方。临床应用以手足厥寒、舌淡苔白、脉细欲绝为辨证要点。

2．加减变化

治腰、股、腿、足疼痛属血虚寒凝者，可酌加川断、牛膝、鸡血藤、木瓜等活血祛瘀之品；若用治妇女血虚寒凝之经期腹痛，以及男子寒疝、睾丸掣痛、牵引少腹冷痛、肢冷脉弦，可酌加乌药、茴香、高良姜、香附等理气止痛；血虚寒凝所致的手足冻疮，不论初期未溃或已溃者，均可以本方加减运用。

3．现代运用

本方常用于血栓闭塞性脉管炎、无脉症、雷诺病、小儿麻痹、冻疮、妇女痛经、肩周炎、风湿性关节炎等属血虚寒凝者。

【文献摘要】

1．原书主治

《伤寒论·辨厥阴病脉证并治》：“手足厥寒，脉细欲绝者，当归四逆汤主之。”

2．方论选录

许宏《金镜内台方议》："阴血内虚，则不能荣于脉；阳气外虚，则不能温于四末，故手足厥寒、脉细欲绝也。故用当归为君，以补血；以芍药为臣，辅之而养营气；以桂枝、细辛之苦，以散寒温气为佐；以大枣、甘草之甘为使，而益其中，补其不足；以通草之淡，而通行其脉道与厥也。"

【医案选录】

《岳美中医案集》：赵某，男性，30余岁……风雪交加，冻仆于地，爬行数里，偃卧于地而待毙，邻近人发现后抬回村中……手足厥逆，卧难转侧，遂急投与仲景当归四逆汤：当归9 g，桂枝9 g，芍药9 g，细辛3 g，木通3 g，炙甘草6 g，大枣4枚，嘱连服数剂，以厥回肢温为度。4剂后，遍身起紫疱如核桃，数日后即能转动，月余而大愈。

附

吴茱萸汤

《伤寒论》

【组成】吴茱萸一升，洗（9 g）　人参三两（9 g）　生姜六两（18 g），切　大枣十二枚（4枚），擘

【用法】上四味，以水七升，煮取二升，去滓。温服七合，日三服（现代用法：水煎服）。

【功用】温中补虚，降逆止呕。

【主治】肝胃虚寒，浊阴上逆证。症见食后欲呕，或呕吐酸水，或干呕，或吐清涎冷沫，胸满脘痛，巅顶头痛，畏寒肢凉，甚则伴手足逆冷，大便泄泻，烦躁欲死，舌淡苔白滑，脉沉弦或迟。

【方解】本方证乃肝胃虚寒，浊阴上逆所致。肝胃虚寒，胃失和降，浊阴上逆，故食后泛泛欲吐，或呕吐酸水，或干呕，或吐清涎冷沫；厥阴之脉夹胃属肝，上行与督脉会于头顶部，胃中浊阴循肝经上扰于头，故巅顶头痛；浊阴阻滞，气机不利，故胸满脘痛；头痛吐利频作，烦躁欲死；舌淡苔白滑、脉沉弦而迟等均为虚寒之象。治宜温中补虚，降逆止呕。方中吴茱萸味辛苦而性热，归肝、脾、胃、肾经，既能温胃暖肝以祛寒，又善和胃降逆以止呕，一药而两擅其功，是为君药。重用生姜温胃散寒，降逆止呕，用为臣药。吴

茱萸与生姜相配，温降之力甚强。人参甘温，益气健脾，为佐药。大枣甘平，合人参以益脾气，合生姜以调脾胃，并能调和诸药，是佐使之药。四药配伍，温中与降逆并施，寓补益于温降之中，共奏温中补虚，降逆止呕之功。

【运用】

1. 辨证要点

本方是治疗肝胃虚寒、浊阴上逆的常用方。临床应用以食后欲吐或巅顶头痛、干呕吐涎沫、畏寒肢凉、舌淡苔白滑、脉弦细而迟为辨证要点。

2. 加减变化

呕吐较甚者，可加半夏、砂仁等以增强和胃止呕之力；头痛较甚者，可加川芎以加强止痛之功；肝胃虚寒重证，可加干姜、小茴香等温里祛寒。

3. 现代运用

本方适用于慢性胃炎、神经性呕吐、神经性头痛、耳源性眩晕等属肝胃虚寒者。

4. 使用注意

胃热呕吐、阴虚呕吐或肝阳上亢之头痛均禁用本方。

【文献摘要】

1. 原书主治

《伤寒论·辨阳明病脉证并治》："食谷欲呕，属阳明也，吴茱萸汤主之。"《伤寒论·辨厥阴病脉证并治》："干呕，吐涎沫，头痛者，吴茱萸汤主之。"

2. 方论选录

许宏《金镜内台方议》："干呕，吐涎沫，头痛，厥阴之寒气上攻也。吐利，手足逆冷者，寒气内甚也；烦躁欲死者，阳气内争也；食谷欲呕者，胃寒不受食也；以此三者之证，共用此方者，以吴茱萸能下三阴之逆气为君，生姜能散气为臣，人参、大枣之甘缓，能和调诸气者也，故用之为佐使，以安其中也。"

回阳救急汤

《伤寒六书》

【组成】熟附子（9 g）　干姜（6 g）　人参（6 g）　甘草炙（6 g）　白术炒

(9 g) 肉桂 (3 g) 陈皮 (6 g) 五味子 (3 g) 茯苓 (9 g) 半夏制 (9 g)

【用法】水二盅，姜三片，煎之，临服入麝香三厘（0.1 g）调服。中病以手足温和即止，不得多服（现代用法：水煎服，麝香冲服）。

【功用】回阳固脱，益气生脉。

【主治】寒邪直中三阴，真阳衰微证。症见四肢厥冷，神衰欲寐，恶寒蜷卧，吐泻腹痛，口不渴，甚则身寒战栗，或指甲口唇青紫，或吐涎沫，舌淡苔白，脉沉微，甚或无脉。

【方解】本方证是由寒邪直中三阴，阴寒内盛，真阳衰微欲脱所致。素体阳虚，寒邪直中，三阴受寒，故腹痛、吐泻、肢厥、神衰、脉微俱见；身寒战栗、唇指青紫、无脉乃阴寒内盛、阳微欲脱之兆。治当回阳固脱，益气生脉。本方以四逆汤合六君子汤，再加肉桂、五味子、生姜、麝香。方中以附子配干姜、肉桂，则温里回阳、祛寒通脉之功尤著。六君子汤补益脾胃，固守中州，并能清由阳虚水湿不化所生的痰饮。人参合附子，益气回阳以固脱；配五味子益气补心以生脉。麝香三厘，辛香走窜，通行十二经脉，与五味子之酸收配合，则散中有收，使诸药迅布周身，而无虚阳散越之弊。诸药相合，共收回阳生脉之效，厥回脉复而诸症自除。

【运用】

1. 辨证要点

本方是治疗寒邪直中三阴、真阳衰微证的常用方。临床应用以四肢厥冷、神衰欲寐、下利腹痛、脉微或无脉为辨证要点。

2. 加减变化

呕吐涎沫或少腹痛者，可加盐炒吴茱萸，温胃暖肝，下气止呕；呕吐不止者，可加姜汁温胃止呕；泄泻不止者，可加升麻、黄芪等益气升阳止泻；无脉者，可加少许猪胆汁，用为反佐，以防阳微阴盛而成阳脱之变。

3. 现代运用

本方常用于急性胃肠炎吐泻过多、休克、心力衰竭等属亡阳欲脱者。

4. 使用注意

方中麝香用量不宜过大。服药后手足温和即止。

【文献摘要】

1. 原书主治

《伤寒六书》："治寒邪直中阴经真寒证，初病起无身热，无头疼，止恶寒，四肢厥冷，战栗腹疼，吐泻不渴，引衣自盖，蜷卧沉重，或手指甲唇青，或口吐涎沫，或至无脉，或脉来沉迟而无力者，宜用。"

2. 方论选录

何秀山《重订通俗伤寒论》："少阴病下利脉微，甚则利不止，肢厥无脉，干呕心烦者，经方用白通加猪胆汁汤主之，然不及此方面面顾到。故俞氏每用之以奏功。揣其方义，虽仍以四逆汤加桂温补回阳为君，而以《千金》生脉散为臣者，以参能益气生脉，麦冬能续胃络脉绝，五味子能引阳归根也。佐以白术、二陈，健脾和胃，上止干呕，下止泻利。妙在更使以些许麝香，斩关直入，助参、附、姜、桂以速奏殊功，浅学者每畏其散气而不敢用，岂知麝香同冰片及诸香药用，固属散气，同参、术、附、桂、麦、味等温补收敛药用，但显其助气之功，而无散气之弊矣。此为回阳固脱，益气生脉之第一良方。"

阳和汤

《外科证治全生集》

【组成】熟地黄一两（30 g）　麻黄五分（2 g）　鹿角胶三钱（9 g）　白芥子二钱（6 g），炒研　肉桂一钱（3 g），去皮，研粉　生甘草一钱（3 g）　炮姜炭五分（2 g）

【用法】水煎服。

【功用】温阳补血，散寒通滞。

【主治】阴疽。症见贴骨疽、脱疽、流注、痰核、鹤膝风等，患处漫肿无头，皮色不变，酸痛无热，口中不渴，舌淡苔白，脉沉细或迟细。

【方解】阴疽一证多由素体阳虚，营血亏虚，寒凝痰滞，痹阻于肌肉、筋骨、血脉而成。阴寒为病，故局部肿势弥漫、皮色不变、酸痛无热，并可伴有全身虚寒症状；舌淡苔白、脉沉细亦为虚寒之象。治宜温阳补血，散寒通滞。方中重用熟地黄温补营血，填精补髓；鹿角胶温肾阳、益精血。二药合用，温阳补血，共为君药。肉桂、姜炭药性辛热，均入血分，温阳散寒，温通血脉，为臣药。白芥子辛温，温化寒痰，通络散结，可达皮里膜外；少量麻黄，辛温达卫，开肌腠，散寒凝，为佐药。方中鹿角胶、熟地黄得姜、桂、芥、麻之宣通，则补而不滞；麻、芥、姜、桂得熟地黄、鹿角胶之滋补，则温散而不伤正。生甘草为使，解毒而调诸药。综观本方，温阳与补血并用，祛痰与通络相伍，可使阳虚得补，营血得充，寒凝痰滞得除，治疗阴疽犹如仲春和煦之气，普照大地，驱散阴霾，而布阳和，故以“阳和汤”名之。

【运用】

1. 辨证要点

本方是治疗阴疽的常用方。临床应用以患处漫肿无头、皮色不变、酸痛无热为辨证要点。

2. 加减变化

若兼气虚不足者，可加党参、生黄芪等甘温补气；阴寒重者，可加附子温阳散寒，肉桂亦可改桂枝，加强温通血脉、和营通滞作用；疼痛甚者，加乳香、没药活血化瘀止痛。

3. 现代运用

本方常用于治疗骨结核、腹膜结核、慢性骨髓炎、骨膜炎、慢性淋巴结炎、类风湿性关节炎、血栓闭塞性脉管炎、肌肉深部脓疡等属阴寒凝滞者。

4. 使用注意

阳证疮疡红肿热痛，或阴虚有热，或疽已溃破者，不宜使用本方。马培之云：“此方治阴证，无出其右，用之得当，应手而愈。乳岩万不可用，阴虚有热及破溃日久者，不可沾唇。”（《重校外科证治全生集》）

【文献摘要】

1. 原书主治

《外科证治全生集》：“鹤膝风、贴骨疽及一切阴疽。”

2. 方论选录

谢观：“此方用熟地、姜、桂、鹿角，以为温补之品，用麻黄以开腠理，用白芥子以消皮里膜外之痰。且熟地得麻黄，则补血而不腻膈；麻黄得熟地，则通络而不发表。用治诸疽白陷，如日光一照，使寒湿悉解，故有阳和之名。唯半阴半阳之证忌用。”（《中国医学大辞典》）

小 结

温里剂根据功用不同分为温中祛寒、回阳救逆、温经散寒三类。

1. 温中祛寒

本类方剂主治中焦虚寒证。其中理中丸温中祛寒、补气健脾，是治疗脾胃虚寒、腹痛吐利的基础方，亦常作汤剂使用；小建中汤温中补虚、缓急止痛，是治疗中焦虚寒、肝脾失和之虚劳腹痛的常用方；吴茱萸汤以温肝暖胃为主，兼补中虚，是治疗肝胃虚寒、浊阴上逆之呕吐、头痛的常用方。

2. 回阳救逆

本类方剂主治心肾阳气衰微、阴寒内盛、亡阳欲脱之危重病证。其中四逆汤是回阳救逆的基础方，主治阴寒内盛、阳气衰微之四肢厥逆、神衰欲寐、脉微细之证；回阳救急汤是回阳救逆、益气生脉之常用方，方中麝香与五味子相配，一散一收，尤具相反相成之妙，主治寒邪直中三阴，真阳衰微欲脱之证。

3. 温经散寒

本类方剂主治阳虚血弱、寒凝经脉之手足厥寒、阴疽等证。其中当归四逆汤温经散寒、养血通脉，是治疗血虚寒凝所致的手足厥逆或肢体疼痛的常用方；阳和汤温阳补血、散寒通滞，是治疗阴疽的常用方。

复习思考题

1. 试述理中丸的主治病证、功用及配伍意义。

2. 小建中汤与桂枝汤在立法、组成及功用方面的区别是什么？

3. 试述四逆汤的配伍意义与适应证。

4. 比较当归四逆汤与四逆汤在主治病证及病机、治法、用法方面有何不同？

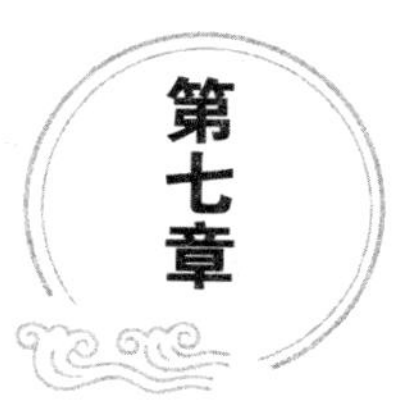

第七章 补益剂

凡以补益药为主组成，具有补益人体气、血、阴、阳等作用，治疗各种虚证的方剂，统称补益剂。本类方剂是根据“虚者补之”“损者益之”及“形不足者，温之以气；精不足者，补之以味”的理论立法，属于“八法”中的“补法”。

人体虚损不足诸证，成因甚多，但总属先天不足或后天失调（包括饮食劳倦、情志所伤、病后失调等）所致的五脏虚损，而五脏虚损又不外乎气、血、阴、阳，故虚证有气虚、血虚、气血两虚、阴虚、阳虚、阴阳两虚等区别。所以，补益剂则相应分为补气、补血、气血双补、补阴、补阳、阴阳并补六类。

气虚补气，血虚补血，二者虽各有重点，但气血相依，补气与补血常配合使用。“血不自生，须得生阳气之药，血自旺矣”（《脾胃论》）；“血虚者，补其气而血自生”（《温病条辨》）。因此，血虚者补血时，宜加入补气之品，以助生化或着重补气以生血；因大失血而致血虚者，尤当益气固脱，使气旺则血生。气虚者，一般以补气药为主，虽亦可少佐补血药，但过之则阴柔碍胃。至于气血两虚者，则宜气血双补。

补阴补阳亦是如此。阴阳互根，孤阴不生，独阳不长。《类经》云：“善补阳者，必于阴中求阳，则阳得阴助而生化无穷；善补阴者，必于阳中求阴，则阴得阳升而泉源不竭。”因此，阳虚补阳，常佐以补阴之品，使阳有所附，并借助阴药滋润之性以制阳药之温燥，使补阳而不伤津；阴虚补阴，常佐以补阳之品，使阴有所化，并借助阳药温运之力以制阴药之凝滞，使滋阴而不碍气。若阴阳两虚，自应阴阳并补。

应用补益剂应注意以下事项。一是要辨清虚证的实质和具体病位，即首先分清气血阴阳究竟哪方面不足，再结合脏腑相互资生关系，予以补益。二是注意虚实真假，真虚假实，若误用攻伐之剂，则虚者更虚；真实假虚，若误用补益之剂，则实者更实，即《景岳全书》云："至虚之病，反见盛势；大实之病，反有羸状。"三是要注意脾胃功能，补益药易于壅中滞气，如脾胃功能较差，可适当加入理气醒脾之品，以资运化，使之补而不滞。四是注意煎服法，补益药宜慢火久煎，务使药力尽出；服药时间以空腹或饭前为佳，若急证则不受此限。

第一节　补气

补气剂，适用于脾肺气虚证。症见肢体倦怠乏力，少气懒言，语音低微，动则气促，面色萎白，食少便溏，舌淡苔白，脉虚弱，甚或虚热，或脱肛，或子宫脱垂等。常用补气药如人参、党参、黄芪、白术等为主组成方剂。若兼湿阻者，常配利水渗湿药如茯苓、薏苡仁等；若兼气滞者，配伍行气药如木香、陈皮等；若气虚下陷、内脏下垂者，佐以升提药如升麻、柴胡等。代表方如四君子汤、参苓白术散、补中益气汤、生脉散、玉屏风散。

四君子汤

《太平惠民和剂局方》

【组成】人参去芦　白术　茯苓去皮（各 9 g）　甘草炙（6 g）各等分

【用法】上为细末。每服二钱（15 g），水一盏，煎至七分，通口服，不拘时候；入盐少许，白汤点亦得（现代用法：水煎服）。

【功用】益气健脾。

【主治】脾胃气虚证。症见面色萎白，语声低微，气短乏力，食少便溏，舌淡苔白，脉虚弱。

【方解】本方证由脾胃气虚，运化乏力所致。脾胃为后天之本，气血生化之源，脾胃气虚，运化无力，则纳呆食少；脾失健运，湿浊中生，故大便溏薄；脾主肌肉，脾胃气虚，四肢肌肉无所禀受，故四肢乏力；气血生化不足，血不足不荣于面，而见面色萎白；脾为肺之母，脾胃一虚，肺气先绝，故见气短、语声低微；舌淡苔白、脉虚弱皆为气虚之象。治宜补益脾胃之气，以复其运化受纳之功。方中人参为君，甘温益气，健脾养胃。臣以苦甘温之白术，健脾燥湿，加强益气助运之力；佐以甘淡的茯苓，渗湿以健脾，苓、术相配，则健脾祛湿之功益著。使以炙甘草，益气和中，调和诸药。四药配伍，共奏益气健脾之功。

【运用】

1. 辨证要点

本方为治疗脾胃气虚证的基础方，后世众多补脾益气的方剂多以此为基础衍化而来。临床应用以面白食少、气短乏力、舌淡苔白、脉虚弱为辨证要点。

2. 加减变化

呕吐者，加半夏以降逆止呕；胸膈痞满者，加枳壳、陈皮以行气宽胸；兼畏寒肢冷、脘腹疼痛者，加干姜、附子以温中祛寒。

3. 现代运用

本方常用于慢性胃炎、胃及十二指肠溃疡等属脾气虚者。

【附方】

1. 异功散（《小儿药证直诀》）

人参切，去顶　茯苓去皮　白术　陈皮锉　甘草各等分（各6 g）　上为细末，每服二钱（6 g），水一盏，加生姜五片，大枣二个，同煎至七分，食前温服，量多少与之。功用：益气健脾，行气化滞。主治：脾胃气虚兼气滞证。症见饮食减少，大便溏薄，胸脘痞闷不舒或呕吐泄泻等。

2. 六君子汤（《医学正传》）

即四君子汤加陈皮一钱（3 g）　半夏一钱五分（4.5 g）　上为细末，作一服，加大枣二枚，生姜三片，新汲水煎服。功用：益气健脾，燥湿化痰。主治：脾胃气虚兼痰湿证。症见食少腹胀、便溏、呕逆等。

3. 香砂六君子汤（《古今名医方论》）

人参一钱（3 g）　白术二钱（6 g）　甘草七分（2 g）　陈皮八分（2.5 g）　半夏一钱（3 g）　砂仁八分（2.5 g）　木香七分（2 g）　上加生姜二钱（6 g），水煎服。功用：益气健脾，行气化痰。主治：脾胃气虚，痰阻滞证。症见胸脘痞闷，不思饮食，腹满胀痛，消瘦倦怠或气虚肿满。

4. 保元汤（《博爱心鉴》）

黄芪三钱（9 g） 人参一钱（3 g） 炙甘草一钱（3 g） 肉桂五分（1.5 g）（原书无用量，今据《景岳全书》补） 上加生姜一片，水煎，不拘时服。功用：益气温阳。主治：虚损劳怯，元气不足证。症见面色㿠白，倦怠乏力，少气畏寒，以及小儿痘疮，阳虚顶陷，不能发起灌浆者。

以上前三方均为四君子汤加味而成，皆有益气健脾之功。异功散中加陈皮，功兼行气化滞，适用于脾胃气虚兼气滞证；六君子汤配半夏、陈皮，功兼和胃燥湿，适用于脾胃气虚兼有痰湿证；香砂六君子汤伍半夏、陈皮、木香、砂仁，功在益气和胃、行气化痰，适用于脾胃气虚、痰阻气滞证。保元汤以补气药为主，配伍少量肉桂以助阳，功能益气温阳，适用于小儿元气不足之证。

【文献摘要】

1. 原书主治

《太平惠民和剂局方》："荣卫气虚，脏腑怯弱。心腹胀满，全不思食，肠鸣泄泻，呕哕吐逆，大宜服之。"

2. 方论选录

张秉成："治脾肺气虚，中土衰弱，以致食少便溏，体瘦神倦，或气短息微，皮聚毛落等证。人参大补肺脾元气为君，白术补脾燥湿为臣，以脾喜温燥，土旺即可生金，故肺脾两虚者，尤当以补脾为急。脾为后天之源，四脏皆赖其荫庇，不独肺也。而又佐以茯苓，渗肺脾之湿浊下行，然后参、术之功，益彰其效，此亦犹六味丸补泻兼行之意。然必施之以甘草，而能两协其平，引以姜、枣，大和营卫，各呈其妙，是以谓之君子也。"（《成方便读》）

【医案选录】

《静香楼医案》：中气虚寒，得冷则泻，而又火生齿衄。古人所谓胸中积聚之残火，腹内久积之沉寒也。此当温补中气，脾土厚则火自敛，四君子汤加益智仁、干姜。

参苓白术散

《太平惠民和剂局方》

【组成】莲子肉去皮，一斤（500 g）　薏苡仁一斤（500 g）　缩砂仁一斤（500 g）　桔梗炒令深黄色，一斤（500 g）　白扁豆姜汁浸，去皮，微炒，一斤半（750 g）　白茯苓二斤（1 000 g）　人参二斤（1 000 g）　甘草炒，二斤（1 000 g）　白术二斤（1 000 g）　山药二斤（1 000 g）

【用法】上为细末。每服二钱（6 g），枣汤调下。小儿量岁数加减服之（现代用法：作汤剂，水煎服，用量按原方比例酌减）。

【功用】益气健脾，渗湿止泻。

【主治】脾虚湿盛证。症见饮食不化，胸脘痞闷，肠鸣泄泻，形体消瘦，四肢乏力，咳嗽痰多色白，面色萎黄，舌淡苔白腻，脉虚缓。

【方解】本方证是由脾虚湿盛所致。脾胃虚弱，纳运乏力，故饮食不化；水谷不化，清浊不分，故见肠鸣泄泻；湿滞中焦，气机被阻，而见胸脘痞闷；脾失健运，则气血生化不足；肢体肌肤失于濡养，故四肢无力、形体消瘦、面色萎黄；脾气不足，母病及子则见肺气不足，无力通调水道而见咳嗽痰多色白；舌淡、苔白腻、脉虚缓皆为脾虚湿盛之象。治宜补益脾胃，兼以渗湿止泻。方中人参、白术、茯苓益气健脾渗湿为君。配伍山药、莲子肉助君药以健脾益气、涩肠止泻；并用白扁豆、薏苡仁助白术、茯苓以健脾渗湿，均为臣药。更用砂仁醒脾和胃，行气化滞，是为佐药。桔梗宣肺利气，通调水道，又能载药上行，培土生金；炒甘草健脾和中，调和诸药，共为佐使。综观全方，补中气，渗湿浊，行气滞，使脾气健运，湿邪得去，则诸症自除。

本方是在四君子汤基础上加山药、莲子、白扁豆、薏苡仁、砂仁、桔梗而成。两方均有益气健脾之功，但四君子汤以补气为主，为治脾胃气虚的基础方；参苓白术散兼有渗湿行气的作用，并有益肺之效，是治疗脾虚湿盛证及体现“培土生金”治法的常用方剂。

【运用】

1. 辨证要点

本方药性平和，温而不燥，是治疗脾虚湿盛泄泻的常用方。临床应用以泄泻、舌苔白腻、脉虚缓为辨证要点。

2. 加减变化

兼里寒而腹痛者，加干姜、附子以温中祛寒止痛。

3. 现代运用

本方常用于慢性胃肠炎、贫血、慢性支气管炎、慢性肾炎及妇女带下病等属脾虚湿盛者。

【文献摘要】

1. 原书主治

《太平惠民和剂局方》："脾胃虚弱，饮食不进，多困少力，中满痞噎，心忪气喘，呕吐泄泻及伤寒咳噫。"

2. 方论选录

汪昂："此足太阴、阳明药也。治脾胃者，补其虚，除其湿，行其滞，调其气而已。人参、白术、茯苓、甘草、山药、薏仁、扁豆、莲肉，皆补脾之药也，然茯苓、山药、薏仁理脾而兼能渗湿；砂仁、陈皮调气行滞之品也，然合参、术、苓、草，暖胃而又能补中；桔梗苦甘入肺，能载诸药上浮，又能通天气于地道，使气得升降而益和，且以保肺，防燥药之上僭也。"（《医方集解·补养之剂》）

补中益气汤

《内外伤辨惑论》

【组成】黄芪病甚、劳役热甚者，一钱（18 g）　甘草炙，各五分（9 g）　人参去芦，三分（6 g）　当归酒焙干或晒干，二分（3 g）　橘皮不去白，二分或三分（6 g）　升麻二分或三分（6 g）　柴胡二分或三分（6 g）　白术三分（9 g）

【用法】上㕮咀，都作一服，水二盏，煎至一盏，去滓，食远稍热服（现代用法：水煎服。抑可作丸剂，每服 10 ~ 15 g，日 2 ~ 3 次，温开水或姜汤下）。

【功用】补中益气，升阳举陷。

【主治】

1. 脾虚气陷证

症见饮食减少，体倦肢软，少气懒言，面色萎黄，大便稀溏，舌淡脉虚，以及脱肛，子宫脱垂，久泻久痢，崩漏等。

2．气虚发热证

症见身热自汗，渴喜热饮，气短乏力，舌淡，脉虚大无力。

3．脾不升清证

症见头晕目眩，视物昏瞀，耳鸣耳聋，少气懒言，语声低微，面色萎黄，纳差便溏，舌淡脉弱。

【方解】本方治证系因饮食劳倦，损伤脾胃，以致脾胃气虚、清阳下陷所致。脾胃健运，则精力旺盛，气血充沛，故称之为“后天之本”“营卫气血生化之源”。正如《素问·平人气象论》所说：“人以水谷为本。”《中藏经》也说：“胃气壮，则五脏六腑皆壮。”若饮食失调，劳倦过度，极易伤损脾胃，故李杲说：“饮食失常，寒温不适，则脾胃乃伤，喜怒忧思，劳役过度，而耗损元气。”（《内外伤辨惑论》）脾胃气虚，纳运乏力，故饮食减少、少气懒言、大便稀薄；脾主升清，脾虚则清阳不升、中气下陷，故见脱肛、子宫下垂等；清阳陷于下焦，郁遏不达则发热，因非实火，故其热不甚，病程较长。中虚日久不复，气机失常，清阳当升而不得升，则可导致多种病变。如清阳不升，水谷精微不能上输头面，清窍失养，轻则头昏目眩，甚则头痛不休、耳失聪、目不明；津液不能上承于口，则口渴不止，唯渴喜热饮、饮量不多、舌质淡胖等可资与其他热证之渴相鉴别。时发时止、手心热甚于手背，与外感发热之热甚不休、手背热甚于手心者不同。若气虚腠理不固，阴液外泄则自汗。

治宜补益脾胃中气，升阳举陷。方中重用黄芪，味甘微温，入脾、肺经，补中益气，升阳固表，为君药。中气既虚，清阳不升，土不生金，往往肺气亦渐形虚馁，而黄芪不仅长于益气补脾，又能“入肺补气，入表实卫”，故被誉为“补气诸药之最”（《本草求真》）。因而本方重用黄芪为君，一则取其补中益气、升阳举陷，二则用之补肺实卫、固表止汗。正如李杲所云：“脾胃一虚，肺气先绝，故用黄芪以益皮毛而闭腠理，不令自汗损其元气。”（《内外伤辨惑论》）亦说明重用黄芪以补益脾肺，洵为东垣立方本意。配伍人参、炙甘草、白术补气健脾为臣，与黄芪合用，以增强其补益中气之功。血为气之母，气虚时久，营血亦亏，故用当归养血和营，协人参、黄芪以补气养血；陈皮理气和胃，使诸药补而不滞，共为佐药。并以少量升麻、柴胡升阳举陷，协助君药以升提下陷之中气，共为佐使。炙甘草调和诸药，亦为使药。诸药合用，重在补气，气陷得升则诸症自愈。气虚发热者，亦借甘温益气而除之。

关于用本方治疗气虚发热的理论依据，其实质主要是脾胃元气虚馁，升降失常，清阳下陷，脾湿下流，下焦阳气郁而生热上冲，加之化源不足，“中焦取汁”不足以化赤生血而出现的热象。治疗这种发热，“惟当以甘温之剂，补其中，升其阳，甘寒以泻其火则愈”“盖温能除大热，大忌苦寒之药泻胃土耳！今立补中益气汤”（《内外伤辨惑论》）。综上李氏创立“温能除大热”的理论，对区别外感与内伤发热的辨证、病机、治则、治法及使用的宜忌等均有阐发，对深入理解本方意义和指导临床运用均有裨益。

【运用】

1. 辨证要点

本方为甘温除热的代表方。临床应用以体倦乏力、少气懒言、面色萎黄、脉虚软无力为辨证要点。

2. 加减变化

兼腹中痛者，加白芍以柔肝止痛；头痛者，加蔓荆子、川芎；头顶痛者，加藁本、细辛以疏风止痛；咳嗽者，加五味子、麦冬以敛肺止咳；兼气滞者，加木香、枳壳以理气解郁。本方亦可用于虚人感冒，加苏叶少许以增辛散之力。

3. 现代运用

本方常用于内脏下垂、久泻、久痢、脱肛、重症肌无力、慢性肝炎等；妇科之子宫脱垂、妊娠及产后癃闭、胎动不安、月经过多；眼科之眼睑下垂、麻痹性斜视等属脾胃气虚或中气下陷者。

4. 使用注意

阴虚发热及内热炽盛者忌用。

【文献摘要】

1. 原书主治

《内外伤辨惑论》：“气高而喘，身热而烦，其脉洪大而头痛，或渴不止，其皮肤不任风寒而生寒热。”

2. 方论选录

罗美《古今名医方论》："凡脾胃一虚，肺气先绝，故用黄芪护皮毛而闭腠理，不令自汗；元气不足，懒言气喘，人参以补之；炙甘草之甘以泻心火而除烦，补脾胃而生气。此三味，除烦热之圣药也。佐白术以健脾、当归以和血；气乱于胸，清浊相干，用陈皮以理之，且以散诸甘药之滞；胃中清气下沉，用升麻、柴胡气之轻而味之薄者，引胃气以上腾，复其本位，便能升浮以行生长之令矣。补中之剂，得发表之品而中自安；益气之剂，赖清气之品而气益倍，此用药有相须之妙也。"

【医案选录】

《续名医类案》：某患头痛累月，苦不可忍，咸用散风清火之剂。诊其脉浮虚不鼓，语言懒怯，肢体恶寒。此劳倦伤中，清阳之气不升，浊阴之气不降，故汗之反虚其表，清之益伤其中，其恶寒乃气虚，不能上荣而外固也，况脉象浮虚、体倦语怯，尤为中气弱之验，与补中益气汤升清降浊，加蔓荆为使，令至高巅，一剂知，二剂已。

按：头痛之因有外感、内伤之别，病理变化有正虚、邪实之异。本案患者久患头痛，且伴体倦语怯，畏寒脉虚，显为气虚清阳不升，清窍失养之征。前医屡投散风清火之剂，升散则益耗其气，苦寒则愈伤其中。改投补中益气汤加蔓荆子以补气升阳，使清阳上升而浊阴下降，药中肯綮，奏效甚捷。

生脉散

《医学启源》

【组成】人参五分（9 g）　麦门冬五分（9 g）　五味子七粒（6 g）

【用法】长流水煎，不拘时服（现代用法：水煎服）。

【功用】益气生津，敛阴止汗。

【主治】

1. 暑热耗气伤阴证

症见汗多神疲，体倦乏力，气短懒言，咽干口渴，舌干红少苔，脉虚数。

2. 久咳伤肺，气阴两虚证

症见干咳少痰，短气自汗，口干舌燥，脉虚细。

【方解】本方所治为温热、暑热之邪，耗气伤阴或久咳伤肺，气阴两虚之证。暑为夏季炎热之气，其性升散，感之则腠理开泄，大汗伤阴，即所谓“阳胜则阴病”；气随汗泄，其气渐馁，故有“气虚身热，得之伤暑”（《素问·刺志论》）之论，而气虚腠理不固则汗溢不止，以致汗愈多而津愈损，津愈损则气愈耗，酿成气阴两虚之证。肺主皮毛，暑伤肺气，卫外失固，津液外泄，故汗多；肺主气，肺气受损，故气短懒言、神疲乏力；阴伤而津液不足以上承，则咽干口渴。舌干红少苔、脉虚数或虚细，乃气阴两伤之象。咳嗽日久伤肺，肺阴渐耗者，亦可见上述征象，治宜益气养阴生津。方中人参甘温，益元气，补肺气，生津液，是为君药。麦门冬甘寒养阴清热，润肺生津，用以为臣。人参、麦冬合用，则益气养阴之功益彰。五味子酸温，敛肺止汗，生津止渴，为佐药。三药合用，一补一润一敛，益气养阴，生津止渴，敛阴止汗，使气复津生，汗止阴存，气充脉复，故名“生脉”。《医方集解》说：“人有将死脉绝者，服此能复生之，其功甚大。”至于久咳肺伤，气阴两虚证，取其益气养阴，敛肺止咳，令气阴两复，肺润津生，诸症可平。

【运用】

1. 辨证要点

本方是治疗心肺气阴两虚证的常用方。临床应用以体倦、气短、咽干、舌红、脉虚为辨证要点。

2. 加减变化

方中人参性味甘温，若属阴虚有热者，可用太子参、西洋参代替；病情急重者全方用量宜加重。

3. 现代运用

本方常用于肺结核、慢性支气管炎、神经衰弱所致咳嗽和心烦失眠，以及心脏病心律不齐属气阴两虚者。

4. 使用注意

若属外邪未解或暑病热盛，气阴未伤者，均不宜用。久咳肺虚，亦应在阴伤气耗纯虚无邪时，方可使用。

【文献摘要】

1. 原书主治

《医学启源》卷下：“补肺中元气不足。”

2．方论选录

徐大椿："肺虚气耗，不能摄火，而热浮于外，故发热口干、自汗不止焉。人参大补，能回元气于无有，五味酸收，能敛元津之耗散，麦冬润肺清心。名之曰生脉，乃补虚润燥，以生血脉也。俾血脉内充，则元津完固而魄汗自敛，血脉无不生，虚热无不敛藏矣。此扶元敛液之剂，为气耗发热多汗之专方。"（《医略六书·杂病证治》）

【医案选录】

《续名医类案》：陆祖愚治一人，七月间因构讼事，食冷粥数碗，少顷即吐出，自此茶饮皆吐，头痛身热，咽喉不利，昏冒，口中常流痰液。医知为中暑，用冷香薷饮投之，随吐；又以井水调益元散投之，亦吐，昏沉益甚。脉之，阳部洪数无伦，阴部沉微无力。此邪在上焦，在上者因而越之，此宜涌吐者也。盖饥饿之时，胃中空虚，暑热之气，乘虚而入于胃，胃热极而以寒冷之水饮投之，冷热相反，所以水入即吐；即口中流涎，亦胃热上涎之故也。因用沸汤入盐少许，齑汁数匙，乘热灌之，至二三碗不吐，至一时许方大吐，水饮与痰涎同出，约盆许，即以生脉散投之，人事清爽，诸症顿减。

按：暑月忍饥，胃中空虚，暑热之气，乘虚而入，胃热极又遽食冷物而益伤胃气，以致痰饮中阻甚至饮入即吐。经盐汤涌吐，胃热与痰涎虽去而气阴大伤，遂投生脉散益气养阴而诸症顿减。

玉屏风散

《医方类聚》

【组成】防风一两（30 g）　黄芪蜜炙　白术各二两（各 60 g）

【用法】上㕮咀，每服三钱（9 g），用水一盏半，加大枣一枚，煎至七分，去滓，食后热服。（现代用法：研末，每日 2 次，每次 6～9 g，大枣煎汤送服；亦可作汤剂，水煎服，用量按原方比例酌减）。

【功用】益气固表止汗。

【主治】表虚自汗。症见汗出恶风，面色㿠白，舌淡苔薄白，脉浮虚。亦治虚人腠理不固，易感风邪。

【方解】本方主治卫气虚弱，不能固表之证。《灵枢·本脏》所说："卫气者，所以温分肉，充皮肤，肥腠理，司开合者也。"《医旨绪余》亦云："卫气者，为言护卫周身，温分肉，肥腠理，不使外邪侵犯也。”可见卫气之名已包含“护卫”之义。卫虚腠理不密，则易为风邪所袭，故时自恶风而易于感冒；表虚失固，营阴不能内守，津液外泄，则常自汗；面色㿠白，舌淡苔薄白，脉浮虚皆为气虚之象。治宜益气实卫，固表止汗。方中黄芪甘温，内可大补脾肺之气，外可固表止汗，为君药。白术健脾益气，助黄芪则培土生金，固表止汗之力更甚为臣药。两药合用，使气旺表实，则汗不外泄，外邪亦难内侵。佐以防风走表而散风御邪，黄芪得防风，则固表而不留邪；防风得黄芪，则祛风而不伤正。对于表虚自汗或体虚易于感冒者，用之有益气固表、扶正祛邪之功。方名玉屏风者，言其功用有似御风屏障，而又珍贵如玉之意。

本方配伍特点是以补气固表药为主，配合小量祛风解表之品，使补中寓散，相畏相使，相反相成。

本方与桂枝汤均可用治表虚自汗，然本方证之自汗，乃卫气虚弱、腠理不固所致；桂枝汤证之自汗，因外感风寒、营卫不和而致。故本方功专益气固表止汗，兼以祛风；而桂枝汤则以解肌发表、调和营卫取效。

【运用】

1. 辨证要点

本方为治疗表虚自汗的常用方剂。临床应用以自汗恶风、面色㿠白、舌淡脉虚为辨证要点。

2. 加减变化

自汗较重者，可加浮小麦、煅牡蛎、麻黄根，以加强固表止汗之效。

3. 现代运用

本方常用于过敏性鼻炎、上呼吸道感染属表虚不固而外感风邪者，以及肾小球肾炎易于伤风感冒而诱致病情反复者。

4. 使用注意

若属外感自汗或阴虚盗汗，则不宜使用。

【文献摘要】

1. 原书主治

《医方类聚》：“腠理不密，易于感冒。”

2. 方论选录

柯琴："邪之所凑，其气必虚。故治风者，不患无以驱之，而患无以御之；不畏风之不去，而畏风之复来。何则？发散太过，玄府不闭故也。昧者不知托里固表之法，遍试风药以驱之，去者自去，来者自来，邪气留连，终无解期矣。防风遍行周身，称治风之仙药，上清头目七窍，内除骨节疼痹，外解四肢挛急，为风药中之润剂，治风独取此味，任重功专矣。然卫气者，所以温分肉而充皮肤，肥腠理而司开阖，惟黄芪能补三焦而实卫，为玄府御风之关键，且无汗能发，有汗能止，功同桂枝，故又能除头目风热，大风癞疾，肠风下血，妇人子脏风，是补剂中之风药也，所以防风得黄芪，其功愈大耳！白术健脾胃，温分肉，培土即以宁风也。夫以防风之善驱风，得黄芪以固表，则外有所卫；得白术以固里，则内有所据，风邪去而不复来。此欲散风邪者，当倚如屏、珍如玉也。"（《古今名医方论》）

【医案选录】

《一得集》：郭绍翁年四十许，经营米业，劳顿实甚，癸酉秋，患伤风咳嗽，就诊于余，脉浮部虚大，寸口涩小，自汗淋沥。余曰：伤风症也，但脉象极虚，寸口脉应大反小，是内伤而微有外感，若服发散之药，汗必漏而不止，虚阳浮越矣，法宜补益，玉屏风散，二剂而瘳。

按：玉屏风散主治肺卫气虚，腠理失固之证，乃益气实卫，固表止汗之剂。虚人外感风邪，若投发散之剂，恐更伤其表而致汗漏不止，不唯风邪不去，阳气亦有外脱之虞。故用玉屏风散，取其发表而不伤正，固表而不留邪，药证相合，应手而效。

第二节 补血

补血剂，适用于血虚证。症见面色无华，头晕眼花，心悸失眠，唇甲色淡，舌淡，脉细等。常以熟地、当归、白芍、阿胶等补血药为主组成。因气为血帅，气能生血，故常配补气之人参、黄芪等，以益气生血；血虚易致血滞，故又常与活血化瘀之川芎、红花等相伍，以去瘀生新；补血药多阴柔腻滞，易碍胃气，故常配少许醒脾理气和胃之品，如木香、砂仁等以防滋腻滞气。代表方如四物汤、归脾汤、当归补血汤。

四物汤

《仙授理伤续断秘方》

【组成】当归去芦，酒浸炒（9 g） 川芎（6 g） 白芍（9 g） 熟干地黄酒蒸（熟地黄已有成品，干地黄即生地黄晒干，12 g） 各等分

【用法】上为粗末。每服三钱（15 g），水一盏半，煎至八分，去渣，空心食前热服（现代用法：作汤剂，水煎服）。

【功用】补血调血。

【主治】营血虚滞证。症见头晕目眩，心悸失眠，面色无华，妇人月经不调，量少或经闭不行，脐腹作痛，甚或瘕块硬结，舌淡，口唇、爪甲色淡，脉细弦或细涩。

【方解】本方是补血调血的主方，是从《金匮要略》中的芎归胶艾汤减去阿胶、艾叶、甘草而成。本方治证由营血亏虚、血行不畅、冲任虚损所致。血属阴，内养脏腑，外充形体，故《难经·二十二难》说："血主濡之。"《景岳全书》亦说："（血）灌溉一身，无所不及，故凡为七窍之灵，为四肢之用，为筋骨之和柔，为肌肉之丰盛，以至滋脏腑，安神魂，润颜色，充营卫，津液得以通行，二阴得以调畅，凡形质所在，无非血之用也。是以人有此形，惟赖此血。"血虚与心、肝两脏关系最为密切。肝藏血，血虚则肝失所养，无以上荣，故头晕目眩；心主血、藏神，血虚则心神失养，故心悸失眠；营血亏虚，则面部、唇舌、爪甲等失于濡养，故色淡无华；冲为血海，任主胞胎，冲任虚损，肝血不足，血海空虚，加之血虚脉道涩滞，血液之运行亦失于流畅，即如张秉成所云："血虚多滞，经脉隧道，不能滑利通畅。"则月经不调，可见月经量少、色淡、或前或后，甚或经闭不行等症；血虚则血脉无以充盈，血行不畅易致血瘀，可见脐腹疼痛；脉细涩或细弦为营血亏虚、血行不畅之象。治宜以补养营血为主，辅以调畅血脉。方中熟地甘温味厚质润，入肝、肾经，长于滋养阴血、补肾填精，为补血要药，故为君药。当归甘辛温，归肝、心、脾经，为补血良药，兼具活血作用，且为养血调经要药，用为臣药。佐以白芍养血益阴，川芎活血行气。四药配伍，共奏补血调血之功。

原方四味药等量，熟地、白芍阴柔补血之品（血中血药）与辛香之当归、川芎（血中气药）相配，动静相宜，补血而不滞血，行血而不伤血，温而不燥，滋而不腻，成为补血调血之良方。

【运用】

1．辨证要点

本方是补血调经的基础方。临床应用以面色无华、唇甲色淡、舌淡、脉细为辨证要点。

2．加减变化

若兼气虚者，加人参、黄芪以补气生血；以血滞为主者，加桃仁、红花，白芍易为赤芍，以加强活血祛瘀之力；血虚有寒者，加肉桂、炮姜、吴茱萸以温通血脉；血虚有热者，加黄芩、丹皮，熟地易为生地，以清热凉血；妊娠胎漏者，加阿胶、艾叶，以止血安胎。

3．现代运用

本方常用于妇女月经不调、胎产疾病、荨麻疹及过敏性紫癜等属营血虚滞者。

4．使用注意

对于阴虚发热，以及血崩气脱之证，则非所宜。

【附方】

1．桃红四物汤（《医垒元戎》，录自《玉机微义》）

即四物汤加桃仁（9 g）、红花（6 g），水煎服。功用：养血活血。主治：血虚兼血瘀证。症见妇女经期超前，而多有块，色紫稠黏，腹痛等。

2．圣愈汤（《医宗金鉴》）

熟地七钱五分（20 g） 白芍酒拌，七钱五分（15 g） 川芎七钱五分（8 g） 人参七钱五分（一般用潞党参 20 g） 当归酒洗，五钱（15 g） 黄芪五钱（18 g），炙 水煎服。功用：补气，补血，摄血。主治：气血虚弱，气不摄血证。症见月经先期而至，量多色淡，四肢乏力，体倦神衰。

3．胶艾汤（《金匮要略》）

川芎二两（6 g） 阿胶二两（6 g） 甘草二两（6 g） 艾叶三两（9 g） 当归三两（9 g） 芍药四两（12 g） 干地黄六两（15 g） 以水五升，清酒三升，合煮，取三升，去滓，内胶令消尽，温服一升，日三服。不瘥更作。功用：养血止血，调经安胎。主治：妇人冲任虚损，血虚有寒证。症见崩漏下血，月经过多，淋漓不止，产后或流产损伤冲任，下血不绝；妊娠胞阻，胎漏下血，腹中疼痛。

以上三方在组成中均含有四物汤。桃红四物汤多桃仁、红花，因此偏重于活血化瘀，适用于血瘀所致的月经不调、痛经等，原书专治“瘀血腰痛”，后世逐渐将其扩大应用于辨证属于血瘀兼有血虚证候的多种疾病，其中尤以妇科病证最为常用。圣愈汤则加用参、芪以补气摄血，故适用于气血两虚而血失所统的月经先期量多等。胶艾汤多阿胶、艾叶、甘草，侧重于养血止血，兼以调经安胎，是标本兼顾之方，故既可用于冲任虚损、血虚有寒的月经过多、产后下血不止，又可用治妊娠胎漏下血。

【文献摘要】

1. 原书主治

《仙授理伤续断秘方》：“伤重，肠内有瘀血者。”

2. 方论选录

张秉成《成方便读》：“夫人之所赖以生者，血与气耳，而医家之所以补偏救弊者，亦惟血与气耳。故一切补气诸方，皆从四君化出；一切补血诸方，又当从此四物而化也。补气者，当求之脾肺；补血者，当求之肝肾。地黄入肾，壮水补阴；白芍入肝，敛阴益血，二味为补血之正药。然血虚多滞，经脉隧道不能滑利通畅，又恐地、芍纯阴之性，无温养流动之机，故必加以当归、川芎，辛香温润，能养血而行血中之气者以流动之。总之，此方乃调理一切血证，是其所长。若纯属阴虚血少，宜静不宜动者，则归、芎之走窜行散，又非所宜也。”

【医案选录】

《丁甘仁医案》：钱右，冲任亏损，不能藏血，经漏三月，甚则有似崩之状。腰酸骨楚，舌淡黄，脉细涩，心悸头眩，血去阴伤，厥阳易于升腾。昔人云：暴崩宜补宜摄，久漏宜清宜通，因未尽之宿瘀留恋冲任，新血不得归经也。今拟胶艾四物汤，调摄冲任，祛瘀生新。阿胶珠二钱，朱茯神三钱，大白芍二钱，紫丹参二钱，广艾叶八分，生地炭四钱，大砂仁（研），八分，百草霜（包），一钱，白归身二钱，炮姜炭四分，炒谷麦芽各三钱。

当归补血汤

《内外伤辨惑论》

【组成】黄芪一两（30 g）　当归酒洗，二钱（6 g）

【用法】以水二盏，煎至一盏，去滓，空腹时温服（现代用法：水煎服）。

【功用】补气生血。

【主治】血虚阳浮发热证。症见肌热面赤，烦渴欲饮，脉洪大而虚，重按无力。亦治妇人经期、产后血虚发热头痛；疮疡溃后，久不愈合者。

【方解】本方证为劳倦内伤，血虚气弱，阳气浮越所致。血虚阴不维阳，阳气浮越于外，故肌热面赤、烦渴引饮，此种烦渴，常时烦时止，渴喜热饮；《内外伤辨惑论》说："血虚发热，证象白虎。"但"惟脉不长实，有辨耳，误服白虎汤必死。"脉洪大而虚、重按无力，是血虚气弱、阳气浮越之象，是血虚发热的辨证关键。治宜补气生血，使气旺血生，虚热自止。方中重用黄芪，其用量五倍于当归，其义有二：本方证为阴血亏虚，以致阳气欲浮越散亡，此时，恐一时滋阴补血固里不及，阳气外亡，故重用黄芪补气而专固肌表，即"有形之血不能速生，无形之气所当急固"之理，此其一；有形之血生于无形之气，故用黄芪大补脾肺之气，以资化源，使气旺血生，此其二。配以少量当归养血和营，则浮阳秘敛，阳生阴长，气旺血生，而虚热自退。

【运用】

1. 辨证要点

本方为补气生血之基础方，同样是体现李东垣"甘温除热"治法的代表方。临床应用时除肌热、口渴喜热饮、面赤外，以脉大而虚、重按无力为辨证要点。

2. 加减变化

疮疡久溃不愈，气血两虚而又余毒未尽者，可加金银花、甘草以清热解毒；血虚气弱出血不止者，可加煅龙骨、阿胶、山茱萸以固涩止血。

3. 现代运用

本方可用于妇人经期、产后发热等属血虚阳浮者，以及各种贫血、过敏性紫癜等属血虚气弱者。

4. 使用注意

阴虚发热证忌用。

【文献摘要】

1. 原书主治

《内外伤辨惑论》："治肌热，燥热，口渴引饮，目赤面红，昼夜不息，其脉洪大而虚，重按全无。《内经》曰脉虚血虚，又云血虚发热证象白虎，惟脉不长实有辨耳，误服白虎汤必死。此病得之于饥困劳役。"

2. 方论选录

张秉成："如果大脱血之后而见此等脉证，不特阴血告匮，而阳气亦欲散亡。斯时也，有形之血不能速生，无形之气所当急固。故以黄芪大补肺脾元气而能固外者为君。盖此时阳气已去里而越表，恐一时固里不及，不得不从卫外以挽留之。当归益血和营，二味合之，便能阳生阴长，使伤残之血，亦各归其经以自固耳。非区区补血滋腻之药，所可同日语也。"（《成方便读》）

【医案选录】

《寿世保元》：一人虚劳发热，自汗。诸药不能退其热者，服当归补血汤一剂如神。

按：久病成劳致血虚发热之证，予当归补血汤益气养血而愈。

归脾汤

《正体类要》

【组成】白术　当归　白茯苓　黄芪炒　远志　龙眼肉　酸枣仁炒，各一钱（3 g）　人参一钱（6 g）　木香五分（1.5 g）　甘草炙，三分（1 g）

【用法】加生姜、大枣，水煎服。

【功用】益气补血，健脾养心。

【主治】

1. 心脾气血两虚证

症见心悸怔忡，健忘失眠，盗汗，体倦食少，面色萎黄，舌淡，苔薄白，脉细弱。

2. 脾不统血证

症见便血，皮下紫癜，妇女崩漏，月经超前，量多色淡或淋漓不止，舌淡，脉细弱。

【方解】本方证因思虑过度，劳伤心脾，气血亏虚所致。心藏神而主血，脾主思而统血，思虑过度，劳伤心脾，则气血日耗，而见面色萎黄、惊悸、怔忡、健忘、不寐、盗汗、食少、体倦；舌质淡、苔薄白、脉细缓均属气血不足之象。上述诸症虽属心脾两虚，却是以脾虚为核心，气血亏虚为基础。脾为营卫气血生化之源，《灵枢·决气》曰："中焦受气取汁，变化而赤是为血。"故方中以参、芪、术、草大队甘温之品补脾益气以生血，使气血旺而血生；当归、龙眼肉甘温补血养心；茯苓（多用茯神）、酸枣仁、远志宁心安神；木香理气醒脾，与大量益气健脾药配伍调和脾胃，以资化源。故张璐说："此方滋养心脾，鼓动少火，妙以木香调畅诸气。世以木香性燥不用，服之多致痞闷，或泄泻，减食者，以其纯阴无阳，不能输化药力故耳。"（《古今名医方论》）全方共奏益气补血、健脾养心之功，为治疗思虑过度、劳伤心脾、气血两虚之良方。

本方的配伍特点：一是心脾同治，重点在脾，使脾旺则气血生化有源，方名归脾，意在于此；二是气血并补，但重在补气，意即气为血之帅，气旺则自生，血足则心有所养；三是补气养血药中佐以木香理气醒脾，补而不滞。

归脾汤与补中益气汤同用参、芪、术、草以益气补脾。前者以补气药配伍养心安神药，意在心脾双补，复二脏生血、统血之职，主治心脾气血两虚之心悸怔忡、健忘失眠、体倦食少，以及脾不统血之便血、崩漏等。后者是补气药配伍升阳举陷药，意在补气升提，复脾胃升清降浊之能，主治脾胃气虚、气陷之少气懒言、发热及脏器下垂等。

【运用】

1. 辨证要点

本方是治疗心脾气血两虚证的常用方。临床应用以心悸失眠、体倦食少、便血或崩漏、舌淡、脉细弱为辨证要点。

2. 加减变化

崩漏下血偏寒者，可加艾叶炭、炮姜炭，以温经止血；偏热者，加生地炭、阿胶珠、棕榈炭，以清热止血。

3. 现代运用

本方常用于胃及十二指肠溃疡出血、功能性子宫出血、再生障碍性贫血、血小板减少性紫癜、神经衰弱、心脏病等属心脾气血两虚及脾不统血者。

【文献摘要】

1. 原书主治

《正体类要》："跌仆等症，气血损伤；或思虑伤脾，血虚火动，寤而不寐；或心脾作痛，怠惰嗜卧，怔忡惊悸，自汗，大便不调；或血上下妄行。"

2. 方论选录

赵献可："凡治血证，前后调理，须按三经用药。心主血，脾裹血，肝藏血，归脾汤一方，三经之方也。远志、枣仁补肝以生心火，茯神补心以生脾土，参、芪、甘草补脾以固肺气。木香者，香先入脾，总欲使血归于脾，故曰归脾。有郁怒伤脾、思虑伤脾者，尤宜。"（《医贯》）

【医案选录】

《续名医类案》：马元仪治一人患心悸症，肢体倦怠，以阴虚治之不效。诊其脉浮虚无力，盖得之焦劳思虑伤心也……心之下脾位，脾受心病，郁而生涎，精液不生，清阳不布，故四肢无气以动而倦怠也。法宜大补心脾，乃与归脾汤二十剂，即以此方作丸，服之痊愈。

第三节　气血双补

气血双补剂，适用于气血两虚证。症见面色无华，头晕目眩，心悸怔忡，食少体倦，气短懒言，舌淡，脉虚细无力等。常用补气药人参、党参、白术、炙甘草等与补血药熟地、当归、白芍、阿胶等并用组成方剂。由于气血两虚证的气虚和血虚程度并非相等，故组方时当据气血不足的偏重程度决定补气与补血的主次，并适当配伍理气及活血之品，使补而不滞。代表方如八珍汤、炙甘草汤等。

炙甘草汤

《伤寒论》

【组成】甘草四两（12 g），炙　生姜三两（9 g），切　桂枝三两，去皮（9 g）　人参二两（6 g）　生地黄一斤（50 g）　阿胶二两（6 g）　麦门冬半升（10 g），去心　麻仁半升（10 g）　大枣三十枚（10 枚），擘

【用法】上以清酒七升，水八升，先煮八味，取三升，去滓，内胶烊消尽，温服一升，日三服（现代用法：水煎服，阿胶烊化，冲服）。

【功用】益气养血，通阳复脉。

【主治】

1．脉结代，心动悸

症见虚羸少气，舌光少苔或质干而瘦小者。

2．虚劳肺痿

症多咳嗽、涎唾多，形瘦短气，虚烦不眠，自汗盗汗，咽干舌燥，大便干结，脉虚数。

【方解】本方是《伤寒论》治疗心动悸、脉结代的名方。其证是由伤寒汗、吐、下或失血后，以及杂病阴血不足、阳气不振所致。阴血不足，血脉无以充盈，加之阳气不振，无力鼓动血脉，脉气不相接续，故脉结代；阴血不足，心体失养或心阳虚弱，不能温养心脉，故心动悸。治宜滋心阴、养心血、益心气、温心阳，以复脉定悸。本证临床表现虽较复杂，但以阳气及阴血不足为基本病机变化。

方中重用生地黄滋阴养血为君，《名医别录》谓地黄“补五脏内伤不足，通血脉，益气力”。配伍炙甘草、人参、大枣益心气、补脾气，以资气血生化之源；阿胶、麦冬、麻仁滋心阴、养心血、充血脉，共为臣药。佐以桂枝、生姜辛行温通，温心阳、通血脉，诸厚味滋腻之品得姜、桂则滋而不腻。用法中加清酒煎服，以清酒辛热，可温通血脉，以行药力，是为使药。诸药合用，滋而不腻，温而不燥，使气血充足，阴阳调和，则心动悸、脉结代，皆得其平。

本方与生脉散均有补肺气、养肺阴之功，可治疗肺之气阴两虚、久咳不已。但本方益气养阴作用较强，敛肺止咳之力不足，重在治本，且偏于温补，阴虚肺燥较著或兼内热者不宜；而生脉散益气养阴之力虽不及本方，但因配

伍了收敛的五味子，标本兼顾，故止咳之功甚于炙甘草汤，且偏于清补，临证之时可斟酌选用。

【运用】

1. 辨证要点

本方为阴阳气血并补之剂。临床应用以脉结代、心动悸、虚羸少气、舌光色淡少苔为辨证要点。

2. 加减变化

偏于心气不足者，重用炙甘草、人参；偏于阴血虚者重用生地、麦门冬；心阳偏虚者，易桂枝为肉桂，加附子以增强温心阳之力；阴虚而内热较盛者，易人参为南沙参，并减去桂、姜、枣、酒，酌加知母、黄柏，则滋阴液降虚火之力更强。

3. 现代运用

本方常用于功能性心律不齐、风湿性心脏病、病毒性心肌炎、甲状腺功能亢进等而有心悸、脉结代、气短等属阴血不足、阳气虚弱者。

【文献摘要】

1. 原书主治

《伤寒论·辨太阳病脉证并治》:“伤寒脉结代，心动悸，炙甘草汤主之。”

2. 方论选录

罗美《古今名医方论》录柯琴：“仲景于脉弱者，用芍药以滋阴，桂枝以通血，甚则加人参以生脉；未有地黄、麦冬者，岂以伤寒之法，义重护阳乎？抑阴无骤补之法与？此以心虚脉代结，用生地为君，麦冬为臣，峻补真阴，开后学滋阴之路。地黄、麦冬味虽甘而气大寒，非发陈蕃莠之品，必得人参、桂枝以通脉，生姜、大枣以和营，阿胶补血，酸枣安神，甘草之缓不使速下，清酒之猛捷于上行，内外调和，悸可宁而脉可复矣。酒七升，水八升，只取三升者，久煎之则气不峻，此虚家用酒之法，且知地黄、麦冬得酒良。”

【医案选录】

《经方实验录》：律师姚建尝来请诊，眠食无恙，按其脉结代，约十余至一停或二三十至一停不等，又以事繁，心常跳跃不宁。服炙甘草汤十余剂而愈。

第四节 补阴

补阴剂，适用于阴虚证。症见形体消瘦，头晕耳鸣，潮热颧红，五心烦热，盗汗失眠，腰酸遗精，咳嗽咯血，口燥咽干，舌红少苔，脉细数等。常用补阴药如生地、麦冬、阿胶、白芍、百合、石斛、玉竹等为主组方。阴虚则阳亢，水不制火而生内热，故组方亦常配知母、黄柏等以清虚热。代表方如六味地黄丸、大补阴丸、一贯煎、百合固金汤。

六味地黄丸（地黄丸）

《小儿药证直诀》

【组成】熟地黄八钱（24 g） 山萸肉 干山药各四钱（各20 g） 泽泻 牡丹皮 茯苓去皮，各三钱（9 g）

【用法】上为末，炼蜜为丸，如梧桐子大。空心温水化下三丸（现代用法：亦可不煎服）。

【功用】滋补肝肾。

【主治】肝肾阴虚证。症见腰膝酸软，头晕目眩，耳鸣耳聋，盗汗，遗精，消渴，骨蒸潮热，手足心热，口燥咽干，牙齿动摇，足跟作痛，以及小儿囟门不合，舌红少苔，脉沉细数。

【方解】肾藏精，为先天之本，肝为藏血之脏，精血互可转化，肝肾阴血不足又常可相互影响。腰为肾之府，膝为筋之府，肾主骨生髓，齿为骨之余，肾阴不足则骨髓不充，故腰膝酸软无力、牙齿动摇、小儿囟门不合；脑为髓海，肾阴不足，不能生髓充脑，肝血不足，不能上荣头目，故头晕目眩；肾开窍于耳，肾阴不足，精不上承或虚热生内热，甚者虚火上炎，故骨蒸潮热、消渴、盗汗、舌红少苔、脉沉细数。治宜滋补肝肾为主，适当配伍清虚热、泻湿浊之品。方中重用熟地黄滋阴补肾，填精益髓，为君药。山茱萸补养肝肾，并能涩精，取“肝肾同源”之意；山药补益脾阴，亦能固肾，补后天以充先天，共为臣药。三药配合，肾肝脾三阴并补，但熟地黄用量是山萸肉与山药之和，故仍以补肾为主，兼补肝脾。泽泻利湿而泄肾浊，并能减熟地黄之滋腻；茯苓淡渗脾湿，并助山药之健运，与泽泻共泻肾浊，助真阴生成；丹皮清泄相火，并制山萸肉之温涩。三药称为“三泻”，均为佐药。六味合用，三补三泻，其中补药用量重于“泻药”，是以补为主；肝、脾、肾三阴并补，以补肾阴为主，这是本方的配伍特点。

六味地黄丸系宋·钱乙从《金匮要略》的肾气丸减去桂枝、附子而成，原名“地黄丸”，用治肾怯诸证。《小儿药证直诀笺正》说：“仲阳意中，谓小儿阳气甚盛，因去桂附而创立此丸，以为幼科补肾专药。”

【运用】

1．辨证要点

本方是治疗肝肾阴虚证的基础方。临床应用以腰膝酸软、头晕目眩、口燥咽干、舌红少苔、脉沉细数为辨证要点。

2．加减变化

虚火明显者，加知母、黄柏等以加强清热降火之功；兼脾虚气滞者，加白术、砂仁、陈皮等以健脾和胃。

3．现代运用

本方常用于慢性肾炎、高血压病、糖尿病、肺结核、肾结核、甲状腺功能亢进、无排卵性功能性子宫出血、更年期综合征等属肾阴虚弱为主者。

4．使用注意

脾虚泄泻者慎用。

【附方】

1．杞菊地黄丸（《麻疹全书》）

即六味地黄丸加枸杞子　菊花各三钱（各9 g）　上为细末，炼蜜为丸，如梧桐子大，每服三钱（9 g），空腹服。功用：滋肾养肝明目。主治：肝肾阴虚证。症见两目昏花，视物模糊或眼睛干涩，迎风流泪等。

2．知柏地黄丸（《医方考》，又名六味地黄丸加黄柏知母方）

即六味地黄丸加知母盐炒　黄柏盐炒各二钱（各6 g）　上为细末，炼蜜为丸，如梧桐子大，每服二钱（6 g），温开水送下。功用：滋阴降火。主治：肝肾阴虚，虚火上炎证。症见头目昏眩，耳鸣耳聋，虚火牙痛，五心烦热，腰膝酸痛，血淋尿痛，遗精梦泄，骨蒸潮热，盗汗颧红，咽干口燥，舌质红，脉细数。

3. 麦味地黄丸（原名八味地黄丸，《医部全录》引《体仁汇编》）

即六味地黄丸加麦冬五钱（15 g） 五味子五钱（15 g） 上为细末，炼蜜为丸，如梧桐子大，每服三钱（9 g），空腹时用白汤送下。功用：滋补肺肾。主治：肺肾阴虚证。症见虚烦劳热，咳嗽吐血，潮热盗汗。

4. 都气丸（《症因脉治》）

即六味地黄丸加五味子二钱（6 g） 上为细末，炼蜜为丸，如梧桐子大，每服三钱（9 g），空腹服。功用：滋肾纳气。主治：肺肾两虚证。症见咳嗽气喘，呃逆滑精，腰痛。

5. 大补阴丸（大补丸）（《丹溪心法》）

熟地黄酒蒸 龟板酥炙，各六两（各 180 g） 黄柏炒褐色 知母酒浸，炒，各四两（各 120 g） 上为末，猪脊髓蒸熟，炼蜜为丸。每服七十丸（6～9 g）空心盐白汤送下（现代用法：上为细末，猪脊髓适量蒸熟，捣如泥状；炼蜜，混合拌匀和药粉为丸，每丸约重 15 g，每日早晚各服 1 丸，淡盐水送服；亦可作汤剂，水煎服，用量按原方比例酌减）。功用：滋阴降火。主治：阴虚火旺证。症见骨蒸潮热，盗汗遗精，咳嗽咯血，心烦易怒，足膝疼热，舌红少苔，尺脉数而有力。

前四方均由六味地黄丸加味而成，皆具滋阴补肾之功。其中杞菊地黄丸偏于养肝明目，适用于肝肾阴虚、两目昏花、视物模糊之证；知柏地黄丸偏于滋阴降火，适用于阴虚火旺、骨蒸潮热、遗精盗汗之证；麦味地黄丸偏于滋肾敛肺，适用于肺肾阴虚之喘嗽；都气丸偏于滋肾纳气，适用于肾虚喘逆。

大补阴丸方证由肝肾亏虚，真阴不足，虚火上炎所致。肾为水火之脏，本应既济以并存，真阴亏虚，则相火亢盛而生虚火、虚热之证，故骨蒸潮热、盗汗遗精、足膝疼热；虚火上炎，灼伤肺金，损伤肺络，故咳嗽咯血；虚火上扰心神，则心烦易怒。治宜大补真阴以治本，佐以降火以治标，标本兼治。其中龟板、熟地用量较重，与知、柏的比例为 3∶2，表明本方以滋阴培本为主，降火清源为辅。大补阴丸与六味地黄丸虽均能滋阴降火，但后者偏于补养肾阴，而清热之力不足；前者则滋阴与降火之力较强，故对阴虚而火旺明显者，选用该方为宜。

【文献摘要】

1. 原书主治

《小儿药证直诀》："地黄丸，治肾怯失音，囟开不合，神不足，目中白睛多，面色㿠白等症。"

2. 方论选录

费伯雄《医方论》："此方非但治肝肾不足，实三阴并治之剂。有熟地之腻补肾水，即有泽泻之宣泄肾浊以济之；有萸肉之温涩肝经，即有丹皮之清泻肝火以佐之；有山药之收摄脾经，即有茯苓之淡渗脾湿以和之。药止六味，而大开大合，三阴并治，洵补方之正鹄也。"

【医案选录】

《小儿药证直诀》：东都王氏子，吐泻，诸医药下之，至虚，变慢惊。后又不语，诸医作失音治之。钱曰：既失音，开目而能饮食，又牙不紧，而口不紧也，诸医不能晓。钱以地黄丸补肾，治之半月而能言，一月而痊也。

一贯煎

《续名医类案》

【组成】北沙参　麦冬　当归身（各9 g）　生地黄（18～30 g）　枸杞子(9～18 g)　川楝子一钱半（4.5 g）（原书未著用量）

【用法】水煎服。

【功用】滋阴疏肝。

【主治】肝肾阴虚，肝气郁滞证。症见胸脘胁痛，吞酸吐苦，咽干口燥，舌红少津，脉细弱或虚弦。亦治疝气瘕聚。

【方解】肝藏血，主疏泄，喜条达而恶抑郁，体阴而用阳。肝肾阴血亏虚，肝体失养，则疏泄失常，肝气郁滞，进而横逆犯胃，故胸脘胁痛、吞酸吐苦；肝气久郁，经气不利则生疝气、瘕聚等症；阴虚津液不能上承，故咽干口燥、舌红少津；阴血亏虚，血脉不充，故脉细弱或虚弦。肝肾阴血亏虚而肝气不舒，治宜滋阴养血、柔肝舒郁。方中重用生地黄滋阴养血、补益肝肾之阴为君，内寓滋水涵木之意。当归、枸杞养血滋阴柔肝；北沙参、麦冬滋养肺胃，养阴生津，意在佐金平木，扶土制木，四药共为臣药。佐以少量川楝子，疏肝泄热，理气止痛，复其条达之性。诸药合用，使肝体得养，肝气得舒，则诸症可解。

本方配伍特点：在大队滋阴养血药中，少佐一味川楝子疏肝理气，补肝与疏肝相结合，以补为主，使肝体得养，而无滋腻碍胃遏滞气机之虞，且无伤及阴血之弊。全方组方严谨，配伍得当，照顾到“肝体阴而用阳”的生理特点，诚为滋阴疏肝之名方。

一贯煎与逍遥散都能疏肝理气，均可治肝郁气滞之胁痛。不同之处：逍遥散以疏肝养血健脾为主，主治肝郁血虚之胁痛，并伴有神疲食少等脾虚症状；一贯煎以滋养肝肾为主，主治肝肾阴虚之胁痛，且见吞酸吐苦等肝气犯胃症状者。

【运用】

1．辨证要点

本方是治疗阴虚肝郁、肝胃不和所致脘胁疼痛的常用方。临床应用以脘胁疼痛、吞酸吐苦、舌红少津、脉虚弦为辨证要点。

2．加减变化

若大便秘结，加瓜蒌仁；有虚热或汗多，加地骨皮；痰多，加川贝母；舌红而干，阴亏过甚，加石斛；胁胀痛，按之硬，加鳖甲；烦热而渴，加知母、石膏；腹痛，加芍药、甘草；口苦燥，少加黄连。

3．现代运用

本方常用于慢性肝炎、胃及十二指肠溃疡、慢性胃炎、肋间神经痛、神经官能症等属阴虚肝郁者。

4．使用注意

因制方重在滋补，虽可行无形之气，但药多甘腻，故有停痰积饮而舌苔白腻、脉沉弦者，不宜使用。

【文献摘要】

1．原书主治

《续名医类案》：“胁痛，吞酸，吐酸，疝瘕，一切肝病。”

2．方论选录

秦伯未：“治疗肝气不难，难于肝阴不足而肝气横逆，因为理气疏肝药大多香燥伤阴，存在着基本上的矛盾。本方在滋肝润燥药内稍佐金铃子，使肝体得养，肝用能舒，对肝虚气滞引起的胸胁满痛、吞酸口苦，以及疝气瘕聚等证，可得到缓解，可以说是法外之法。”（《谦斋医学讲稿》）

【医案选录】

《续名医类案》：鲍二官，六七岁时，忽腹痛发热，夜则痛热尤甚，或谓风寒，发散之不效；又谓生冷，消导之不效。诊之面洁白，微有青气。按其虚里，则筑筑然跳动，问其痛，云在少腹；验其囊，则两睾丸无有。曰：此疝痛也。与生地、甘杞、沙参、麦冬、川楝、米仁，二剂而愈。

第五节　补阳

补阳剂，适用于阳虚证。症见面色苍白，形寒肢冷，腰膝酸痛，下肢软弱无力，小便不利或小便频数，尿后余沥，少腹拘急，男子阳痿早泄，女子宫寒不孕，舌淡苔白，脉沉细，尺部尤甚等。常用补阳药如附子、肉桂、肉苁蓉、巴戟天、淫羊藿、鹿角胶、仙茅等为主组成方剂。同时配伍熟地、山茱萸、山药等滋阴之品，以助阳的生化，并可借助补阴药的滋润，以制补阳药的温燥；肾阳亏虚不能化气行水，易致水湿停留，故常佐以茯苓、泽泻等淡渗利水之品。代表方如肾气丸、右归丸。

肾气丸

《金匮要略》

【组成】干地黄八两（240 g）　薯蓣（即山药）　山茱萸各四两（各 120 g）　泽泻　茯苓　牡丹皮各三两（各 90 g）　桂枝　附子炮，各一两（各 30 g）

【用法】上为细末，炼蜜和丸，如梧桐子大，酒下十五丸（6 g），日再服（现代用法：亦可作汤剂，用量按原方比例酌减）。

【功用】补肾助阳。

【主治】肾阳不足证。症见腰痛脚软，身半以下常有冷感，小便不利或小便反多，入夜尤甚，少腹拘急，阳痿早泄，舌淡而胖，脉虚弱，尺部沉细，以及痰饮，水肿，消渴，脚气，转胞等。

【方解】本方证皆由肾阳不足所致。肾阳为一身阳气之根本，腰为肾府，肾阳不足，故腰痛脚软、身半以下常有冷感、少腹拘急；肾阳虚弱，不能化气利水，膀胱失约，水停于内，则小便不利、少腹拘急，甚或转胞；肾阳亏虚，水液直趋下焦，津不上承，故消渴、小便反多；肾主水，肾阳虚弱，气化失常，水液失调，留滞为患，可发为水肿、痰饮、脚气等。病症虽多，病机均为肾阳亏虚，治宜补肾助阳为法，即王冰所谓“益火之源，以消阴翳”之理。方中附子大辛大热，为温阳诸药之首；桂枝辛甘而温，乃温通阳气要药；二药相合，补肾阳之虚，助气化之复，共为君药。然肾为水火之脏，内寓元阴元阳，阴阳一方的偏衰必将导致阴损及阳或阳损及阴，若单补阳而不顾阴，则阳无以附，无从发挥温升之能，正如张介宾说：“善补阳者，必于阴中求阳，则阳得阴助，而生化无穷。”（《类经》）因而重用干地黄滋阴补肾；配伍山茱萸、山药补肝脾而益精血，共为臣药。君臣相伍，补肾填精，温肾助阳，可使阴中求阳而增补阳之力，阳药得阴药之柔润温而不燥，阴药得阳药之温通滋而不腻，二者相得益彰。方中补阳之品药少量轻而滋阴之品药多量重，可见其立方之旨，并非峻补元阳，乃在微微生火，鼓舞肾气，即取“少火生气”之义。正如柯琴所云：“此肾气丸纳桂、附于滋阴剂中十倍之一，意不在补火，而在微微生火，即生肾气也。”（《医宗金鉴·删补名医方论》）再以泽泻、茯苓利水渗湿，配桂枝又可温化痰饮；丹皮苦辛而寒，擅入血分，合桂枝则能调血分之滞，三药寓泻于补，俾邪去而补药得力，为制诸阴药可能助湿碍邪之虞。诸药合用，助阳之弱以化水，滋阴之虚以生气，使肾阳振奋，气化复常，则诸症自除。

本方配伍特点有二：一是补阳之中配伍滋阴之品，阴中求阳，使阳有所化；二是少量补阳药与大队滋阴药为伍，旨在微微生火，少火生气。由于本方功用主要在于温补肾气，且作丸内服，故名之“肾气丸”。

【运用】

1．辨证要点

本方为补肾助阳的常用方。临床应用以腰痛脚软、小便不利或反多、舌淡而胖、脉虚弱而尺部沉细为辨证要点。

2．加减变化

方中干地黄，现多用熟地；夜尿多者，宜肾气丸加五味子；小便数多，色白体羸，为真阳亏虚，宜加补骨脂、鹿茸等，加强温阳之力；若用于阳痿，证属命门火衰者，酌加淫羊藿、补骨脂、巴戟天等以助壮阳起痿之力。

3. 现代运用

本方常用于慢性肾炎、糖尿病、醛固酮增多症、甲状腺功能低下、神经衰弱、肾上腺皮质功能减退、慢性支气管哮喘、更年期综合征等属肾阳不足者。

4. 使用注意

若咽干口燥、舌红少苔属肾阴不足、虚火上炎者，不宜应用。此外，肾阳虚而小便正常者，为纯虚无邪，不宜使用本方。吴仪洛称："此亦为虚中夹邪滞而设尔，若纯虚之证，而兼以渗利，未免减去药力，当用右归丸或右归饮。"（《成方切用》）

【文献摘要】

1. 原书主治

《金匮要略·消渴小便不利淋病脉证并治》："男子消渴，小便反多，以饮一斗，小便一斗，肾气丸主之。"《金匮要略·血痹虚劳病脉证并治》："虚劳腰痛，少腹拘急，小便不利者，八味肾气丸主之。"

2. 方论选录

张山雷："仲师八味，全为肾气不充，不能鼓舞真阳，而小水不利者设法。故以桂、附温煦肾阳，地黄滋养阴液，萸肉收摄耗散，而即以丹皮泄导湿热，茯苓、泽泻渗利膀胱，其用山药者，实脾以堤水也。立方大旨，无一味不从利水着想。方名肾气，所重者在一气字。故桂、附极轻，不过借其和煦，吹嘘肾中真阳，使溺道得以畅遂。"（《小儿药证直诀笺正》）

【医案选录】

《内科摘要》：一人坐立久则手足麻木，虽夏月亦足寒如冰，复因醉睡觉而饮水复睡，遂觉右腹痞结，摩之则腹间沥漉有声，得热摩则气泄而止，饮食稍多则作痛泄，此非脾胃病，乃命门火衰不能生土，虚寒使之然也，服八味丸而愈。

第六节 阴阳双补

阴阳双补剂，适用于阴阳两虚证。症见头晕目眩，腰膝酸软，阳痿遗精，畏寒肢冷，午后潮热等。常用补阴药如熟地、山茱萸、龟板、何首乌、枸杞子和补阳药如肉苁蓉、巴戟天、附子、肉桂、鹿角胶等共同组成方剂，并根据阴阳虚损的情况，分别主次轻重。代表方如地黄饮子、龟鹿二仙胶等。

地黄饮子（地黄饮）

《圣济总录》

【组成】熟干地黄焙（12 g） 巴戟天去心 山茱萸炒 石斛去根 肉苁蓉酒浸，切焙 附子炮裂，去皮脐 五味子炒 官桂去粗皮 白茯苓去黑皮 麦门冬去心，焙 菖蒲 远志去心，各半两（各 15 g）

【用法】上为粗末，每服三钱匕（9 ~ 15 g），水一盏，加生姜三片，大枣二枚，擘破，同煎七分，去滓，食前温服（现代用法：加姜枣水煎服）。

【功用】滋肾阴，补肾阳，开窍化痰。

【主治】下元虚衰，痰浊上泛之喑痱证。症见舌强不能言，足废不能用，口干不欲饮，足冷面赤，脉沉细弱。

【方解】“喑痱”是由于下元虚衰，虚阳上浮，痰浊随之上泛，堵塞窍道所致。“喑”是指舌强不能言语，“痱”是指足废不能行走。肾主骨，下元虚衰，包括肾之阴阳两虚，致使筋骨失养，故见筋骨痿软无力，甚则足废不能用；足少阴肾脉夹舌本，肾虚则精气不能上承，舌本失荣，加之虚阳上浮，痰浊随虚阳上泛堵塞窍道，故舌强而不能言；阴虚内热，故口干不欲饮，虚阳上浮，故面赤；肾阳亏虚，不能温煦于下，故足冷；脉沉细数是阴阳两虚之象。治宜补养下元为主，摄纳浮阳，佐以开窍化痰。方用熟地黄、山茱萸滋补肾阴，肉苁蓉、巴戟天温壮肾阳，四味共为君药。配伍附子、肉桂之辛热，以助温养下元，摄纳浮阳，引火归原；石斛、麦冬、五味子滋养肺肾，金水相生，壮水以济火，均为臣药。石菖蒲与远志、茯苓合用，是开窍化痰、交通心肾的常用组合，是为佐药。姜、枣和中调药，功兼佐使。综观全方，滋阴药与温阳药的药味及用量相当，补阴与补阳并重，上下同治，而以治本治下为主。诸药合用，使下元得以补养，浮阳得以摄纳，水火既济，痰化窍开则“喑痱”可愈。

本方原名地黄饮，《黄帝素问宣明论方》在原方基础上加少许薄荷，名“地黄饮子”，薄荷疏郁而轻清上行，清利咽喉窍道，对痰阻窍道更为适合。

【运用】

1. 辨证要点

本方为治疗肾虚喑痱的常用方。临床应用以舌喑不语、足废不用、足冷面赤、脉沉细弱为辨证要点。

2. 加减变化

若属肾虚之痱证，减去石菖蒲、远志等宣通开窍之品；喑痱以阴虚为主，痰火偏盛者，去附、桂，酌加川贝母、竹沥、胆南星、天竺黄等以清化痰热；兼有气虚者，酌加黄芪、人参以益气。

3. 现代运用

本方常用于晚期高血压病、脑动脉硬化、中风后遗症、脊髓炎等慢性疾病过程中出现的阴阳两虚者。

4. 使用注意

本方偏于温补，故对气火上升、肝阳偏亢而阳热之象明显者，不宜应用。

【文献摘要】

1. 原书主治

《圣济总录》："肾气虚厥，语声不出，足废不用。"

2. 方论选录

张山雷："河间是方，用意极为周密，是治肾脏气衰，阴阳两脱于下，而浊阴泛溢于上，以致厥逆肢废，喑不成声。其证必四肢逆冷，或冷汗自出，其脉必沉微欲绝，其舌必滑润淡白，正与肝阳上冒之面赤气粗，脉弦或大者，绝端相反。故以桂、附温肾回阳，萸、戟、苁、地填补肾阴，麦、味收摄耗散。而又有浊阴上泛之痰壅，则以菖蒲、远志之芳香苦涩为开泄，茯苓之纳气为镇坠，庶乎面面俱到。果是肾虚下脱，始为适用，若气升火升之猝然喑废者，此方万万不可误投。"（《中风斠诠》）

【医案选录】

《校注妇人良方》：一妇人忽然不语半年矣，诸药不应，两尺浮数，先用六味丸料加肉桂，数剂稍愈。乃以地黄饮子，三十余剂而痊。

附

八珍汤（八珍散）

《瑞竹堂经验方》

【组成】人参 白术 白茯苓 当归 川芎 白芍药 熟地黄 甘草炙，各一两（30 g）

【用法】上㕮咀，每服三钱（9 g），水一盏半，加生姜五片，大枣一枚，煎至七分，去滓，不拘时候，通口服（现代用法：或作汤剂，加生姜 3 片，大枣 5 枚，水煎服，用量根据病情酌定）。

【功用】益气补血。

【主治】气血两虚证。症见面色苍白或萎黄，头晕目眩，四肢倦怠，少气懒言，心悸怔忡，饮食减少，舌淡苔薄白，脉细弱或虚大无力。

【方解】本方所治气血两虚证多由久病失治、病后失调、失血过多而致，病在心、脾、肝三脏。心主血，肝藏血，心肝血虚，故见面色苍白、头晕目眩、心悸怔忡、舌淡脉细；脾主运化而化生气血，脾气虚，故面黄肢倦、少气懒言、饮食减少、脉虚无力。治宜益气与养血并重。方中人参与熟地相配，益气养血，共为君药。白术、茯苓健脾渗湿，助人参益气补脾；当归、白芍养血和营，助熟地滋养心肝，均为臣药。川芎为佐，行气活血，使地、归、芍补而不滞。炙甘草为使，益气和中，调和诸药。全方八药，实为四君子汤和四物汤的复方。用法中加入姜、枣为引，调和脾胃，以资生化气血，亦为佐使之药。

【运用】

1．辨证要点

本方是治疗气血两虚证的常用方。临床应用以气短乏力、心悸眩晕、舌淡、脉细无力为辨证要点。

2．加减变化

以血虚为主，眩晕心悸明显者，可加大地、芍用量；以气虚为主，气短乏力明显者，可加大参、术用量；兼见不寐者，可加酸枣仁、五味子。

3．现代运用

本方常用于各种慢性病或大病之后，以及妇女月经不调等属气血两虚者。

【附方】

1. 十全大补汤（《太平惠民和剂局方》）

人参去芦（6 g） 肉桂去皮（3 g） 川芎（6 g） 干熟地黄（12 g） 茯苓（9 g） 白术（9 g） 甘草炒，（3 g） 黄芪（12 g） 当归去芦，（9 g） 白芍药（9 g）各等分 上为细末，每服二大钱（9 g），用水一盏，加生姜三片、枣子二枚，同煎至七分，不拘时候温服。功用：温补气血。主治：气血两虚证。症见面色萎黄，倦怠食少，头晕目眩，神疲气短，心悸怔忡，自汗盗汗，四肢不温，舌淡，脉细弱；以及妇女崩漏，月经不调，疮疡不敛等。

2. 泰山磐石散（《古今医统大全》）

人参一钱（3 g） 黄芪一钱（6 g） 白术二钱（6 g） 炙甘草五分（2 g） 当归二钱（3 g） 川芎八分（2 g） 白芍药八分（3 g） 熟地黄八分（3 g） 川续断一钱（3 g） 糯米一撮（6 g） 黄芩一钱（3 g） 砂仁五分（1.5 g） 上用水一盅半，煎至七分，食远服。但觉有孕，三五日常用一服，四月之后，方无虑也。功用：益气健脾，养血安胎。主治：气血虚弱所致的堕胎、滑胎。症见胎动不安或屡有堕胎宿疾，面色淡白，倦怠乏力，不思饮食，舌淡苔薄白，脉滑无力。

3. 人参养荣汤（原名养荣汤《三因极一病证方论》）

黄芪 当归 桂心 甘草炙 橘皮 白术 人参各一两（各 30 g） 白芍药三两（90 g） 熟地黄（9 g） 五味子 茯苓各三分（各 4 g） 远志去心，炒，半两（15 g） 上锉为散，每服四大钱（12 g），用水一盏半，加生姜三片，大枣二枚，煎至七分，去滓，空腹服。功用：益气补血，养心安神。主治：心脾气血两虚证。症见倦怠无力，食少无味，惊悸健忘，夜寐不安，虚热自汗，咽干唇燥，形体消瘦，皮肤干枯，咳嗽气短，动则喘甚；疮疡溃后气血不足，寒热不退，疮口久不收敛。

以上三方均由八珍汤加减而成，皆具益气补血作用而主治气血两虚之证。其中，十全大补汤较之八珍汤多芪、桂，偏于温补；泰山磐石散系八珍汤减去茯苓之渗利，而加续断补肝肾、益冲任，黄芪益气升阳以固胎元，黄芩、糯米、砂仁清热养胃安胎，成为颐养胎元之专方；人参养荣汤较之八珍汤多志、陈、五味，并去川芎之辛窜，复增静养血分、宁心安神之功。

【文献摘要】

1. 原书主治

《瑞竹堂经验方》："脐腹疼痛，全不思食，脏腑怯弱，泄泻，小腹坚痛，时作寒热。"

2. 方论选录

吴昆《医方考》："血气俱虚者，此方主之。人之身，气血而已。气者百骸之父，血者百骸之母，不可使其失养者也。是方也，人参、白术、茯苓、甘草，甘温之品也，所以补气；当归、川芎、芍药、地黄，质润之品也，所以补血。气旺则百骸资之以生，血旺则百骸资之以养。形体既充，则百邪不入，故人乐有药饵焉。"

完带汤

《傅青主女科》

【组成】白术一两（30 g），土炒　山药一两（30 g），炒　人参二钱（6 g）　白芍五钱（15 g），酒炒　车前子三钱（9 g），酒炒　苍术二钱（9 g），制　甘草一钱（3 g）　陈皮五分（2 g）　黑芥穗五分（2 g）　柴胡六分（2 g）

【用法】水煎服。

【功用】补脾疏肝，化湿止带。

【主治】脾虚肝郁，湿浊带下。症见带下色白，质清稀，面色㿠白，倦怠便溏，舌淡苔白，脉缓或濡弱。

【方解】本方为治疗白带的常用方剂，所主病证乃由脾虚肝郁、带脉失约、湿浊下注所致。脾虚气血化源不足，不能上荣于面致面色㿠白；脾失健运，水湿内停，清气不升致倦怠便溏；脾虚肝郁，湿浊下注，带脉不固致带下色白量多、清稀如涕；舌淡白、脉濡弱为脾虚湿盛之象。治宜补脾益气，疏肝解郁，化湿止带。方中重用白术、山药为君，意在补脾祛湿，使脾气健运，湿浊得消；山药尚有固肾止带之功。臣以人参补中益气；苍术燥湿运脾，以增祛湿化浊之力；白芍柔肝理脾，使肝木条达而脾土自强；车前子清热利湿，令湿浊从小便分利。佐以陈皮之理气燥湿，既可使补药补而不滞，又可行气以化湿；柴胡、芥穗之辛散，得白术则升发脾胃清阳，配白芍则疏肝解郁。使以甘草调药和中，诸药相配，使脾气健旺，肝气条达，清阳得升，湿浊得化，则带下自止。

【运用】

1. 辨证要点

本方为治脾虚肝郁、湿浊下注带下之常用方。临床应用以带下清稀色白、舌淡苔白、脉濡缓为辨证要点。

2. 加减变化

兼有寒湿，小腹疼痛者，加炮姜、盐茴香以温中散寒；腰膝酸软者，加杜仲、续断以补益肝肾；日久病滑脱者，加龙骨、牡蛎以固涩止带。

3. 现代运用

本方常用于阴道炎、盆腔炎而属脾虚肝郁、湿浊下注者。

4. 使用注意

带下证属湿热下注者不宜。

【文献摘要】

1. 原书主治

《傅青主女科》：“白带下。”

2. 方论选录

傅山《傅青主女科》卷上：“夫带下俱是湿证，而以带下名者，因带脉不能约束，而有此病，故以名之。盖带脉通于任督，任督病而带脉始病……加以脾气之虚，肝气之郁，湿气之侵，热气之逼，安得不成带下之病哉？故妇人有终年累月下流白物，如涕如唾，不能禁止，甚则臭秽者，所谓白带也。夫白带乃湿盛而火衰，肝郁而气弱，则脾气受伤，湿土之气下陷，是以脾精不守，不能化荣血以为经水，反变为白滑之物，由阴门直下，欲自禁而不可得也。治法宜大补脾胃之气，稍佐以舒肝之品，使风木不闭塞于地中，则地气自升腾于天上，脾气健而湿气消，自无白带之患矣。”

左归丸

《景岳全书》

【组成】大怀熟地八两（240 g）　山药炒，四两（120 g）　枸杞四两（120 g）　山茱萸四两（120 g）　川牛膝酒洗蒸熟，三两（90 g）　鹿角胶敲碎，炒珠，四两（120 g）　龟板胶切碎，炒珠，四两（120 g）　菟丝子制，四两（120 g）

【用法】上先将熟地蒸烂，杵膏，炼蜜为丸，如梧桐子大。每食前用滚汤或淡盐汤送下百余丸（9 g）（现代用法：亦可水煎服，用量按原方比例酌减）。

【功用】滋阴补肾，填精益髓。

【主治】真阴不足证。症见头晕目眩，腰酸腿软，遗精滑泄，自汗盗汗，口燥舌干，舌红少苔，脉细。

【方解】本方证为真阴不足，精髓亏损所致。肾藏精，主骨生髓，肾阴亏损，精髓不充，封藏失职，故头晕目眩、腰酸腿软、遗精滑泄；阴虚则阳亢，迫津外泄，故自汗盗汗；阴虚则津不上承，故口燥舌干、舌红少苔；脉细为真阴不足之象。左归丸是张介宾由六味地黄丸化裁而成。他认为："补阴不利水，利水不补阴，而补阴之法不宜渗。"（《景岳全书·新方八阵》）因此，治宜壮水之主，培补真阴。方中重用熟地滋肾填精，大补真阴，为君药。山茱萸养肝滋肾，涩精敛汗；山药补脾益阴，滋肾固精；枸杞补肾益精，养肝明目；龟、鹿二胶，为血肉有情之品，峻补精髓，龟板胶偏于补阴，鹿角胶偏于补阳，在补阴之中配伍补阳药，取"阳中求阴"之义，均为臣药。菟丝子、川牛膝益肝肾、强腰膝、健筋骨，俱为佐药。去"三泻"（泽泻、茯苓、丹皮），加入枸杞、龟板胶、牛膝加强滋补肾阴之力；又加入鹿角胶、菟丝子温润之品补阳益阴，阳中求阴，即张介宾所谓："善补阴者，必于阳中求阴，则阴得阳升而泉源不竭。"（《景岳全书·新方八略》）诸药合用，共奏滋阴补肾、填精益髓之效。

左归丸与六味地黄丸均为滋阴补肾之剂，但立法和主治均有所不同。六味地黄丸以补肾阴为主，寓泻于补，补力平和，适用于肾虚不著而兼内热之证；左归丸纯甘壮水，补而无泻，补力较峻，适用于真阴不足、精髓亏损之证。故《王旭高医书六种·医方证治汇编歌诀》云："左归是育阴以涵阳，不是壮水以制火。"

【运用】

1. 辨证要点

本方为治疗真阴不足证的常用方。临床应用以头目眩晕、腰酸腿软、舌光少苔、脉细为辨证要点。

2. 加减变化

若真阴不足，虚火上炎，去枸杞子、鹿角胶，加女贞子、麦门冬以养阴清热；夜热骨蒸，加地骨皮以清热除蒸；小便不利、不清，加茯苓以利水渗湿；火烁肺金，干咳少痰，加百合以润肺止咳；大便燥结，去菟丝子，加肉苁蓉以润肠通便；兼气虚者可加人参以补气。

3．现代运用

本方常用于老年性痴呆、更年期综合征、老年骨质疏松症、月经量少等属于肾阴不足、精髓亏虚者。

4．使用注意

方中组成药物以阴柔滋润为主，久服常服，每易滞脾碍胃，故脾虚泄泻者慎用。

【文献摘要】

1．原书主治

《景岳全书》："治真阴肾水不足，不能滋养营卫，渐至衰弱，或虚热往来，自汗盗汗，或神不守舍，血不归原，或虚损伤阴，或遗淋不禁，或气虚昏晕，或眼花耳聋，或口燥舌干，或腰酸腿软。凡精髓内亏，津液枯涸等证，俱速宜壮水之主，以培左肾之元阴，而精血自充矣。宜此方主之。"

2．方论选录

徐镛《医学举要》："左归宗钱仲阳六味丸，减去丹皮者，以丹皮过于动汗。阴虚必多自汗、盗汗也；减去茯苓、泽泻者，意在峻补，不宜于淡渗也。方用熟地之补肾为君；山药之补脾、山茱萸之补肝为臣；配以枸杞补精，川膝补血，菟丝补肾中之气，鹿胶、龟胶补督任之元。虽曰左归，其实三阴并补，水火交济之方也。"

右归丸

《景岳全书》

【组成】熟地黄八两（240 g）　山药炒，四两（120 g）　山茱萸微炒，三两（90 g）　枸杞子微炒，三两（90 g）　菟丝子制，四两（120 g）　鹿角胶炒珠，四两（120 g）　杜仲姜汁炒，四两（120 g）　肉桂二两（60 g）　当归三两（90 g）　制附子二两，渐可加至五六两（60 ~ 180 g）

【用法】上先将熟地蒸烂杵膏，炼蜜为丸，如梧桐子大。每服百余丸（6 ~ 9 g），食前用滚汤或淡盐汤送下；亦可丸如弹子大，每嚼服二三丸（6 ~ 9 g），以滚白汤送下（现代用法：亦可水煎服，用量按原方比例酌减）。

【功用】温补肾阳，填精益髓。

【主治】肾阳不足，命门火衰证。症见年老或久病气衰神疲，畏寒肢冷，腰膝软弱，阳痿遗精或阳衰无子，饮食减少，大便不实或小便自遗，舌淡苔白，脉沉而迟。

【方解】本方所治之证为肾阳虚弱，命门火衰所致。肾为水火之脏，内寄命门之火，为元阳之根本。肾阳不足，命门火衰，失于温煦，甚则火不生土，而致脾阳亦虚，故见气衰神疲、畏寒肢冷、腰膝软弱、饮食减少、大便不实；肾主天癸而藏精，肾阳虚则天癸衰少，封藏失职，精关不固，宗筋失养，故见阳痿、遗精、不育或小便自遗。治宜“益火之源，以培右肾之元阳”（《景岳全书》）。方中附子、肉桂、鹿角胶培补肾中元阳，温里祛寒，为君药。熟地黄、枸杞子、山萸肉、山药滋阴益肾，养肝补脾，填精补髓，取“阴中求阳”之义，为臣药。再用菟丝子、杜仲补肝肾、强腰膝，配以当归养血和血，共补肝肾精血，为佐药。诸药合用，以温肾阳为主而阴阳兼顾，肝脾肾并补，妙在阴中求阳，使元阳得以归原，故名“右归丸”。本方系由《金匮要略》肾气丸减去“三泻”（泽泻、丹皮、茯苓），加鹿角胶、杜仲、菟丝子、枸杞子、当归而成，增强补阳作用，不用泻法，保全补益之力，使药效专于温补。本方配伍特点：一是补阳药与补阴药相配，则“阳得阴助，生化无穷”，体现了“阴中求阳”的治疗法则；二是本方纯补无泻，集温补药与滋补药于一方，则益火源之功尤著。

【运用】

1．辨证要点

本方为治肾阳不足、命门火衰的常用方。临床应用以神疲乏力、畏寒肢冷、腰膝酸软、脉沉迟为辨证要点。

2．加减变化

若阳衰气虚，加人参以补之；阳虚精滑或带浊、便溏，加补骨脂以补肾固精止泻；饮食减少、不易消化或呕恶吞酸，加干姜以温中散寒；肾泄不止，加五味子、肉豆蔻以涩肠止泻；腹痛不止，加吴茱萸（炒）以散寒止痛；腰膝酸痛者，加胡桃肉以补肾助阳，益髓强腰；阳痿者，加巴戟天、肉苁蓉以补肾壮阳。

3. 现代运用

本方可用于肾病综合征、老年骨质疏松症、精少不育症，以及贫血、白细胞减少症等属肾阳不足者。

4. 使用注意

本方纯补无泻，故对肾虚兼有湿浊者不宜。

【文献摘要】

1. 原书主治

《景岳全书》："治元阳不足，或先天禀衰，或劳伤过度，以致命门火衰，不能生土，而为脾胃虚寒，饮食少进，或呕恶膨胀，或反胃噎膈，或怯寒畏冷，或脐腹多痛，或大便不实，泻痢频作，或小水自遗，虚淋寒疝，或寒侵溪谷，而肢节痹痛，或寒在下焦而水邪浮肿。总之，真阳不足者，必神疲气怯、或心跳不宁、或四体不收、或眼见邪祟、或阳衰无子等证，俱速宜益火之源，以培右肾之元阳，而神气自强矣，此方主之。"

2. 方论选录

徐大椿《医略六书》："肾脏阳衰，火反发越于上，遂成上热下寒之证，故宜引火归原法。熟地补肾脏，萸肉涩精气，山药补脾，当归养血，杜仲强腰膝，菟丝补肾脏，鹿角胶温补精血以壮阳，枸杞子甘滋精髓以填肾也。附子、肉桂补火回阳，专以引火归原，而虚阳无不敛藏于肾命，安有阳衰火发之患哉？此补肾回阳之剂，为阳虚火发之专方。"

龟鹿二仙胶

《医便》

【组成】鹿角用新鲜麋鹿杀角，解的不用，马鹿角不用，去角脑梢骨二寸绝断，劈开，净用十斤（5 000 g）　龟板去弦，洗净，五斤，捶碎（2 500 g）　人参十五两（450 g）　枸杞子三十两（900 g）

【用法】上前三味袋盛，放长流水内浸三日，用铅坛一只，如无铅坛，底下放铅一大片亦可。将角并甲（龟板）放入坛内，用水浸，高三五寸，黄蜡三两封口，放大锅内，桑柴火煮七昼夜。煮时坛内一日添热水一次，勿令沸起，锅内一日夜添水五次，候角酥取出，洗，滤净去滓。其滓即鹿角霜、龟甲霜也。将清汁另放。另将人参、枸杞子用铜锅以水三十六碗，熬至药面无水，以新布绞取清汁，将滓置石臼水捶捣细，用水二十四碗又熬如前；又滤又捣又熬，如此三次，以滓无味为度。将前龟、鹿汁并参、杞汁和入锅内，文火熬至滴水成珠不散，乃成胶也。每服初起一钱五分（4.5 g），十日加五分（1.5 g），加至三钱（9 g）止，空心酒化下，常服乃可（现代用法：上用铅坛熬胶，初服酒服4.5 g，渐加至9 g，空心时服用）。

【功用】滋阴填精，益气壮阳。

【主治】真元虚损，精血不足证。症见全身瘦削，阳痿遗精，两目昏花，腰膝酸软，久不孕育。

【方解】本方证的病机为肾之阴精、元阳亏虚。气血化生于脾胃，精血藏养于肾肝，故无论先天禀赋不足，抑或后天脾胃失养及病后失调，均可使肾精不足，真元虚损，以致阴阳精血俱亏。由于病本在肾，虚及阴阳精血，故见身体消瘦、腰膝酸软、两目昏花。肾主生殖，肾精亏虚，则男子女子久不孕育。治宜填精补髓，益气养血，阴阳并补。方中鹿角胶甘咸而温，善于温肾壮阳，益精补血；龟板胶甘咸而寒，长于填补精髓，滋养阴血，二味为血肉有情之品，最能峻补阴阳而化生精血，共为君药。配伍枸杞子益肝肾、补精血，以辅助龟、鹿二药之功；更用人参补后天、益中气，以增强气血生化之源，均为臣药。四药相伍，阴阳气血并补，先天后天兼顾，药简力宏，共成峻补精髓、益气壮阳之功，不仅可治真元不足、诸虚百损，亦能抗衰防老，益寿延年。

【运用】

1. 辨证要点

本方为阴阳气血同补之剂，既能滋补肝肾，又可补益脾胃。临床应用以腰膝酸软、两目昏花、阳痿遗精为辨证要点。

2. 加减变化

兼有眩晕者，加杭菊花、明天麻以息风止晕；遗精频作者，加金樱子、山茱萸以补肾固精。

3. 现代运用

本方常用于内分泌障碍引起的发育不良、重症贫血及性功能减退等属阴阳两虚者。

4. 使用注意

本方纯补，不免滋腻，故脾胃虚弱而食少便溏者不宜使用或合用四君子汤以助运化。

【文献摘要】

1. 原书主治

《医便》："男妇真元虚损，久不孕育；男子酒色过度，消烁真阴，妇人七情伤损血气，诸虚百损，五劳七伤。"

2. 方论选录

吴昆《医方考》："精、气、神，人身之三宝也。师日：精生气，气生神。是以精极则无以生气，故令瘦削少气；气少则无以生神，故令目视不明。龟、鹿禀阴气之最完者，其角与板，又其身聚气之最胜者，故取其胶以补阴精。用血气之属济而补之，所谓补以其类也。人参善于固气，气固则精不遗；枸杞善于滋阴，阴滋则火不泄。此药行，则精日生，气日壮，神日旺矣。"

小　结

补益剂按其功用不同分为补气、补血、气血双补、补阴、补阳、阴阳双补六类。

1. 补气

四君子汤、参苓白术散、补中益气汤、生脉散、玉屏风散、完带汤均有补气作用，主治气虚诸证。其中四君子汤为益气健脾的基础方，适用于脾胃气虚，运化乏力之证；参苓白术散除益气健脾外，兼可渗湿止泻，用治脾胃气虚而兼湿盛之证；补中益气汤长于益气升阳，适用于劳倦伤脾，气虚发热或气虚下陷的脱肛、子宫下垂等证；生脉散益气养阴，兼能生津止汗和敛肺止咳，善治暑热汗多，耗气伤阴，以及久咳肺虚而致气阴两虚之证；玉屏风散专于益气固表止汗，多用于表虚自汗及虚人感冒；完带汤补脾化湿疏肝，主治脾虚、肝郁、湿浊下注之带下证。

2．补血

四物汤、当归补血汤、归脾汤均有补血作用，主治血虚诸证。其中四物汤为补血调血的基础方，也是妇科调经的常用方，适用于营血虚滞、冲任虚损证；当归补血汤重在补气生血，常用于血虚阳浮发热之证；归脾汤以益气补血、健脾养心为主，善治心脾气血两虚和脾不统血之证。

3．气血双补

八珍汤和炙甘草汤均能双补气血，主治气血两虚证。其中八珍汤为四君子汤和四物汤的复方，补气与补血并重，是气血双补的基础方，适用于久病失治或病后失调的气血两虚病证；炙甘草汤又名复脉汤，滋阴养血，益气温阳，善治阴血不足、阳气虚弱之脉结代、心动悸。

4．补阴

六味地黄丸、左归丸、大补阴丸、一贯煎均能滋阴，主治阴虚诸证。其中六味地黄丸“三补三泻”，并以补肾为主，补中寓泻，以补为主，为滋阴补肾的基础方，适用于肾阴不足之证；左归丸滋阴补肾，填精益髓用治真阴不足、精虚髓亏之证，其方补而无泻、滋阴补肾之力大于六味地黄丸；大补阴丸是滋阴降火的基础方，常用于因肝肾阴亏而相火亢盛之证；一贯煎长于滋阴疏肝，适用于肝肾阴虚、肝气不舒之脘胁疼痛、吞酸吐苦等证。

5．补阳

肾气丸和右归丸同具温补肾阳的作用，主治肾阳不足诸证。其中肾气丸为补肾助阳的常用方，组方体现出“阴中求阳”，适用于肾阳不足、气化无力之证；右归丸温补肾阳，填精补血，适用于肾阳不足、命门火衰及火不生土等证。该方纯补无泻，温补肾阳的作用大于肾气丸。

6．阴阳双补

地黄饮子、龟鹿二仙胶均有阴阳双补的作用，主治阴阳两虚证。其中地黄饮子滋阴补阳，并能开窍化痰，适用于喑痱证；龟鹿二仙胶滋阴填精、益气壮阳，更宜于真元虚损、精血不足所致的阳痿遗精、久不孕育之证。

复习思考题

1. 四君子汤是补气的基础方，四物汤是补血的基础方，两方各发展出哪些方剂？它们各主治哪些病证？试分别叙述。

2. 从补中益气汤的组织结构来说明甘温除热法的机制。

3. 桂枝汤、玉屏风散皆可治自汗，临床上当如何区别应用？

4. 归脾汤以治上焦的怔忡、健忘为主，为何又能治下焦的崩漏？

5. 当归补血汤中黄芪与当归的用量有何特点？为什么？

6. 六味地黄丸主治何证，其立法与药物配伍有何特点？

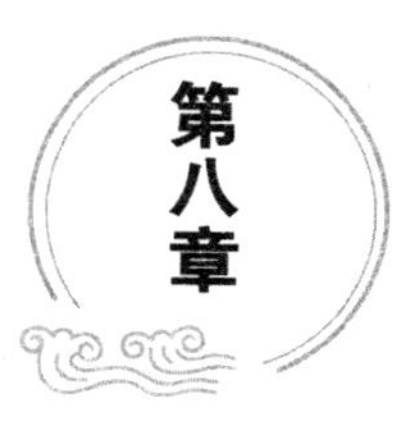

第八章 安神剂

凡以安神药为主组成，具有安神定志作用，治疗神志不安病证的方剂，统称安神剂。心藏神、肝藏魂、肾藏志，故神志不安的疾患主要责之于心、肝、肾三脏之阴阳偏盛偏衰或其相互间功能失调。其病或由外受惊恐，神魂不安；或郁怒所伤，肝郁化火，内扰心神；或思虑太过，暗耗阴血，心失所养等。但就其证候而言，则有虚实之分。实证表现为惊狂易怒、烦躁不安，治宜重镇安神；虚证多表现为心悸健忘、虚烦失眠，治宜滋养安神。故本章方剂分为重镇安神和滋养安神两类。

安神剂虽有重镇安神与滋养安神之分，但火热每多伤阴，阴虚易致阳亢，病机又多虚实夹杂，且互为因果，故组方配伍时，重镇安神与滋养安神又往往配合运用，以顾虚实。安神剂主要适用于因情志内伤致脏腑偏盛偏衰，以神志不安为主要表现者。至于其他原因，如因火热而狂躁谵语者，治当清热泻火；因痰而癫狂者，则宜祛痰；因瘀而发狂者，又宜活血祛瘀；因阳明腑实而狂乱者，则应攻下；以虚损为主要表现而兼见神志不安者，又重在补益。诸如此类，应与有关章节互参，以求全面掌握，使方证相宜，不至以偏概全。

重镇安神剂多由金石、贝壳类药物组方，易伤胃气，不宜久服。脾胃虚弱者，宜配伍健脾和胃之品。此外，某些安神药，如朱砂久服能引起慢性中毒，亦应注意。

第一节　重镇安神

重镇安神剂，适用于心肝阳亢、热扰心神证。症见心烦神乱，失眠多梦，惊悸怔忡，癫痫等。常用重镇安神药，如朱砂、磁石、珍珠母、龙齿等为主组方。因火热内扰心神，故常配黄连、山栀等清热泻火；火热之邪每多耗伤阴血，故又常配生地黄、当归等滋阴养血。代表方如朱砂安神丸。

朱砂安神丸

《内伤伤辨惑论》

【组成】朱砂五钱（15 g）另研，水飞为衣　黄连去须，净，酒洗，六钱（18 g）　炙甘草五钱半（16.5 g）　生地黄一钱半（4.5 g）　当归二钱半（7.5 g）

【用法】上药除朱砂外，四味共为细末，汤浸蒸饼为丸，如黍米大。以朱砂为衣，每服十五丸或二十丸（3～4 g），津唾咽之，食后（现代用法：上药研末，炼蜜为丸，每次6～9 g，临睡前温开水送服；亦可作汤剂，用量按原方比例酌减，朱砂研细末水飞，以药汤送服）。

【功用】镇心安神，清热养血。

【主治】心火亢盛，阴血不足证。症见失眠多梦，惊悸怔忡，心烦神乱或胸中懊侬，舌尖红，脉细数。

【方解】本方证乃因心火亢盛，灼伤阴血所致。心火亢盛则心神被扰，阴血不足则心神失养，故见失眠多梦、惊悸怔忡、心烦等症；舌红、脉细数是心火盛而阴血虚之征。治当泻其亢盛之火，补其阴血之虚而安神。方中朱砂甘寒质重，专入心经，重可镇怯、寒能清热，既能重镇安神，又可清心火，治标之中兼能治本，是为君药。黄连苦寒，入心经，清心泻火，以除烦热为臣。君、臣相伍，重镇以安神，清心以除烦，以收泻火安神之功。佐以生地黄甘苦寒，滋阴清热；当归辛甘温润，合生地黄滋补阴血以养心。使以炙甘草调药和中，以防黄连之苦寒、朱砂之质重碍胃。合而用之，标本兼治，清中有养，使心火得清，阴血得充，心神得养，则神志安定，是以“安神”名之。

【运用】

1. 辨证要点

本方是治疗心火亢盛，阴血不足而致神志不安的常用方。临床应用以失眠、惊悸、舌红、脉细数为辨证要点。

2. 加减变化

若胸中烦热较甚，加山栀仁、豆豉、莲子心以增强清心除烦之力；兼惊恐者，宜加生龙骨、生牡蛎以镇惊安神；失眠多梦者，可加酸枣仁、柏子仁以养心安神。

3．现代运用

本方常用于神经衰弱所致的失眠、心悸、健忘，精神忧郁症引起的神志恍惚，以及心脏期前收缩所致的心悸、怔忡等属于心火亢盛、阴血不足者。

4．使用注意

方中朱砂含硫化汞，不宜多服、久服，以防汞中毒；阴虚或脾弱者不宜服。

【文献摘要】

1．原书主治

《内外伤辨惑论》："如心浮气乱，以朱砂安神丸镇固之。"

2．方论选录

叶仲坚："《经》曰：神气舍心，精神毕具。又曰：心者，生之本，神之舍也。且心为君主之官，主不明则精气乱，神太劳则魂魄散，所以寤寐不安，淫邪发梦，轻则惊悸怔忡，重则痴妄狂耳！朱砂具光明之体，赤色通心，重能镇怯，寒能胜热，甘以生津，抑阴火之浮游，以养上焦之元气，为安神之第一品；心苦热，配黄连之苦寒，泻心热也，更佐甘草之甘以泻之；心主血，用当归之甘温，归心血也，更佐地黄之寒以补之。心血足，则肝得所藏而魂自安；心热解，则肺得其职而魄自宁也。"（录自《古今名医方论》）

第二节　滋养安神

滋养安神剂，适用于阴血不足，心神失养证。症见虚烦不眠，心悸怔忡，健忘多梦，舌红少苔等。常以滋养安神药如酸枣仁、柏子仁、五味子、茯神、远志、小麦等为主，配伍滋阴养血药如生地、当归、麦冬、玄参等组方。代表方如天王补心丹、酸枣仁汤。

天王补心丹

《校注妇人良方》

【组成】人参去芦　茯苓　玄参　丹参　桔梗　远志各五钱（各15 g）　当归

酒浸　五味　麦门冬去心　天门冬　柏子仁　酸枣仁炒，各一两（各30 g）　生地黄四两（120 g）

【用法】上为末，炼蜜为丸，如梧桐子大，用朱砂为衣，每服二三十丸（6～9 g），临卧，竹叶煎汤送下（现代用法：上药共为细末，炼蜜为小丸，用朱砂水飞9～15 g为衣，每服6～9 g，温开水送下或用桂圆肉煎汤送服；亦可改为汤剂，用量按原方比例酌减）。

【功用】滋阴清热，养血安神。

【主治】阴虚血少，神志不安证。症见心悸怔忡，虚烦失眠，神疲健忘或梦遗，手足心热，口舌生疮，大便干结，舌红少苔，脉细数。

【方解】

本方所治病证是由心经阴血不足，虚热内扰，心失所养而致。阴虚血少，心失所养，故心悸失眠、神疲健忘；阴虚生内热，虚火内扰，则手足心热、虚烦、遗精、口舌生疮；舌红少苔、脉细数是阴虚内热之征。治当滋阴清热，养血安神。方中重用甘寒之生地黄，入心能养血，入肾能滋阴，故能滋阴养血，壮水以制虚火，为君药。天冬、麦冬、玄参皆为甘寒之品，滋阴清热，酸枣仁、柏子仁养心安神，当归补血润燥，共助生地滋阴补血，并养心安神，俱为臣药。茯苓、远志养心安神；人参补气以生血，并能安神益智；五味子之酸以敛心气，安心神；丹参清心活血，补血药使补而不滞，则心血易生；朱砂镇心安神，以治其标，以上共为佐药。桔梗为舟楫，载药上行以使药力缓留于上部心经，不使速下，为使药。本方配伍，滋阴补血以治本，养心安神以治标，标本兼治，心肾两顾，但以补心治本为主，共奏滋阴养血、补心安神之功。

天王补心丹与炙甘草汤均可治疗心悸，但天王补心丹滋阴养血，兼以清热安神，主治阴血亏虚，虚热扰心所致的心悸失眠、心烦、口干，甚则口舌生疮等症；而炙甘草汤则益气养血、滋阴复脉，治疗阴血亏虚失于荣养，心气衰弱无力鼓动血脉之心动悸、脉结代等症。

天王补心丹与归脾汤皆可用于心悸、怔忡、健忘、失眠之证，但前者重用生地黄滋阴清热，配伍玄参、天冬、麦冬、当归、丹参等滋阴养血药，以及人参、五味子、酸枣仁、柏子仁等补心安神之品组方，具有滋阴清热、养血安神之功，主治心经阴血亏虚而致心悸失眠健忘之证；后者以人参、黄芪、白术、炙甘草、当归等补气养血、健脾养心药，配伍茯苓、远志、枣仁、龙眼肉等宁心安神药组方，因此，功用侧重于益气健脾、补血养心安神，主治心脾气血不足所致的心悸怔忡、健忘失眠之证。

【运用】

1. 辨证要点

本方为治疗心肾阴血亏虚所致神志不安的常用方。临床应用以心悸失眠、手足心热、舌红少苔、脉细数为辨证要点。

2. 加减变化

心悸怔忡甚者，可酌加龙眼肉、夜交藤以增强养心安神之功；遗精者，可酌加金樱子、煅牡蛎以固肾涩精；失眠重者，可酌加龙骨、磁石以重镇安神。

3. 现代运用

本方常用于神经衰弱、冠心病、精神分裂症、甲状腺功能亢进等所致的失眠、心悸，以及复发性口疮等属于心肾阴虚血少者。

4. 使用注意

本方滋阴之品较多，对脾胃虚弱、纳食欠佳、大便不实者，不宜长期服用。

【文献摘要】

1. 原书主治

《校注妇人良方》："妇人热劳，心经血虚，心神烦躁，颊赤头痛，眼涩唇干，口舌生疮，神思昏倦，四肢壮热，食欲无味，肢体酸疼，心怔盗汗，肌肤日瘦，或寒热往来。"

2. 方论选录

李中梓："心者，神明之官也，忧愁思虑则伤心，神明受伤则主不明而十二官危，故健忘、怔忡。心主血，血燥则津枯，故大便不利。舌为心之外候，心火炎上，故口舌生疮。是丸以生地为君者，取其下入少阴以滋水，主水盛可以伏火，况地黄为血分要药，又能入手少阴也。枣仁、远志、柏仁养心神者也；当归、丹参、元参生心血者也。二冬助其津液，五味收其耗散，

参、苓补其气虚。以桔梗为使者，欲载诸药入心，不使之速下也。”（录自《摄生秘剖》）

【医案选录】

《柳选四家医案。曹仁伯医案》：心悸，初以惊恐得之，后来习以为常，经年不愈，手振舌糙，脉芤带滑，不耐烦劳，此系心血本虚，痰涎袭入也。人参、元参、丹参、枣仁、天冬、麦冬、菖蒲、茯苓、茯神、当归、远志、五味、桔梗、半夏、生地、橘红、枳壳、柏仁、炙草。

按：此证心血本虚，痰涎袭入扰心而致心悸不安，方用天王补心丹、二陈汤加味，意在补血养心，理气化痰，使既亏之心血得以滋补，袭入之痰涎得以祛除，如是心神得安，心悸则愈。

酸枣仁汤

《金匮要略》

【组成】酸枣仁炒，二升（15 g） 甘草一两（3 g） 知母二两（6 g） 茯苓二两（6 g） 芎䓖（即川芎）二两（6 g）

【用法】上五味，以水八升，煮酸枣仁得六升，内诸药，煮取三升，分温三服（现代用法：水煎，分3次温服）。

【功用】养血安神，清热除烦。

【主治】肝血不足，虚热内扰证。症见虚烦失眠，心悸不安，头目眩晕，咽干口燥，舌红，脉弦细。

【方解】本方证皆由肝血不足、阴虚内热而致。肝藏血，血舍魂；心藏神，血养心。尤怡谓：“人寤则魂寓于目，寐则归于肝。”（《金匮要略心典》）肝血不足，则魂不守舍；心失所养，加之阴虚生内热，虚热内扰，故虚烦失眠、心悸不安。血虚无以荣润于上，每多伴见头目眩晕、咽干口燥。舌红、脉弦细乃血虚肝旺之征。治宜养血以安神，清热以除烦。方中重用酸枣仁为君，以其甘酸质润，入心、肝之经，养血补肝，宁心安神。茯苓宁心安神；知母苦寒质润，滋阴润燥，清热除烦，共为臣药。与君药相伍，以助安神除烦之功。佐以川芎之辛散，调肝血而疏肝气，与大量酸枣仁相伍，辛散与酸收并用，补血与行血结合，最合肝之体阴而用阳。甘草和中缓急，调和诸药为使。诸药相伍，标本兼治，养中兼清，补中有行，共奏养血安神、清热除烦之效。

本方与天王补心丹均以滋阴补血、养心安神药物为主，配伍清虚热之品，以治阴血不足、虚热内扰之虚烦失眠。前者重用酸枣仁养血安神，配伍调气行血之川芎，有养血调肝之妙，主治肝血不足之虚烦失眠伴头目眩晕、脉弦细等；后者重用生地黄，并与二冬、玄参等滋阴清热为伍，更与大队养血安神之品相配，主治心肾阴亏血少、虚火内扰之虚烦失眠伴手足心热、舌红少苔、脉细数者。

【运用】

1. 辨证要点

本方是治心肝血虚而致虚烦失眠之常用方。临床应用以虚烦失眠、咽干口燥、舌红、脉弦细为辨证要点。

2. 加减变化

虚火重而咽干口燥甚者，加麦冬、生地黄以养阴清热；血虚甚而头目眩晕重者，加当归、白芍、枸杞子增强养血补肝之功；若寐而易惊，加龙齿、珍珠母镇惊安神；兼见盗汗者，加五味子、牡蛎安神敛汗。

3. 现代运用

本方常用于神经衰弱、心脏神经官能症、更年期综合征等属于心肝血虚，虚热内扰者。

【附方】

甘麦大枣汤（《金匮要略》）　甘草三两（9 g）　小麦一升（15 g）　大枣十枚（10 枚）　上三味，以水六升，煮取三升，温分三服。功用：养心安神，和中缓急。主治：脏躁。症见精神恍惚，常悲伤欲哭，不能自主，心中烦乱，睡眠不安，甚则言行失常，呵欠频作，舌淡红苔少，脉细略数。

本方与酸枣仁汤均属滋养安神剂，均可用于治疗阴血不足之失眠不安。酸枣仁汤重用酸枣仁养血安神，配知母、茯苓滋阴清热、除烦安神，故重在养血清热、除烦安神，适用于肝血不足、虚热内扰之虚烦失眠、心悸，伴咽干口燥等；甘麦大枣汤重用小麦补心养肝、除烦安神，配甘草、大枣益气和中、润燥缓急，偏于甘润，重在补养心肝，主治心阴不足、肝气失和之脏躁，症见精神恍惚、喜悲伤欲哭等。

【文献摘要】

1. 原书主治

《金匮要略·血痹虚劳病脉证并治》：“虚劳虚烦不得眠，酸枣仁汤主之。”

2. 方论选录

张秉成《成方便读》：“夫肝藏魂，有相火内寄。烦自心生，心火动则相火随之，于是内火扰乱，则魂无所归。故凡有夜卧魂梦不安之证，无不皆以治肝为主。欲藏其魂，则必先去其邪。方中以知母之清相火，茯苓之渗湿邪，川芎独入肝家，行气走血，流而不滞，带引知、茯搜剔而无余。然后枣仁可敛其耗散之魂，甘草以缓其急悍之性也。虽曰虚劳，观其治法，较之于呆补者不同也。”

【医案选录】

《蒲辅周医疗经验》：某男，52 岁。1958 年 11 月初诊。心前区绞痛频发，两次住院，心电图不正常，确诊为冠心病。睡眠不好，只能睡 3～4 小时，梦多心烦，醒后反觉疲劳；头痛，心悸，气短，不能久视，稍劳则胸闷，隐痛。脉沉迟，舌边缘燥，中有裂纹。由操劳过甚，脑力过伤，肝肾渐衰，心肝失调，治宜调理心肝。处方：酸枣仁五钱，茯神三钱，川芎一钱半，知母一钱半，炙甘草一钱，天麻三钱，桑寄生三钱，菊花一钱。5 剂。二诊：药后睡眠好转，头痛减，脉微弦，右盛于左，舌同前。原方加淡苁蓉四钱，枸杞子三钱。三诊：睡眠好，心脏亦稳定，未犯心绞痛，脉两寸和缓，两关有力，两尺弱，舌下无苔。原方去知母、天麻、桑寄生，加黄精四钱、山萸肉二钱、山药三钱，5 剂。桑椹膏每晚服五钱。并制丸药，滋养肝肾，强心补脑，以兹巩固。处方：人参三钱，白术三钱，菊花三钱，枸杞子五钱，山药五钱，茯苓三钱，茯神三钱，麦冬三钱，川芎二钱，山萸肉五钱，苁蓉五钱，生地黄一两，黄精一两，酸枣仁五钱，远志二钱，广陈皮三钱。共研为细末，炼蜜为丸，每丸重三钱，早晚各服一丸，温开水送服。

按：本案之心绞痛系操劳过度，肝肾渐衰，心肝失调，以致气血不畅，心失所养而为。是以方用酸枣仁汤调养心肝，疏达血气，复加桑寄生、肉苁蓉、枸杞子等滋补肝肾；待病情向安，继以滋养肝肾，强心补脑之丸剂调理而愈。

小 结

安神剂按其功用分重镇安神和滋养安神两类。

1. 重镇安神

朱砂安神丸重镇安神，清火养阴，主治心火亢盛、阴血不足之失眠、心悸。

2. 滋养安神

天王补心丹与酸枣仁汤均有养心安神、滋阴补血之功，以治阴血不足、虚热内扰之心悸、虚烦失眠等。但天王补心丹长于滋阴补血，主治心肾阴亏血少之心悸、失眠证；而酸枣仁汤则重在养血调肝、清热除烦，主治肝血不足之虚烦失眠证。

复习思考题

1. 神志不安的疾患是否均可用安神剂？为什么？

2. 重镇安神剂与滋养安神剂各适应于哪些证候？其组方配伍有何不同？又有何联系？

3. 从组方及配伍分析朱砂安神丸、天王补心丹、酸枣仁汤功用与主治的异同。

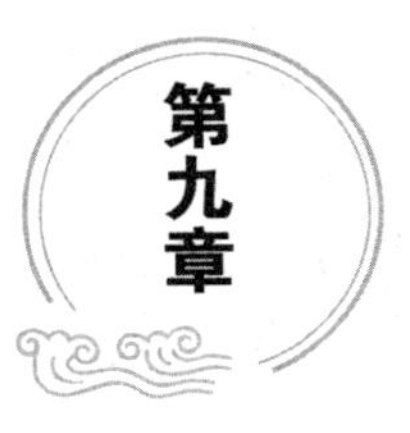

第九章

开窍剂

凡以芳香开窍药为主组成，具有开窍醒神作用，治疗窍闭神昏证的方剂，统称开窍剂。窍闭神昏证多由邪气壅盛，蒙蔽心窍所致。根据闭证的临床表现，可分为热闭和寒闭两种。热闭多由温热邪毒内陷心包，痰热蒙蔽心窍所致，治宜清热开窍，简称凉开；寒闭多因寒湿痰浊之邪或秽浊之气蒙蔽心窍引起，治宜温通开窍，简称温开。故开窍剂相应分为凉开和温开两类。

运用开窍剂须注意以下事项。首先要辨别邪气之虚实寒热。凡邪盛气实而见神志昏迷、口噤不开、两手握固、二便不通、脉实有力的闭证方可用开窍剂；而对汗出肢冷、呼吸气微、手撒遗尿、口开目合、脉象虚弱无力或脉微欲绝的脱证，即使神志昏迷也不宜使用。对于阳明腑实证而见神昏谵语者，只宜寒下，不宜用开窍剂；至于阳明腑实而兼有邪陷心包之证，则应根据病情缓急，先予开窍，或先投寒下，或开窍与寒下并用，才能切合病情。其次是开窍剂大多为芳香药物，善于辛散走窜，只宜暂用，不宜久服，久服则易伤元气，故临床多用于急救，中病即止，待患者神志清醒后，应根据不同表现，辨证施治。此外，麝香等药，有碍胎元，孕妇慎用。最后是本类方剂多制成丸、散剂或注射剂，丸散剂在使用时宜温开水化服或鼻饲，不宜加热煎煮，以免药性挥发，影响疗效。

第一节 凉开

凉开剂，适用于热陷心包或痰热闭窍的热闭证。症见高热，神昏，谵语，甚或痉厥等。其他如中风、惊厥及感触秽浊之气而致突然昏倒、不省人事等属热闭者，亦可选用。临证常用芳香开窍药如麝香、冰片、安息香、郁金等，配伍清热药如水牛角、黄连、黄芩、石膏等组成方剂。由于热入心包，扰乱神明，引起神志不安，故常配镇心安神药如朱砂、磁石、琥珀、珍珠等；若邪热内陷，灼津为痰，痰浊上蒙，势必加重神昏，故宜配伍清化热痰的胆南星、浙贝母、天竺黄、雄黄等；热盛动风，出现痉厥抽搐者，又须配伍羚羊角、玳瑁之类以凉肝息风。代表方如安宫牛黄丸、紫雪、至宝丹。

安宫牛黄丸（牛黄丸）

《温病条辨》

【组成】牛黄一两（30 g） 郁金一两（30 g） 犀角（水牛角代）一两（30 g） 黄连一两（30 g） 朱砂一两（30 g） 梅片二钱五分（7.5 g） 麝香二钱五分（7.5 g） 真珠五钱（15 g） 山栀一两（30 g） 雄黄一两（30 g） 黄芩一两（30 g）

【用法】上为极细末，炼老蜜为丸，每丸一钱（3 g），金箔为衣，蜡护。脉虚者人参汤下，脉实者金银花、薄荷汤下，每服一丸。大人病重体实者，日再服，甚至日三服；小儿服半丸，不知，再服半丸（现代用法：口服，1 丸/次，小儿 3 岁以内 1/6 丸/次，4～6 岁 1/2 丸/次，1～3 次/天。昏迷不能口服者，可鼻饲给药）。

【功用】清热解毒，开窍醒神。

【主治】邪热内陷心包证。症见高热烦躁，神昏谵语或昏聩不语，口干舌燥，喉中痰鸣，舌红或绛，脉数有力。亦治中风昏迷，小儿惊厥属邪热内闭者。

【方解】本方证因温热邪毒内闭心包所致。热闭心包，必扰神明，故高热烦躁、神昏谵语；“温邪内陷之证，必有黏腻秽浊之气留恋于膈间”（《成方便读》），邪热夹秽浊蒙蔽清窍，则神昏更甚；热闭心包，热深厥亦深，故伴见手足厥冷，是为热厥。所治中风昏迷、小儿高热惊厥，当属热闭心包之证。治以清热解毒、开窍醒神为法，并配辟秽安神之品。方中牛黄苦凉，善清心、肝大热，既能清心解毒，又能辟秽开窍；犀角咸寒，善入营血，清心、肝、胃三经火热，尤能清心安神，凉血解毒；麝香芳香开窍醒神。三药相配，是为清心开窍、凉血解毒的常用组合，共为君药。臣以大苦大寒之黄连、黄芩、山栀清热泻火解毒，合牛黄、犀角则清解心包热毒之力颇强；冰片、郁金芳香辟秽，化浊通窍，以增麝香开窍醒神之功。佐以雄黄助牛黄豁痰解毒；朱砂、珍珠镇心安神，以除烦躁不安。用炼蜜为丸，和胃调中为使药。原方以金箔为衣，取其重镇安神之效。本方清热泻火、凉血解毒与芳香开窍并用，但以清热解毒为主，意“使邪火随诸香一齐俱散也”（《温病条辨》）。

【运用】

1. 辨证要点

本方为治疗热陷心包证的常用方，亦是凉开法的代表方。凡神昏谵语属邪热内陷心包者，均可应用。临床应用以高热烦躁、神昏谵语、舌红或绛、苔黄燥、脉数有力为辨证要点。

2. 加减变化

温病初起，邪在肺卫，迅即逆传心包者，可用金银花、薄荷或银翘散加减煎汤送服本方，以增强清热透解的作用；若邪陷心包，兼有腑实，症见神昏舌短、大便秘结、饮不解渴，宜开窍与攻下并用，以安宫牛黄丸2粒化开，调生大黄末9 g内服，先服一半，不效再服；热闭证见脉虚，有内闭外脱之势者，急宜人参煎汤送服本方。

3. 现代运用

本方常用于流行性乙型脑炎、中毒性痢疾、尿毒症、流行性脑脊髓膜炎、急性脑血管病、肺性脑病、颅脑外伤、小儿高热惊厥及感染或中毒引起的高热神昏等属热闭心包者。

4. 使用注意

本方孕妇慎用。

【文献摘要】

1. 原书主治

《温病条辨》：“邪入心包，舌謇肢厥，牛黄丸主之，紫雪丹亦主之。”“温毒神昏谵语者，先与安宫牛黄丸、紫雪丹之属，继以清宫汤。”

2. 方论选录

吴瑭《温病条辨》：“此芳香化秽浊而利诸窍，咸寒保肾水而安心体，苦寒通火腑而泻心用之方也。牛黄得日月之精，通心主之神。犀角主治百毒，邪鬼瘴气。真珠得太阴之精，而通神明，合犀角补水救火。郁金草之香，梅片木之香，雄黄石之香，麝香乃精血之香，合四香以为用，使闭固之邪热温毒深在厥阴之分者，一齐从内透出，而邪秽自消，神明可复也。黄连泻心火，栀子泻心与三焦之火，黄芩泻胆、肺之火，使邪火随诸香一齐俱散也。朱砂补心体，泻心用，合金箔坠痰而镇固，再合真珠、犀角为督战之主帅也。”

【医案选录】

《吴鞠通医案》：壬戌六月二十九日，甘，二十四岁，暑温邪传心包，谵语神昏，右脉洪大数实而模糊，势甚危险。连翘六钱、生石膏一两、麦冬六钱、银花八钱、细生地六钱、知母五钱、元参六钱、生甘草三钱、竹叶三钱，煮成三碗，分三次服。牛黄丸二丸、紫雪丹三钱，另服。

按：吴瑭言：“手厥阴暑温，身热不恶寒，精神不了了，时时谵语者，安宫牛黄丸主之，紫雪丹亦主之。”（《温病条辨》）本案即属于此。

紫雪

《外台秘要》

【组成】黄金百两（3.1 kg）　寒水石三斤（1.5 kg）　石膏三斤（1.5 kg）　磁石三斤（1.5 kg）　滑石三斤（1.5 kg）　玄参一斤（500 g）　羚羊角五两（150 g），屑　犀角（水牛角代）五两（150 g），屑　升麻一斤（500 g）　沉香五两（150 g）　丁香一两（30 g）　青木香五两（150 g）　甘草八两（240 g），炙

【用法】上十三味，以水一斛，先煮五种金石药，得四斗，去滓后内八物，煮取一斗五升，去滓。取硝石四升（2 kg），芒硝亦可，用朴硝精者十斤（5 kg）投汁中，微火上煮，柳木篦搅，勿住手，有七升，投入木盆中，半日欲凝，内成研朱砂三两（90 g），细研麝香五分（1.5 g），内中搅调，寒之二日成霜雪紫色。病人强壮者，一服二分（0.6 g），当利热毒；老弱人或热毒微者，一服一分（0.3 g），以意节之，合德一剂（现代用法：口服，每次1.5～3 g，2 次/天。周岁小儿每次0.3 g，每增一岁，递增0.3 g，1 次/天。5岁以上小儿遵医嘱，酌情服用）。

【功用】清热开窍，息风止痉。

【主治】温热病，热闭心包及热盛动风证。症见高热烦躁，神昏谵语，痉厥，口渴唇焦，尿赤便闭，舌质红绛，苔黄燥，脉数有力或弦数，以及小

儿热盛惊厥。

【方解】本方证因温病邪热炽盛，内闭心包或热盛动风所致。邪热炽盛，心神被扰，故神昏谵语、高热烦躁；热极动风，故痉厥抽搐；热盛伤津，故口渴唇焦、尿赤、便闭；小儿热盛惊厥亦属邪热内闭，肝风内动之候。本方证既有热闭心包，又见热盛动风，故以清热开窍、熄风镇痉为治。方中犀角功专清心凉血解毒，且气味清香，寒而不遏，善于内透包络之邪热；羚羊角咸寒，亦入心、肝二经，长于凉肝息风止痉，麝香芳香开窍醒神，三药合用，是为清心凉肝、开窍息风的常用组合，针对高热、神昏、痉厥等主证而设，共为君药。生石膏、寒水石、滑石清热泻火，滑石且可导热从小便而出；玄参、升麻清热解毒，其中玄参尚能养阴生津，升麻又可清热透邪，俱为臣药。方中清热药选用甘寒、咸寒之品，而不用苦寒直折，不仅避免苦燥伤阴，而且兼具生津护液之用，对热盛津伤之证，寓有深意。佐以木香、丁香、沉香行气通窍，与麝香配伍，增强开窍醒神之功；朱砂、磁石重镇安神，朱砂又能清心解毒，磁石又可潜镇肝阳，与君药配合以加强除烦止痉之效；更用朴硝、硝石泄热散结以“釜底抽薪”，可使邪热从肠腑下行而解，原书指出服后“当利热毒”。炙甘草益气安中，调和诸药，并防寒凉伤胃之弊，为佐使药。原方应用黄金，乃取镇心安神之功。诸药合用，心肝并治，于清热开窍之中兼具息风止痉之效，既开上窍，又通下窍，是为本方配伍特点。

【运用】

1．辨证要点

本方为治疗热闭心包，热盛动风证的常用方。临床应用以高热烦躁、神昏谵语、痉厥、舌红绛、脉数实为辨证要点。

2．加减变化

伴见气阴两伤者，宜以生脉散煎汤送服本方或将本方与生脉注射液同用，以防其内闭外脱。

3．现代运用

本方常用于治疗各种发热性感染性疾病，如流行性脑脊髓膜炎、乙型脑炎的极期、猩红热、重症肺炎、化脓性感染等疾患的败血症期，肝昏迷及小儿高热惊厥、小儿麻疹热毒炽盛所致的高热神昏抽搐。

4. 使用注意

本方服用过量有损伤元气之弊，甚者可出现大汗、心悸、肢冷、气促等症，故应中病即止。孕妇禁用。

【文献摘要】

1. 原书主治

《外台秘要》引自“苏恭方”：“疗脚气毒遍内外，烦热，口中生疮，狂易叫走，及解诸石草热药毒发，邪热卒黄等。瘴疫毒疠，卒死温疟，五尸五注，心腹诸疾，绞刺切痛，蛊毒鬼魅，野道热毒，小儿惊痫，百病最良方。”

2. 方论选录

吴瑭《温病条辨》：“诸石利水火而通下窍。磁石、元参补肝肾之阴，而上济君火。犀角、羚羊泻心、胆之火。甘草和诸药而败毒，且缓肝急。诸药皆降，独用一味升麻，盖欲降先升也。诸香化秽浊，或开上窍，或开下窍，使神明不致坐困于浊邪而终不克复其明也。丹砂色赤，补心而通心火，内含汞而补心体，为坐镇之用。诸药用气，硝独用质者，以其水卤结成，性峻而易消，泻火而散结也。”

【医案选录】

《临证指南医案》：周，热闭心胞络中，目绽口开，舌缩，两手撮空，发痉，溺通便涩，血分大伤，九日险期，按法图幸，勉与紫雪丹二钱，开水调，缓缓下，用茶铫，倘得神苏痉舒，方有生机。又，神醒，舌绛紫，音缩，渴饮不已，心胞热闭虽开，而在里脂液已涸，古人以心热消渴多系脏阴现症，不可攻夺明矣。鲜生地、竹叶心、元参、知母、银花露、金汁，先用紫雪一钱。

至宝丹

《灵苑方》引郑感方，录自《苏沈良方》

【组成】生乌犀（水牛角代）　生玳瑁　琥珀　朱砂　雄黄各一两（各30 g）　牛黄一分（0.3 g）　龙脑一分（0.3 g）　麝香一分（0.3 g）　安息香一两半（45 g），酒浸，重汤煮令化，滤过滓，约取一两净（30 g）　金银箔各五十片

【用法】上丸如皂角子大，人参汤下一丸，小儿量减（现代用法：研末为丸，每丸重3 g。每服1 丸，1 次/天，小儿减量）。

【功用】清热开窍，化浊解毒。

【主治】痰热内闭心包证。症见神昏谵语，身热烦躁，痰盛气粗，舌绛苔黄垢腻，脉滑数。亦治中风、中暑、小儿惊厥属于痰热内闭者。

【方解】本方证因痰热内闭，瘀阻心窍所致。痰热扰乱神明，则神昏谵语、身热烦躁；痰涎壅盛，阻塞气道，故喉中痰鸣、气息粗大；舌绛苔黄垢腻、脉滑数为痰热内闭之象。至于中风、中暑、小儿惊厥，皆可因痰热内闭，而见身热烦躁、痰盛气粗，甚至时作惊搐等症。邪热固宜清解，然痰盛而神昏较重，尤当豁痰化浊开窍，故治以化浊开窍、清热解毒为法。叶天士所谓“舌绛而苔黄垢腻，中夹秽浊之气，急加芳香逐之”即是此义。方中麝香芳香开窍醒神；牛黄豁痰开窍，合犀角清心凉血解毒，共为君药。臣以安息香、冰片（龙脑）辟秽化浊，芳香开窍，与麝香同用，为治窍闭神昏之要品；玳瑁清热解毒，镇定心神，可增强牛黄、犀角清热解毒之力。由于痰热瘀结，痰瘀不去则热邪难清，心神不安，故佐以雄黄助牛黄豁痰解毒；琥珀助麝香通络散瘀而通心窍之瘀阻，并合朱砂镇心安神。原方用金银二箔，意在加强琥珀、朱砂重镇安神之力。

“全方药皆精华，不杂一味草木，类多醒窍通灵之品”（《历代名医良方注释》），尤其是以寒凉清热解毒药与芳香化浊开窍药相配，清心开窍化浊并用，为其主要配伍特点。

原书用人参汤送服，意在借人参益气养心之功，以助诸药却邪开窍，适用于病情较重，正气虚弱者。另有“血病，生姜、小便化下”一法，意取童便滋阴降火行瘀、生姜辛散祛痰止呕之功，二者为引，既可加强全方清热开窍之功，又可行瘀散结、通行血脉，适用于热闭而脉实者。

本方与安宫牛黄丸、紫雪均可清热开窍，治疗热闭证，合称凉开“三宝”。从药性分析，吴瑭指出“安宫牛黄丸最凉，紫雪次之，至宝又次之”。但从功用、主治两方面分析，则各有所长。其中，安宫牛黄丸长于清热解毒，适用于邪热偏盛而身热较重者；紫雪长于息风止痉，适用于兼有热动肝风而痉厥抽搐者；至宝丹长于芳香开窍、化浊辟秽，适用于痰浊偏盛而昏迷较重者。

【运用】

1. 辨证要点

本方是治疗痰热内闭心包证的常用方。临床应用以神昏谵语、身热烦躁、痰盛气粗、舌绛苔黄垢腻、脉滑数为辨证要点。

2. 加减变化

本方清热之力相对不足，可用《温病条辨》清宫汤送服本方，以加强清心解毒之功；如营分受热，瘀阻血络，瘀热交阻心包，症见身热夜甚、谵语昏狂、舌绛无苔或紫暗而润、脉沉涩，则当通瘀泄热与开窍透络并进，可用《重订通俗伤寒论》犀地清络饮（水牛角汁、丹皮、连翘、淡竹沥、鲜生地、生赤芍、桃仁、生姜汁、鲜石菖蒲汁、鲜茅根、灯心草）煎汤送服本方；如本方证有内闭外脱之势，急宜人参煎汤送服本方；若湿热酿痰，蒙蔽心包，热邪与痰浊并重，症见身热不退、朝轻暮重、神识昏蒙、舌绛上有黄浊苔垢，可用《温病全书》菖蒲郁金汤（石菖蒲、炒栀子、鲜竹叶、牡丹皮、郁金、连翘、灯心草、木通、淡竹茹、紫金片）煎汤送服本方，以清热利湿、化痰开窍。

3. 现代运用

本方常用于急性脑血管病、脑震荡、流行性乙型脑炎、流行性脑脊髓膜炎、肝昏迷、冠心病心绞痛、尿毒症、中暑、癫痫等证属痰热内闭者。

4. 使用注意

本方芳香辛燥之品较多，有耗阴劫液之弊，故神昏谵语由阳盛阴虚所致者忌用；孕妇慎用。

【文献摘要】

1. 原书主治

《苏沈良方》引自《灵苑方》："旧说主疾甚多，大体专疗心热血凝，心胆虚弱，喜惊多涎，眼中惊魇，小儿惊热，女子忧劳，血滞血厥，产后心虚怔忡尤效。"

2. 方论选录

王子接："至宝丹，治心脏神昏，从表透里之方也。犀角、牛黄、玳瑁、琥珀以有灵之品，内通心窍；朱砂、雄黄、金银箔以重坠之药，安镇心神；

佐以龙脑、麝香、安息香搜剔幽隐诸窍。李杲曰：牛、雄、脑、麝入骨髓，透肌肤。《抱朴子》言：金箔、雄黄合饵为地仙，若与丹砂同用为圣金，饵之可以飞升。故热入心包络，舌绛神昏者，以此丹入寒凉汤药中用之，能祛阴起阳，立展神明，有非他药之可及。”（《绛雪园古方选注》）

【医案选录】

《临证指南医案》：杨，暑由上受，先入肺络，日期渐多，气分热邪逆传入营，遂逼心胞络中。神昏欲躁，舌音缩，手足牵引，乃暑热深陷，谓之发痉。热闭在里，肢体反不发热。热邪内闭则外脱，岂非至急！考古人方法，清络热必兼芳香开里窍以清神识。若重药攻邪，直走肠胃，与胞络结闭无干涉也。犀角、元参、鲜生地、连翘、鲜菖蒲、银花，化至宝丹四丸。

第二节　温开

温开剂，适用于中风、中寒、痰气郁等属于寒邪痰浊内闭之证。症见突然昏倒，牙关紧闭，不省人事，苔白脉迟等。临证常用芳香开窍药如苏合香、安息香、冰片、麝香等为主，配伍温里行气之品如荜茇、细辛、沉香、丁香、檀香等组方。代表方如苏合香丸。

苏合香丸（吃力伽丸）

《广济方》，录自《外台秘要》

【组成】吃力伽（即白术）　光明砂研　麝香　诃梨勒皮　香附子中白　沉香重者　青木香　丁子香　安息香　白檀香　荜茇上者　犀角（水牛角代）各一两（各 30 g）　薰陆香　苏合香　龙脑香各半两（各 15 g）

【用法】上为极细末，炼蜜为丸，如梧桐子大。腊月合之，藏于密器中，勿令泄气。每朝用四丸，取井花水于净器中研破服。老小每碎一丸服之，另取一丸如弹丸，蜡纸裹，绯袋盛，当心带之。冷水暖水，临时斟量（现代用法：口服，每次 1 丸，小儿酌减，1～3 次/天，温开水送服。昏迷不能口服者，可鼻饲给药）。

【功用】芳香开窍，行气止痛。

【主治】寒闭证。症见突然昏倒，牙关紧闭，不省人事，苔白，脉迟。

亦治心腹卒痛，甚则昏厥，属寒凝气滞者。

【方解】本方证因寒邪秽浊，闭阻机窍所致。寒痰秽浊，阻滞气机，蒙蔽清窍，故突然昏倒、牙关紧闭、不省人事；阴寒内盛，故苔白脉迟；若寒凝胸中，气血瘀阻，则心胸疼痛；邪壅中焦，气滞不通，故脘腹胀痛难忍。闭者宜开，治宜芳香开窍为主，对于寒邪、气郁及秽浊所致者，又须配合温里散寒、行气活血、辟秽化浊之法。方中苏合香、麝香、冰片、安息香芳香开窍、辟秽化浊，共为君药。臣以木香、丁香、沉香、香附、白檀香、乳香以行气解郁、散寒止痛、理气活血。佐以辛热之荜茇，温中散寒，助诸香药以增强驱寒止痛开郁之力；犀角凉血清心，朱砂重镇安神，二者药性虽寒，但与大队温热之品相伍，则不悖温通开窍之旨；白术益气健脾、燥湿化浊，诃子收涩敛气，二药一补一敛，以防诸香辛散走窜太过，耗散真气。

本方配伍特点有二：其一，集众多辛温香散之品，相须而用，使行气开窍、辟秽化浊之力尤著；其二，方中反佐补气、收敛、寒凉、重镇之品，与诸香配伍可防止过用辛温香散之弊，相反相成，而能更充分发挥开窍行气、温通辟秽之功。

本方在《外台秘要》引《广济方》名吃力伽丸，《苏沈良方》更名为苏合香丸。原方以白术命名，提示开窍行气之方，不忘补气扶正之意。

【运用】

1. 辨证要点

本方为温开法的代表方，又是治疗寒闭证及心腹疼痛属于寒凝气滞证的常用方。临床应用以突然昏倒、不省人事、牙关紧闭、苔白、脉迟为辨证要点。

2. 现代运用

本方常用于急性脑血管病、癔病性昏厥、癫痫、有毒气体中毒、老年痴呆症、流行性乙型脑炎、肝昏迷、冠心病心绞痛、心肌梗死等证属寒闭或寒凝气滞者。

3. 使用注意

本方药物辛香走窜，有损胎气，孕妇慎用；脱证禁用。

【文献摘要】

1. 原书主治

《外台秘要》引自《广济方》："广济疗传尸骨蒸，殗殜肺痿，疰忤鬼气，卒心痛，霍乱吐痢，时气，鬼魅，瘴疟，赤白暴痢，瘀血月闭，痃癖疔肿，惊痫，鬼忤中人，吐乳，狐魅，吃力伽丸。"

2. 方论选录

谢观："此方取诸香以开寒闭，与牛黄丸皆为中风门中夺门开关之将，然牛黄丸开热阻关窍，此则开寒阻关窍。方中用犀角为寒因寒用之向导，与至宝丹中用龙脑、桂心无异。若夫口开手撒、眼合声鼾、自汗遗尿等虚脱证，急用参、附峻补，庶或可救，若用牛黄、苏合之药，入口即毙矣。一方去檀香、荜茇、诃黎勒三味，以其太涩燥之故。又，方中冰、麝分量太重，用时宜减大半。"（《中国医学大辞典》）

【医案选录】

《苏沈良方》：淮南监司官谢执方，因呕血甚久，遂奄奄而绝，羸败已久，手足都冷，鼻息皆绝，计无所出，唯研苏合香丸灌之，尽半两，遂苏。又予所乘船，有一船夫之子病伤寒，日久而死，但心窝尚暖，不忍不与药，弃而不救，试与苏合香丸，灌之四丸乃醒，遂瘥。

按：以上二案皆为久病，正虚寒闭，用苏合香丸虽可使之苏醒，但仍须补虚培本，否则恐前功尽弃。

小　结

开窍剂共选正方 4 首，按其功用分为凉开和温开两类。

1. 凉开

安宫牛黄丸、紫雪、至宝丹合称凉开"三宝"，由芳香开窍药和清热凉血解毒药为主组成，是凉开法的常用方剂。三方均有清热开窍之功，均可治疗热陷心包之证。安宫牛黄丸长于清热解毒，适用于热盛之证；至宝丹长于开窍醒神、化浊辟秽，适用于痰浊偏盛、神昏较重之证；紫雪清热解毒之力不及安宫牛黄丸，开窍之功逊于至宝丹，但善息风止痉，故对热闭心包及热盛动风，症见神昏而有痉厥者，较为适合。

2. 温开

苏合香丸是温开法的代表方，由芳香开窍药为主配伍行气解郁、辟秽化浊、温中止痛之品组成，主治寒闭之证。因其长于温中行气止痛，故对寒凝气滞所致的心腹疼痛也有较好疗效。

复习思考题

1. 试比较凉开“三宝”在功用、主治方面的异同。
2. 试述苏合香丸的功用、主治及配伍特点。

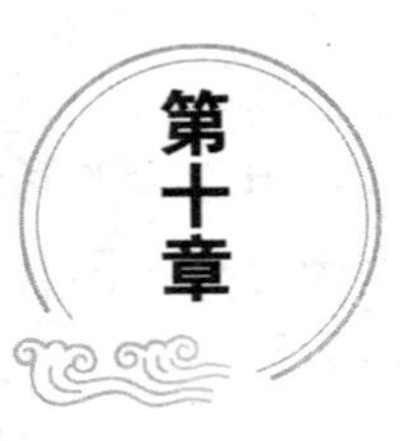

理气剂

凡以理气药为主组成，具有行气或降气作用，治疗气滞或气逆证的方剂，统称理气剂。属“八法”中的消法。早在《素问·六微旨大论》中就有“出入废则神机化灭，升降息则气立孤危。非出入则无以生长壮老已，非升降则无以生长化收藏。是以升降出入无器不有”的说法，指出人体的生命活动，无非是气的升降出入的生化运动。

情志失调、劳倦过度、饮食失节、寒温不适均可引起脏腑功能失调，气机升降失常，而产生多种疾病。气病概括起来有气虚、气陷、气滞、气逆四类，气虚证和气陷证的治法与方剂已在补益剂中介绍，本章主要论述气滞证和气逆证的治法与方剂。气滞以肝气郁滞与脾胃气滞为主，须行气以为治；气逆以肺气上逆与胃气上逆为主，须降气以为治。故本章方剂分为行气和降气两类。

使用理气剂时，首先应辨清气病之虚实。若气滞实证，当须行气，误用补气，则使气滞愈甚；若气虚之证，当补其虚，误用行气，则使其气更虚。其次辨有无兼夹，若气机郁滞与气逆不降相兼为病，应分清主次，行气与降气配合使用；兼气虚者，需配伍适量补气之品。其三，理气药多属芳香辛燥之品，容易耗气伤阴，助热生火，应适可而止，勿使过剂，尤其是年老体弱、阴虚火旺、孕妇或素有崩漏吐衄者，更应慎之。

第一节　行气

行气剂，适用于气机郁滞证。气滞一般以肝气郁滞和脾胃气滞为多见。

肝郁气滞常见胸胁胀痛、疝气痛、月经不调、痛经等症；治疗常以香附、青皮、郁金、川楝子、乌药、小茴香等药为主组成方剂。代表方如越鞠丸、枳实薤白桂枝汤、半夏厚朴汤、金铃子散、厚朴温中汤、天台乌药散、暖肝煎。脾胃气滞常见脘腹胀痛、嗳气吞酸、呕恶食少、大便失常等症，治疗常以陈皮、厚朴、枳壳、木香、砂仁等药为主组成方剂。

越鞠丸（芎术丸）

《丹溪心法》

【组成】香附　川芎　苍术　栀子　神曲各等分（各6～10 g）

【用法】上为末，水丸如绿豆大（原书未著用法用量。现代用法：水丸，每服6～9 g，温开水送服。亦可按参考用量比例作汤剂煎服）。

【功用】行气解郁。

【主治】六郁证。症见胸膈痞闷，脘腹胀痛，嗳腐吞酸，恶心呕吐，饮食不消。

【方解】本方证乃因喜怒无常、忧思过度或饮食失节、寒温不适所致气、血、痰、火、食、湿六郁之证。六郁之中以气郁为主。气郁肝失条达，则见胸膈痞闷；气郁影响血液运行而成血郁，故见胸胁胀痛；气血郁久化火，则见嗳腐吞酸吐苦之火郁；气郁即肝气不舒，肝病及脾，脾胃气滞，运化失司，升降失常，则聚湿生痰或食滞不化而见恶心呕吐。反之，气郁又可因血、痰、火、食、湿诸郁导致或加重，故宜以行气解郁为主，使气行则血行，气行则痰、火、湿、食诸郁均可随之而消。方中香附辛香入肝，行气解郁为君药，以治气郁；川芎辛温入肝胆，为血中气药，既可活血祛瘀治血郁，又可助香附行气解郁；栀子苦寒清热泻火，以治火郁；苍术辛苦性温，燥湿运脾，以治湿郁、痰郁；神曲味甘性温入脾胃，健脾消食，以治食郁，四药共为臣佐。因痰郁乃气滞湿聚而成，若气行湿化，则痰郁随之而解，故方中不另用治痰之品，此亦治病求本之意。

本方的配伍特点：以五药治六郁，贵在治病求本；诸法并举，重在调理气机。

【运用】

1．辨证要点

本方是主治气、血、痰、火、湿、食“六郁”的代表方。临床应用以胸膈痞闷、脘腹胀痛、饮食不消等为辨证要点。

2. 加减变化

气郁偏重者，可重用香附，酌加木香、枳壳、厚朴等以助行气解郁；血郁偏重者，重用川芎，酌加桃仁、红花、赤芍等以助活血祛瘀；湿郁偏重者，重用苍术，酌加茯苓、泽泻以助利湿；食郁偏重者，重用神曲，酌加山楂、麦芽以助消食；火郁偏重者，重用栀子，酌加黄芩、黄连以助清热泻火；痰郁偏重者，酌加半夏、瓜蒌、竹茹以助祛痰。

3. 现代运用

本方常用于胃神经官能症、胃及十二指肠溃疡、慢性胃炎、胆石症、胆囊炎、肝炎、肋间神经痛、痛经、月经不调等辨证属"六郁"者。

【文献摘要】

1. 原书主治

《丹溪心法》："越鞠丸，解诸郁，又名芎术丸。"

2. 方论选录

吴昆："越鞠者，发越鞠郁之谓也。香附理气郁，苍术开湿郁，抚芎调血郁，栀子治火郁，神曲疗食郁。此以理气为主，乃不易之品也。若主湿郁加白芷、茯苓，主热郁加青黛，主痰郁加南星、海石、瓜蒌，主血郁加桃仁、红花，主食郁加山楂、砂仁，此因病而变通也。如春加防风，夏加苦参，秋冬加吴茱萸，此《经》所谓升降沉浮则顺之，寒热温凉则逆之耳。"（《医方考》）。

枳实薤白桂枝汤

《金匮要略》

【组成】枳实四枚（12 g） 厚朴四两（12 g） 薤白半升（9 g） 桂枝一两（6 g） 瓜蒌一枚，捣（12 g）

【用法】以水五升，先煮枳实、厚朴，取二升，去滓，内诸药，煮数沸，分三次温服（现代用法：水煎服）。

【功用】通阳散结，祛痰下气。

【主治】胸阳不振痰气互结之胸痹。胸满而痛，甚或胸痛彻背，喘息咳唾，短气，气从胁下冲逆，上攻心胸，舌苔白腻，脉沉弦或紧。

【方解】本方证因胸阳不振，痰浊中阻，郁阻胸中所致。胸阳不振，津液不布，聚而成痰，痰浊易阻气机，结于胸中，则胸满而痛，甚或胸痛彻背；痰浊阻滞，肺失宣降，故见咳唾喘息、短气；胸阳不振则阴寒之气上逆，故有气从胁下冲逆，上攻心胸之候。治当通阳散结，下气祛痰。方中瓜蒌甘寒入肺，涤痰散结，开胸通痹；薤白辛温，通阳散结，化痰散寒，二者相配，可去胸中凝滞之阴寒、化上焦结聚之痰浊、宣胸中阳气以宽胸，乃治疗胸痹之要药，共为君药。枳实下气破结，消痞除满；厚朴燥湿下气除满，二者同用，共助君药宽胸散结、下气除满、通阳化痰之效，均为臣药。佐以桂枝辛温通阳，平冲降逆。诸药相配，使胸阳得振，痰浊降，阴寒消，气机畅，则胸痹而气逆上冲诸证可除。

本方的配伍特点有二：一是寓降逆平冲于行气之中，以恢复气机之升降；二是寓散寒化痰于理气之内，以宣通阴寒痰浊之痹阻。

【运用】

1. 辨证要点

本方是主治胸阳不振，痰浊中阻之胸痹的常用方。临床应用以胸中痞满、气从胁下冲逆、上攻心胸、舌苔白腻、脉沉弦或紧为辨证要点。

2. 加减变化

若寒重者，可酌加干姜、附子以助通阳散寒之力；气滞重者，可加重厚朴、枳实用量以助理气行滞之力；痰浊重者，可酌加半夏、陈皮以助消痰之力。

3. 现代运用

本方常用于冠心病心绞痛、肋间神经痛、非化脓性肋软骨炎等属胸阳不振、痰气互结者。

【附方】

1. 瓜蒌薤白白酒汤（《金匮要略》）

瓜蒌实一枚（12 g）　薤白半升（12 g）　白酒七升（适量）　三味同煮，取二升，分温再服。功用：通阳散结，行气祛痰。主治：胸阳不振，痰气互结之胸痹轻证。症见胸部满痛，甚至胸痛彻背，喘息咳唾，短气，舌苔白腻，脉沉弦或紧。

2．瓜蒌薤白半夏汤（《金匮要略》）

瓜蒌实一枚（12 g），捣　薤白三两（9 g）　半夏半升（12 g）　白酒一斗（适量）

四味同煮，取四升，温服一升，日三服。功用：通阳散结，祛痰宽胸。主治：胸痹而痰浊较甚，胸痛彻背，不能安卧者。

以上三方均含瓜蒌、薤白，同治胸痹，都有通阳散结、行气祛痰的作用。枳实薤白桂枝汤中配伍枳实、桂枝、厚朴，通阳散结之力尤大，并能下气祛痰、消痞除满，用以治疗胸痹而痰气互结较甚，胸中痞满，并有逆气从胁下上冲心胸者；瓜蒌薤白白酒汤以通阳散结、行气祛痰为主，用以治疗胸痹而痰浊较轻者；瓜蒌薤白半夏汤中配有半夏，祛痰散结之力较大，用以治疗胸痹而痰浊较盛者。

【文献摘要】

1．原书主治

《金匮要略·胸痹心痛短气病脉证并治》："胸痹，心中痞气，气结在胸，胸满，胁下逆抢心，枳实薤白桂枝汤主之。"

2．方论选录

唐宗海："用药之法，全凭乎证，添一证则添一药，易一证亦易一药。观仲景此节用药，便知义例严密，不得含糊也……故但解胸痛，则用瓜蒌薤白白酒；下节添出不得卧，是添出水饮上冲也，则添用半夏一味以降水饮；再下一节又添出胸痞满，则加枳实以泄胸中之气，胁下之气亦逆抢心，则加厚朴以泄胁下之气。仲景凡胸满均加枳实，凡腹满均加厚朴，此条有胸满胁下逆抢心证，故加此二味，与上两方又不同矣……读者细心考求，则仲景用药之通例，乃可识矣。"（《金匮要略浅注补正》）

【医案选录】

《蒲辅周治疗经验》：李某，男，50 岁，1959 年 6 月 13 日初诊。胸痛年余，腹胀半月余。咳痰不多，消化力弱，现左胸部闷痛。舌正苔白腻；脉浮候缓，中候弦滑，沉候有力。脉证合参，属痰滞胸膈，肺胃不调，治宜调和肺胃，温化痰湿。处方：全瓜蒌四钱，薤白三钱，法半夏三钱，厚朴二钱，炒壳二钱，苏梗二钱，陈皮二钱，生姜二钱，麦芽二钱，三剂。一剂二煎，共取 160 毫升，分二次温服。

6 月 16 日复诊：服前方症状减轻，原方加茯苓三钱，续服三剂，煎服法同前。

按：此例胸痛，因痰滞胸膈，肺胃不调。用瓜蒌薤白半夏汤加味，痰浊化而心阳得复。

半夏厚朴汤

《金匮要略》

【组成】半夏一升（12 g）　厚朴三两（9 g）　茯苓四两（12 g）　生姜五两（15 g）　苏叶二两（6 g）

【用法】以水七升，煮取四升，分温四服，日三夜一服（现代用法：水煎服）。

【功用】行气散结，降逆化痰。

【主治】梅核气。症见咽中如有异物感，咯吐不出，吞咽不下，胸膈满闷，或咳或呕，舌苔白润或白滑，脉弦缓或弦滑。

【方解】本方证多因痰气郁结于咽喉所致。情志不遂，肝气郁结，肺胃失于宣降，津液不布，聚而为痰，痰气相搏，结于咽喉，故见咽中如有物阻、咯吐不出、吞咽不下，但并不影响进食。肺胃宣降失司，还可致胸中气机不畅，而见胸胁满闷、咳嗽喘急、恶心呕吐等。气不行则郁不解，痰不化则结难散，故宜采用行气化痰、散结降逆之法。方中半夏辛温入肺胃，化痰散结，降逆和胃，为君药。厚朴苦辛性温，下气除满，助半夏散结降逆，为臣药。茯苓甘淡渗湿健脾，以助半夏化痰；生姜辛温散结，和胃止呕，且制半夏之毒；用苏叶者，一则取其芳香行气，协厚朴开郁散结；再则梅核气的病位主要在咽喉，喉为肺系，苏叶质轻入肺，除可宣肺外，尚能引药上行以达病所，是臣药又兼使药之职。全方辛苦合用，辛以行气散结，苦以燥湿降逆，使郁气得疏，痰涎得化，则痰气郁结之梅核气自除。

【运用】

1. 辨证要点

本方为治疗情志不畅，痰气互结所致的梅核气之常用方。临床应用以咽中如有物阻、吞吐不得、胸膈满闷、苔白腻、脉弦滑为辨证要点。

2. 加减变化

气郁较甚者，可酌加香附、郁金助行气解郁之功；胁肋疼痛者，酌加川楝子、玄胡索以疏肝理气止痛；咽痛者，酌加玄参、桔梗以解毒散结，宣肺利咽。

3. 现代运用

本方常用于胃神经官能症、癔病、慢性咽炎、慢性支气管炎、食道痉挛等属气滞痰阻者。

4. 使用注意

方中多辛温苦燥之品，仅适宜于痰气互结而无热者。属于气郁化火，阴伤津少者，虽具梅核气之特征，亦不宜使用本方。

【文献摘要】

1. 原书主治

《金匮要略·妇人杂病脉证并治》："妇人咽中，如有炙脔，半夏厚朴汤之。"

2. 方论选录

吴谦，等《医宗金鉴·订正仲景全书·金匮要略注》："咽中如有灸脔，谓咽中有痰涎，如同炙肉，咯之不出，咽之不下者，即今之梅核气病也。此病得于七情郁气，凝涎而生。故用半夏、厚朴、生姜，辛以散结，苦以降逆；茯苓佐半夏，以利饮行涎；紫苏芳香，以宣通郁气，俾气舒涎去，病自愈矣。此证男子亦有，不独妇人也。"

第二节 降气

降气剂，适用于肺胃气逆不降，以致咳喘、呕吐、嗳气、呃逆等症。若属肺气上逆而咳喘者，常用降气祛痰、止咳平喘药，如苏子、杏仁、沉香、款冬花等为主组成方剂，代表方如苏子降气汤、定喘汤。若属胃气上逆而呕吐、嗳气、呃逆，常用降逆和胃止呕药如旋覆花、代赭石、半夏、生姜、竹茹、丁香、柿蒂等为主组成方剂，代表方如小半夏汤、旋覆代赭汤、橘皮竹茹汤。

苏子降气汤

《太平惠民和剂局方》

【组成】紫苏子 半夏汤洗七次，各二两半（各75 g） 川当归去芦，两半（45 g） 甘草爁，二两（60 g） 前胡去芦 厚朴去粗皮，姜汁拌炒，各一两（各30 g） 肉桂去皮，一两半（45 g） 陈皮去白一两半（45 g）

【用法】上为细末，每服二大钱（6 g），水一盏半，入生姜二片，枣子一个，苏叶五叶，同煎至八分，去滓热服，不拘时候（现代用法：加生姜2片、枣子1个、苏叶2 g，水煎服，用量按原方比例酌定）。

【功用】降气平喘，祛痰止咳。

【主治】上实下虚喘咳证。症见痰涎壅盛，胸膈满闷，喘咳短气，呼多吸少，或腰疼脚弱，或肢体浮肿，肢体倦怠，舌苔白滑或白腻，脉弦滑。

【方解】本方证由痰涎壅肺，肾阳不足所致。其病机特点是“上实下虚”。“上实”，是指痰涎上壅于肺，使肺气不得宣畅，而见胸膈满闷、喘咳痰多、痰白质稀。“下虚”，是指肾阳虚衰于下，一见腰疼脚弱，二见肾不纳气、呼多吸少、喘逆短气，三见水不化气而致水泛为痰、外溢为肿等。本方证虽属上实下虚，但以上实为主。治以降气平喘、祛痰止咳为重，兼顾下元。方中紫苏子辛温而润，其性主降，长于降上逆之肺气，消壅滞之痰涎，为治疗痰壅气逆胸满之要药，被张璐誉为“除喘定嗽、消痰顺气之良剂”（《本经逢原》）；本品并擅润肠通便，可使腑气通畅而助肺气之肃降，用为君药。半夏燥湿化痰降逆，厚朴下气宽胸除满，前胡下气祛痰止咳，三药助紫苏子降气祛痰平喘之功，共为臣药。君臣相配，以治上实。肉桂温补下元，纳气平喘，以治下虚；当归辛苦温润，既可养血补虚以助桂心温补下元，又能治“咳逆上气”（《神农本草经》），还可制半夏、厚朴、橘皮之燥，防其辛燥伤津；略加生姜、苏叶以散寒宣肺，共为佐药。甘草、大枣和中调药，是为使药。诸药合用，标本兼顾，上下并治，而以治上为主，使气降痰消，则喘咳自平。

本方始载于唐《备急千金要方》，原名为“紫苏子汤”。宋·宝庆年间此方加苏叶，更名为“苏子降气汤”而辑入《太平惠民和剂局方》。

【运用】

1. 辨证要点

本方为治疗痰涎壅盛、上实下虚之喘咳的常用方。临床应用以胸膈满闷、痰多稀白、苔白滑或白腻为辨证要点。

2. 加减变化

痰涎壅盛，喘咳气逆难卧者，可酌加沉香以加强其降气平喘之功；兼气虚者，可酌加人参等益气；兼表证者，可酌加麻黄、杏仁以宣肺平喘、疏散外邪。

3. 现代运用

本方常用于慢性支气管炎、肺气肿、支气管哮喘等属上实下虚者。

4. 使用注意

本方药性偏温燥，以降气祛痰为主，对于肺肾阴虚的喘咳及肺热痰喘之证，均不宜使用。

【文献摘要】

1. 原书主治

《太平惠民和剂局方》："治男女虚阳上攻，气不升降，上盛下虚，膈壅痰多，咽喉不利，咳嗽，虚烦引饮，头目昏眩，腰痛脚弱，肢体倦怠，腹肚㽲刺，冷热气泻，大便风秘，涩滞不通，肢体浮肿，有妨饮食。"

2. 方论选录

岳美中："本方以苏子为主，其主要作用有三：一为除寒温中，一为降逆定喘，一为消痰润肠。苏子得前胡，能降气祛痰、驱风散积；得厚朴、陈皮、生姜，能内疏痰饮、外解风寒；得当归，能止咳和血、润肠通便；得肉桂，能温中散寒。加沉香纳气入肾，同肉桂相伍，治上盛下虚，更为有力。此方有行有补，有润有燥，治上不遗下，标本兼顾，为豁痰降气、平喘理嗽、利胸快膈、通秘和中、纳气归原之方剂。"（《岳美中医案集》）

附

厚朴温中汤

《内外伤辨惑论》

【组成】厚朴姜制　陈皮去白，各一两（各30 g）　甘草炙　茯苓去皮　草豆蔻仁　木香各五钱（各15 g）　干姜七分（2 g）

【用法】合为粗散，每服五钱匕（15 g），水二盏，生姜三片，煎至一盏，去滓温服，食前。忌一切冷物（现代用法：按原方比例酌定用量，加姜三片，水煎服）。

【功用】行气除满，温中燥湿。

【主治】脾胃寒湿气滞证。症见脘腹胀满或疼痛，不思饮食，四肢倦怠，舌苔白腻，脉沉弦。

【方解】本方证因脾胃伤于寒湿所致。寒性凝滞，湿性重浊黏腻，易阻气机，若寒湿着而不行，困于脾胃，则致脾胃气机阻滞，升降失常，遂成脘腹胀满或疼痛、不思饮食、四肢倦怠等症。寒不温不去，湿不燥不除，气不行不畅，故当行其气、温其中、祛其寒、燥其湿。方中厚朴辛苦温燥；行气消胀，燥湿除满为君药。草豆蔻辛温芳香，温中散寒、燥湿运脾为臣药。陈皮、木香行气燥湿；厚朴消胀除满；干姜、生姜温脾暖胃，助草豆蔻散寒止痛；茯苓渗湿健脾，均为佐药。甘草益气和中，调和诸药，功兼佐使。诸药合用，共成行气除满、温中燥湿之功，使寒湿得除，气机调畅，脾胃复健，则痛胀自解。

【运用】

1．辨证要点

本方为治疗脾胃寒湿气滞的常用方。临床应用以脘腹胀痛、舌苔白腻为辨证要点。本方重点在于温中，对于客寒犯胃致脘痛呕吐者，亦可用之。

2．加减变化

痛甚者，可加肉桂、高良姜以温中散寒止痛；兼身重肢肿者，可加大腹皮以下气利水消肿。

3．现代运用

本方常用于慢性肠炎、慢性胃炎、胃溃疡、妇女白带等属寒湿气滞者。

【文献摘要】

1．原书主治

《内外伤辨惑论》：“治脾胃虚寒，心腹胀满，及秋冬客寒犯胃，时作疼痛。”

2. 方论选录

秦伯未："胃寒痛，指饮食生冷和直接受寒气引起的胃痛。骤然胃脘作痛，喜手按及饮热汤，痛无休止，伴见呕吐清水，畏寒，手足不温，脉象沉迟，舌苔白腻。这种胃痛由于中焦受寒所致，属于实证，治宜温中散寒法，用厚朴温中汤……如兼饮食不慎，寒食交阻，疼痛更剧，可酌加神曲、山楂等帮助消化。"（《谦斋医学讲稿》）

天台乌药散（乌药散）

《圣济总录》

【组成】天台乌药　木香　小茴香微炒　青皮汤浸，去白，焙　高良姜炒，各半两（各15 g）　槟榔锉，二个（9 g）　川楝子十个（12 g）　巴豆七十粒（12 g）

【用法】上八味，先将巴豆微打破，同川楝子用麸炒黑，去巴豆及麸皮不用，合余药共研为末，和匀，每服一钱（3 g），温酒送下（现代用法：水煎服）。

【功用】行气疏肝，散寒止痛。

【主治】肝经寒凝气滞证。症见小肠疝气，少腹引控睾丸而痛，偏坠肿胀或少腹疼痛，苔白，脉弦。

【方解】本方证因寒凝肝脉，气机阻滞所致。足厥阴肝经起于足大趾，经下肢内侧上行，绕阴器，过少腹，经过胃旁，属肝络胆。若寒客肝脉，气机阻滞，则可见少腹疼痛、痛引睾丸、偏坠肿胀。张景岳有"治疝必先治气"（《景岳全书》）之说。治以行气疏肝、散寒止痛。方中乌药辛温，行气疏肝、散寒止痛，为君药。配入青皮疏肝理气、小茴香暖肝散寒、高良姜散寒止痛、木香理气止痛等一派辛温芳香之品，助行气散结、祛寒止痛之力，共为臣药。又以槟榔质重下坠，直达下焦，行气化滞而破坚；取苦寒之川楝子与辛热之巴豆同炒，去巴豆而用川楝子，既可减川楝子之寒，又能增强其行气散结之效，共为佐使药。诸药合用，使寒凝得散、气滞得疏、肝络得调，则疝痛、腹痛可愈。

【运用】

1. 辨证要点

本方为治寒滞肝脉所致疝痛之常用方。临床应用以少腹痛引睾丸、舌淡苔白、脉沉弦为辨证要点。

2. 加减变化

用于偏坠肿胀，可加荔枝核、橘核以增强行气止痛之功；寒甚而喜温畏寒者，可加肉桂、吴茱萸以加强散寒止痛之力。

3. 现代运用

本方常用于腹股沟疝、睾丸炎、附睾炎、胃及十二指肠溃疡、慢性胃炎等属寒凝气滞者。

4. 使用注意

湿热下注之疝痛不宜使用本方。

【文献摘要】

1. 原书主治

《圣济总录》："控睾痛引少腹。"

2. 方论选录

李畴人："乌药、大茴、木香、青皮并疏通厥阴之气，槟榔沉降破坚，良姜辛通化肝胃之寒结，巴豆泻寒积而破结气，引以川楝之苦寒入厥阴。全方并温通厥、少气分而化寒痰结气者也，故能治睾丸肿胀、寒疝下坠、气结不通作痛之病。亦治气厥、寒厥。或加麝香三厘调服更妙。"（《医方概要》）

暖肝煎

《景岳全书》

【组成】当归二钱（6 g）　枸杞子三钱（9 g）　小茴香二钱（6 g）　肉桂一钱（3 g）　乌药二钱（6 g）　沉香一钱（木香亦可）（3 g）　茯苓二钱（6 g）

【用法】水一盅半，加生姜三五片，煎七分，食远温服（现代用法：水煎服）。

【功用】温补肝肾，行气止痛。

【主治】肝肾不足，寒滞肝脉证。症见睾丸冷痛或小腹疼痛，疝气痛，畏寒喜暖，舌淡苔白，脉沉迟。

【方解】本方证因肝肾不足，寒客肝脉，气机郁滞所致。寒为阴邪，其性收引凝滞，若肝肾不足无力御邪，则寒易客之，使肝脉失和，气机不畅，故见睾丸冷痛、少腹疼痛、疝气痛诸症。治宜补肝肾、散寒凝、行气滞。方中肉桂辛甘大热，温肾暖肝，祛寒止痛；小茴香味辛性温，暖肝散寒，理气止痛，二药合用，温肾暖肝散寒，共为君药。当归辛甘性温，养血补肝；枸杞子味甘性平，补肝益肾，二药均补肝肾不足之本；乌药、沉香辛温散寒，行气止痛，却散阴寒冷痛之标，同为臣药。茯苓甘淡，渗湿健脾；生姜辛温，散寒和胃，皆为佐药。综观全方，以温补肝肾治其本，行气逐寒治其标，使下元虚寒得温，寒凝气滞得散，则睾丸冷痛、少腹疼痛、疝气痛诸症可愈。

本方补养、散寒、行气并重，运用时应视其虚、寒、气滞三者孰轻孰重，相应调整君臣药的配伍关系，使之更能切中病情。

【运用】

1. 辨证要点

本方为治疗肝肾不足，寒凝气滞之睾丸、疝气或少腹疼痛的常用方。临床应用以睾丸疝气或少腹疼痛、畏寒喜温、舌淡苔白、脉沉迟为辨证要点。

2. 加减变化

原书有“如寒甚者加吴茱萸、干姜，再甚者加附子”的说明，表明寒有轻重，用药亦当相应增减，否则药不及病，疗效必差。腹痛甚者，加香附行气止痛；睾丸痛甚者，加青皮、橘核疏肝理气。

3. 现代运用

本方常用于精索静脉曲张、睾丸炎、附睾炎、鞘膜积液、腹股沟疝等属肝肾不足、寒凝气滞者。

4. 使用注意

因湿热下注，阴囊红肿热痛者，切不可误用。

【文献摘要】

1. 原书主治

《景岳全书》：“治肝肾阴寒，小腹疼痛疝气等症。”《景岳全书》：“疝之暴痛，或痛甚者，必以气逆，宜先用荔香散。气实多滞者，宜宝鉴川楝散或天台乌药散。非有实邪而寒胜者，宜暖肝煎主之。”

2. 方论选录

徐镛《医学举要》：“此治阴寒疝气之方，疝属肝病，而阴寒为虚，故用当归、枸杞以补真阴之虚，茯苓以泄经腑之滞，肉桂补火以镇浊阴，乌药利气而疏邪逆，小茴、沉香为疝家本药，生姜为引，辛以散之，如寒甚者，吴萸、附子、干姜亦可加入。”

金铃子散

《太平圣惠方》，录自《袖珍方》

【组成】金铃子　玄胡各一两（各30 g）

【用法】为细末，每服三钱，酒调下（现代用法：为末，每服6～9 g，酒或开水送下；亦可作汤剂，水煎服，用量按原方比例酌定）。

【功用】疏肝泄热，活血止痛。

【主治】肝郁化火证。症见胸腹胁肋诸痛，时发时止，口苦，或痛经，或疝气痛，舌红苔黄，脉弦数。

【方解】本方证因肝郁气滞，气郁化火所致。肝藏血而喜条达、恶抑郁，主疏泄，其经脉布两胁、抵少腹、络阴器。肝郁气滞则疏泄失常、血行不畅，故见胸腹胁肋诸痛或因情志变化而疼痛加剧、时发时止；气郁化火，故见口苦、舌红苔黄、脉弦数。治宜疏肝气，泄肝火，畅血行，止疼痛。方中金铃子即川楝子，苦寒入肝，疏肝气，泄肝火，以治胸腹胁肋疼痛而为君药；玄胡（延胡索）辛苦性温入肝经，能行血中气滞以达行气活血止痛之功，为臣佐之药。二药相配，气行血畅，疼痛自止。

【运用】

1. 辨证要点

本方为治疗肝郁化火之胸腹胁肋疼痛的常用方，亦是治疗气郁血滞而致诸痛的基础方。临床应用以胸腹胁肋诸痛、口苦、苔黄、脉弦数为辨证要点。

2. 加减变化

本方所治疼痛范围甚广，可根据具体病位适当加味。如用于治疗胸胁疼痛，可酌加郁金、香附、柴胡；脘腹疼痛，可酌加木香、陈皮、砂仁等；妇女痛经，可酌加当归、益母草、香附等；少腹疝气痛，可酌加乌药、橘核、荔枝核等。

3. 现代运用

本方常用于胃炎、胆囊炎、胃肠痉挛、肋软骨炎等属肝郁化火者。

4. 使用注意

肝气郁滞属寒者，则不宜单独使用。

【文献摘要】

1. 原书主治

《袖珍方》："热厥心痛，或作或止，久不愈者。"

2. 方论选录

王子接《绛雪园古方选注》："金铃子散，一泄气分之热，一行血分之滞。《雷公炮炙论》云：心痛欲死速觅延胡。洁古复以金铃治热厥心痛。经言诸痛皆属于心，而热厥属于肝逆。金铃子非但泄肝，功专导去小肠膀胱之热；引心包相火下行；延胡索和一身上下诸痛。时珍曰：用之中的，妙不可言。方虽小制，配合存神，确有应手取愈之功，勿以淡而忽之。"

定喘汤

《摄生众妙方》

【组成】白果去壳，砸碎炒黄，二十一枚（9 g） 麻黄三钱（9 g） 苏子二钱（6 g） 甘草一钱（3 g） 款冬花三钱（9 g） 杏仁去皮、尖，一钱五分（4.5 g） 桑白皮蜜炙，三钱（9 g） 黄芩微炒，一钱五分（6 g） 法制半夏三钱（9 g）如无，用甘草汤泡七次，去脐用

【用法】水三盅，煎二盅，作二服，每服一盅，不用姜，不拘时候，徐徐服（现代用法：水煎服）。

【功用】宣降肺气，清热化痰。

【主治】风寒外束，痰热内蕴证。症见咳喘痰多气急，质稠色黄或微恶风寒，舌苔黄腻，脉滑数者。

【方解】本方证因素体多痰，又感风寒，肺气郁闭，不得宣降，郁而化热所致。症见哮喘咳嗽、痰多色黄、质稠不易咯出等。若风寒客表，卫阳被遏，可见微恶风寒。治宜宣肺降气，止咳平喘，清热祛痰。方用麻黄宣肺散邪以平喘，白果敛肺定喘而祛痰。二药配伍，宣散之中寓以收敛，既能增强止咳定喘之效，又可使开肺而不耗气，敛肺而不留邪，相反而相成，共为君药。苏子、杏仁、半夏、款冬花降气平喘、止咳祛痰，共为臣药。桑白皮、黄芩清泄肺热、止咳平喘，共为佐药。甘草调和诸药为使。诸药合用，使肺

气宣降，痰热得清，风寒得解，则喘咳痰多诸症自除。

本方与苏子降气汤均为降气平喘之常用方。本方以麻黄、白果与黄芩、苏子配伍，组成宣降肺气、清热化痰、降气平喘之剂；苏子降气汤以苏子降气平喘为君药，配以下气祛痰之品，更用肉桂温肾纳气，当归气病调血，用以治“上实下虚”之喘咳，但以上实为主。

【运用】

1. 辨证要点

本方亦为降气平喘之常用方，用于素体痰多，复感风寒，致肺气壅闭之喘咳证。临床应用以哮喘咳嗽、痰多色黄、微恶风寒、苔黄腻、脉滑数为辨证要点。

2. 加减变化

无表证者，以宣肺定喘为主，故麻黄可减量或用炙麻黄；痰多难咯者，可酌加瓜蒌、胆南星等以助清热化痰之功；肺热偏重，酌加石膏、鱼腥草以清泄肺热。

3. 现代运用

本方常用于支气管哮喘、慢性支气管炎等属痰热壅肺者。

4. 使用注意

若新感风寒，虽恶寒发热、无汗而喘，但内无痰热者，以及哮喘日久，肺肾阴虚者，皆不宜使用。

【文献摘要】

1. 原书主治

《摄生众妙方》：“哮喘。”

2. 方论选录

费伯雄：“治痰先理气，不为疏泄则胶固不通，此定喘用麻黄之意也。”（《医方论》）

张秉成《成方便读》：“治肺虚感寒，气逆膈热，而成哮喘等证。夫肺为娇脏，畏热畏寒，其间毫发不容，其性亦以下行为顺，上行为逆。若为风寒外束，则肺气壅闭，失其下行之令，久则郁热内生，于是肺中之津液，郁而为痰，哮嗽等疾所由来也。然寒不去则郁不开，郁不开则热不解，热不解则痰亦不能遽除，哮咳等疾，何由而止？故必以麻黄、杏仁、生姜开肺疏邪，半夏、白果、苏子化痰降浊，黄芩、桑皮之苦寒，除郁热而降肺，款冬、甘草之甘润，养肺燥而益金。数者相助为理，以成其功。宜乎喘哮痼疾，皆可愈也。”

橘皮竹茹汤

《金匮要略》

【组成】橘皮二升（15 g） 竹茹二升（15 g） 大枣三十枚（5 枚） 生姜半斤（9 g） 甘草五两（6 g） 人参一两（3 g）

【用法】上六味，以水一斗，煮取三升，温服一升，日三服（现代用法：水煎服）。

【功用】降逆止呃，益气清热。

【主治】胃虚有热之呃逆。症见呃逆或干呕，虚烦少气，口干，舌红嫩，脉虚数。

【方解】呃逆之证，皆因胃气不能和降而起，但有寒热虚实之分。本方证因胃虚有热，气逆不降所致。胃虚宜补，有热宜清，气逆宜降，治宜益气清热、和胃降逆。方中橘皮辛温，行气和胃以止呃；竹茹甘寒，清热安胃以止呕，皆重用为君药。人参甘温，益气补虚，与橘皮合用，行中有补；生姜辛温，和胃止呕，与竹茹合用，清中有温，共为臣药。甘草、大枣助人参益气补中以治胃虚，并调药性，是为佐使药。诸药合用，补胃虚、清胃热、降胃逆，且补而不滞、清而不寒，对于胃虚有热之呃逆、干哕，最为适宜。

【运用】

1．辨证要点

本方为治疗胃虚有热呕逆之常用方。临床应用以呃逆或呕吐、舌红嫩、脉虚数为辨证要点。

2．加减变化

胃热呕逆兼气阴两伤者，可加麦冬、半夏、茯苓、枇杷叶以养阴和胃；兼胃阴不足者，可加麦冬、石斛等养胃阴；胃热呃逆，气不虚者，可去人参、甘草、大枣，加柿蒂降逆止呃。

3．现代运用

本方常用于幽门不完全性梗阻、膈肌痉挛及术后呃逆不止等属胃虚有热者。

4．使用注意

呕逆因实热或虚寒而致者，非本方所宜。

【文献摘要】

1．原书主治

《金匮要略·呕吐哕下利病脉证治》："哕逆者，橘皮竹茹汤主之。"

2．方论选录

吴昆《医方考》："大病后，呃逆不已，脉来虚大者，此方主之。呃逆者，由下达上，气逆作声之名也。大病后则中气皆虚，余邪乘虚入里，邪正相搏，气必上腾，故令呃逆。脉来虚大，虚者正气弱，大者邪热在也。是方也，橘皮平其气，竹茹清其热，甘草和其逆，人参补其虚，生姜正其胃，大枣益其脾。"

旋覆代赭汤

《伤寒论》

【组成】旋覆花三两（9 g） 人参二两（6 g） 生姜五两（15 g） 代赭石一两（6 g） 甘草炙，三两（9 g） 半夏洗，半升（9 g） 大枣十二枚，擘（4 枚）

【用法】以水一斗，煮取六升，去滓再煎，取三升，温服一升，日三服（现代用法：水煎服）。

【功用】降逆化痰，益气和胃。

【主治】胃虚痰阻气逆证。症见胃脘痞闷或胀满，按之不痛，频频嗳气或见纳差、呃逆、恶心，甚或呕吐，舌苔白腻，脉缓或滑。

【方解】本方证因胃气虚弱，痰浊内阻所致胃脘痞闷胀满、频频嗳气，甚或呕吐、呃逆等证。原书用于"伤寒发汗，若吐若下，解后，心下痞硬，噫气不除者"。此乃外邪虽经汗、吐、下而解，但攻伐之法导致中气损伤，痰涎内生，胃失和降，痰气上逆之故。而胃虚当补、痰浊当化、气逆当降，所以拟化痰降逆、益气补虚之法。方中旋覆花性温而能下气消痰、降逆止嗳，是为君药。代赭石质重而沉降，最善镇冲逆，但味苦气寒，故用量稍小为臣药。本方少少与之，意在与旋覆花相协而加强降逆下气、止呕化痰之功，以平气逆呕噫之标；生姜于本方用量独重，一可和胃降逆以增止呕之效，二能宣散水气以助祛痰之功，三可制约代赭石的寒凉之性，使其镇降气逆而不伐胃；半夏辛温，祛痰散结，降逆和胃，并为臣药。人参、炙甘草、大枣益脾胃、补气虚，为佐使之用。诸药配合，共成降逆化痰，益气和胃之剂，使痰涎得消、逆气得平、中虚得复，则心下之痞硬除而嗳气、呕呃可止。后世用治胃气虚寒之反胃、呕吐涎沫，以及中焦虚痞而善嗳气者，亦取本方益气和胃、降逆化痰之功。

【运用】

1. 辨证要点

本方为治疗胃虚痰阻气逆证之常用方。临床应用以心下痞硬、嗳气频作或呕吐、呃逆、苔白腻、脉缓或滑为辨证要点。

2. 加减变化

胃气不虚者，可去人参、大枣，加重代赭石用量，以增重镇降逆之效；痰多者，可加茯苓、陈皮助化痰和胃之力。

3. 现代运用

本方常用于胃神经官能症、胃扩张、胃及十二指肠溃疡、慢性胃炎、幽门不完全性梗阻、神经性呃逆、膈肌痉挛等属胃虚痰阻者。

【文献摘要】

1. 原书主治

《伤寒论·辨太阳病脉证并治》：“伤寒发汗，若吐若下，解后心下痞硬，噫气不除者，旋覆代赭汤主之。”

2. 方论选录

张秉成：“夫伤寒既云解后，则无邪可知，但既经发汗、吐、下，则正虚亦可知。正虚无邪而心下痞硬者，其必因素有之痰涎虚而不化，遏郁气道而不通，故时欲噫气以伸之。旋覆花能斡旋胸腹之气，软坚化痰，而以半夏之辛温散结者协助之。虚则气上逆，故以代赭之重以镇之。然治病必求其本，痞硬、噫气等疾，皆由正虚而来，故必以人参、甘草补脾而安正，然后痰可消、结可除；且旋覆、半夏之功，益彰其效耳。用姜、枣者，病因伤寒汗、

吐、下后而得，则表气必伤，藉之以和营卫也。”（《成方便读》）

小 结

理气剂按其功用分为行气和降气两大类。

1. 行气

本类方剂均有行气作用，适用于气机郁滞的病证。其中越鞠丸长于行气解郁，可治六郁而以气郁为主之证。枳实薤白桂枝汤可通阳散结，主治胸阳不振、痰浊中阻、气结于胸的胸痹证；半夏厚朴汤能开郁降逆，主治情志不舒、痰气郁结而致的梅核气。金铃子散长于行气止痛，并能活血清肝，用于肝郁化火之心腹胁肋诸痛。厚朴温中汤行气之中又以温中燥湿见长，常用于寒湿内困脾胃，气机阻滞之脘腹胀满疼痛。天台乌药散和暖肝煎都能行气逐寒，止痛散结，专治寒疝。但天台乌药散行气散寒之力较大，多用于寒凝气滞之小肠疝气；暖肝煎则能温肾养肝，适宜于肝肾不足，寒凝经脉之疝气及少腹疼痛者。

2. 降气

本类方剂都有降气作用，适用于气逆诸证，而以肺逆喘咳和胃逆呕呃为主。其中苏子降气汤、定喘汤均能降肺气而定喘逆。但苏子降气汤兼能温化寒痰，主要用于上实下虚的寒痰咳喘证；定喘汤则兼能宣肺散邪、清化热痰，多用于风寒外束、痰热内蕴的喘咳证。小半夏汤、旋覆代赭汤、橘皮竹茹汤均长于和胃降逆而止呕呃。小半夏汤长于化痰降逆止呕；后二方则兼有补气益胃之功，其中旋覆代赭汤重在益胃祛痰止嗳，适用于胃虚痰阻气逆的痞闷嗳气及反胃呕吐；橘皮竹茹汤则长于清胃降逆，主治胃虚呃逆或呕吐偏热者。

复习思考题

1. 气滞证和气逆证的发生与哪些脏腑关系密切？行气剂与降气剂各适用于何类病证？

2. 苏子降气汤、小青龙汤、麻黄杏仁石膏甘草汤各治疗何种喘咳证？

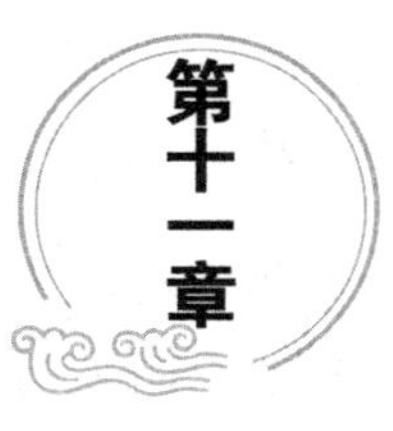

第十一章 理血剂

凡以理血药为主组成，具有活血祛瘀或止血作用，治疗瘀血或出血病证的方剂，统称理血剂。血是营养人体的重要物质。在正常情况下，周流不息地循行于脉中，灌溉五脏六腑，濡养四肢百骸，《难经·二十二难》云：“血主濡之。”一旦某种原因致使血行不畅或血不循经，离经妄行，以及亏损不足，均可造成血瘀、出血、血虚之证。血瘀治宜活血祛瘀，出血宜以止血为主，血虚应当补血。因此，本章方剂根据治法不同，分为活血祛瘀与止血两类。

使用理血剂时，首先必须辨清造成瘀血或出血的原因，分清标本缓急，做到急则治标，缓则治本或标本兼顾。同时应该注意，逐瘀过猛或是久用逐瘀，均易耗血伤正，在使用活血祛瘀剂时，常辅以养血益气之品，使祛瘀而不伤正；且峻猛逐瘀，只能暂用，不可久服，中病即止。止血之剂又有滞血留瘀之弊，必要时，可在止血剂中辅以适当的活血祛瘀之品或选用兼有活血祛瘀作用的止血药，使血止而不留瘀；至于瘀血内阻、血不循经所致者，法当祛瘀为先，因瘀血不去则出血不止。此外，活血祛瘀剂虽能促进血行，但其性破泄，易于动血、伤胎，故凡妇女经期月经过多者及孕妇均当慎用或忌用。

第一节　活血祛瘀

活血祛瘀剂，适用于各种血瘀证，常以活血祛瘀药，如川芎、桃仁、红花、赤芍、丹参等为主组成方剂。因气为血帅，气行则血行，故常适当配伍理气药，以加强活血祛瘀的作用。此外，还应根据病性的寒、热、虚、实而酌配相应的药物。如因寒致瘀者，配以温经散寒之品，以血得温则行；瘀血化热者，若病位在下，配伍荡涤瘀热之药，使瘀血下行，邪有出路；正虚有瘀者，又当与益气养血药同用，则祛邪而不伤正；孕妇而有瘀血瘕块者，当小量缓图，使瘀去而胎不伤。代表方如桃核承气汤、血府逐瘀汤、复元活血汤、补阳还五汤、温经汤、生化汤、桂枝茯苓丸。

血府逐瘀汤

《医林改错》

【组成】桃仁四钱（12 g）　红花三钱（9 g）　当归三钱（9 g）　生地黄三钱（9 g）　川芎一钱半（4.5 g）　赤芍二钱（6 g）　牛膝三钱（9 g）　桔梗一钱半（4.5 g）　柴胡一钱（3 g）　枳壳二钱（6 g）　甘草二钱（6 g）

【用法】水煎服。

【功用】活血化瘀，行气止痛。

【主治】胸中血瘀证。症见胸痛，头痛，日久不愈，痛如针刺而有定处，或呃逆日久不止，或内热瞀闷，干呕，或心悸失眠多梦，急躁易怒，入暮潮热，唇暗或两目暗黑，舌质暗红或舌有瘀斑、瘀点，脉涩或弦紧。

【方解】本方主治诸症皆为瘀血内阻胸部，气机郁滞所致。即王清任所称“胸中血府血瘀”之证。胸中为气之所宗，血之所聚，肝经循行之分野。若血瘀胸中，气机阻滞，清阳郁遏不升，则胸痛、头痛日久不愈，且痛如针刺，位置固定；胸中血瘀，影响及胃，胃气上逆，故呃逆干呕；瘀久化热，则内热瞀闷，入暮潮热；瘀热扰心，则心悸怔忡，失眠多梦；郁滞日久，肝失条达，故急躁易怒；至于唇、目、舌、脉所见，皆为瘀血征象。血瘀为主，气滞为次，治宜活血化瘀，兼以行气止痛。本方系由桃红四物汤合四逆散（生地易熟地、赤芍易白芍）加桔梗、牛膝而成，王清任用以治疗“胸中血府血瘀”所致诸证。方中桃仁破血行滞而润燥，红花活血祛瘀以止痛，共为君药。赤芍、川芎助君药活血祛瘀；牛膝活血通经，祛瘀止痛，引血下行，共为臣药。生地、当归养血益阴，清热活血；桔梗、枳壳，一升一降，宽胸行气；柴胡疏肝解郁，升达清阳，与桔梗、枳壳同用，尤善理气行滞，使气行则血行，以上均为佐药。桔梗并能载药上行，兼有使药之用；甘草调和诸药，亦为使药。全方配伍，特点有三：一为活血与行气相伍，既行血分瘀滞，又解气分郁结；二是祛瘀与养血同施，则活血而无耗血之虑，行气又无伤阴之弊；三为升降兼顾，既能升达清阳，又可降泄下行，条畅气机，使气血升降和顺。合而用之，使血活瘀化气行，则诸症可愈，为治胸中血瘀证之良方。

【运用】

1. 辨证要点

本方广泛用于因胸中瘀血而引起的多种病证。临床应用以胸痛、头痛，痛有定处，舌暗红或有瘀斑，脉涩或弦紧为辨证要点。

2. 加减变化

若气机郁滞较重，加川楝子、香附、青皮等以疏肝理气止痛；血瘀经闭、痛经者，可用本方去桔梗，加香附、益母草、泽兰等以活血调经止痛；胁下有痞块，属血瘀者，可酌加丹参、郁金、䗪虫、水蛭等以活血破瘀、消癥化滞；瘀痛入络，可加全蝎、穿山甲、地龙、三棱、莪术等以破血通络止痛。

3. 现代应用

本方常用于冠心病心绞痛、风湿性心脏病、胸部挫伤及肋软骨炎之胸痛，以及脑血栓形成、高血压病、高脂血症、血栓闭塞性脉管炎、脑震荡后遗症之头痛、头晕等属瘀阻气滞者。

4. 使用注意

由于方中活血祛瘀药较多，故孕妇忌用。

【附方】

1. 通窍活血汤（《医林改错》）

赤芍　川芎各一钱（各3 g）　桃仁研泥　红花各三钱（各9 g）　老葱切碎3根　鲜姜三钱（9 g），切碎　红枣去核7个　麝香绢包五厘（0.16 g）　黄酒半斤（250 g）

前七味煎一盅，去滓，将麝香入酒内再煎二沸，临卧服。功用：活血通窍。主治：瘀阻头面证。症见头痛昏晕或耳聋，脱发，面色青紫，酒渣鼻或白癜风，以及妇女干血痨见肌肉消瘦、腹大青筋、潮热等。

2. 膈下逐瘀汤（《医林改错》）

五灵脂炒，二钱（6 g）　当归三钱（9 g）　川芎二钱（6 g）　桃仁研泥，三钱（9 g）

丹皮 赤芍 乌药各二钱（各6 g） 延胡索一钱（3 g） 甘草三钱（9 g） 香附一钱半（4.5 g） 红花三钱（9 g） 枳壳一钱半（4.5 g） 水煎服。功用：活血祛瘀，行气止痛。主治：瘀血阻滞膈下证。膈下瘀血蓄积；或腹中胁下有痞块；或肚腹疼痛，痛处不移者。

3. 少腹逐瘀汤（《医林改错》）

小茴香炒，七粒（1.5 g） 干姜炒，二分（3 g） 延胡索一钱（3 g） 没药二钱（6 g） 当归三钱（9 g） 川芎二钱（6 g） 官桂一钱（3 g） 赤芍二钱（6 g） 蒲黄三钱（9 g） 五灵脂炒，二钱（6 g） 水煎服。功用：活血祛瘀，温经止痛。主治：寒凝血瘀证。症见少腹瘀血积块疼痛或不痛，或痛而无积块，或少腹胀满，或经期腰酸，少腹作胀，或月经先后不定期，其色或紫或黑，或有瘀块，或崩漏兼少腹疼痛等症。

4. 身痛逐瘀汤（《医林改错》）

秦艽一钱（3 g） 川芎二钱（6 g） 桃仁 红花各三钱（各9 g） 甘草二钱（6 g） 羌活一钱（3 g） 没药二钱（6 g） 当归三钱（9 g） 五灵脂炒，二钱（6 g） 香附一钱（3 g） 牛膝三钱（9 g） 地龙去土，二钱（6 g） 水煎服。功用：活血行气，祛风除湿，通痹止痛。主治：瘀血痹阻经络证。症见肩臂痛，腰痛，腿痛或周身疼痛经久不愈。

以上各方皆为王清任创制的活血化瘀名方，常称五逐瘀汤，各方均以桃仁、红花、川芎、赤芍、当归等为基础药物，都有活血祛瘀止痛的作用，主治瘀血所致的病证。其中血府逐瘀汤中配伍行气宽胸的枳壳、桔梗、柴胡以及引血下行的牛膝，故宣通胸胁气滞、引血下行之力较好，主治胸中瘀阻之证；通窍活血汤中配伍通阳开窍的麝香、老葱、生姜等，故活血通窍作用较优，主治瘀阻头面之证；膈下逐瘀汤中配伍香附、乌药、枳壳、延胡索等疏肝行气止痛药，故行气止痛作用较大，主治瘀血结于膈下、肝郁气滞之两胁及腹部胀痛有痞块者；少腹逐瘀汤中配伍温通下气之小茴香、官桂、干姜，故温经止痛作用较强，主治血瘀少腹之积块、月经不调、痛经等；身痛逐瘀汤中配伍通络宣痹止痛的羌活、秦艽、地龙等，故多用于瘀血痹阻经络所致的肢体痹痛或周身疼痛等症。

【文献摘要】

1. 原书主治

《医林改错》："头痛，胸痛，胸不任物，胸任重物，天亮出汗，食自胸右下，心里热（名曰灯笼病），瞀闷，急躁，夜睡梦多，呃逆，饮水即呛，不眠，小儿夜啼，心跳心忙，夜不安，俗言肝气病，干呕，晚发一阵热。"

2. 方论选录

唐宗海《血证论》："王清任著《医林改错》，论多粗舛，惟治瘀血最长。所立三方，乃治瘀血活套方也。一书中惟此汤歌诀'血化下行不作痨'句颇有见识。凡痨所由成，多是瘀血为害，吾于血症诸门，言之綦详，并采此语以为印证。"

补阳还五汤

《医林改错》

【组成】黄芪生，四两（120 g）　当归尾二钱（6 g）　赤芍一钱半（5 g）　地龙去土，一钱（3 g）　川芎一钱（3 g）　红花一钱（3 g）　桃仁一钱（3 g）

【用法】水煎服。

【功用】补气，活血，通络。

【主治】中风之气虚血瘀证。症见半身不遂，口眼㖞斜，语言謇涩，口角流涎，小便频数或遗尿失禁，舌暗淡，苔白，脉缓无力。

【方解】本方证由中风之后，正气亏虚，气虚血滞，脉络瘀阻所致。王氏认为："元气既虚，必不能达于血管，血管无气，必停留而瘀。"（《医林改错》）。气虚不能行血，以致脉络瘀阻，筋脉肌肉失去濡养，故见半身不遂、口眼㖞斜，正如《灵枢·刺节真邪》所言："虚邪偏客于身半，其入深，内居荣卫，荣卫稍衰则真气去，邪气独留，发为偏枯。"气虚血瘀，舌本失养，故语言謇涩；气虚失于固摄，故口角流涎；气化失司而见小便频数或遗尿失禁；舌暗淡、苔白、脉缓无力为气虚血瘀之象。本方证以气虚为本，血瘀为标，即王清任所谓"因虚致瘀"。治当以补气为主，活血通络为辅。本方重用生黄芪，大补脾胃元气以资化源，意在气旺则血行，瘀去络通，为君药。当归尾补血活血，用为臣药。赤芍、川芎、桃仁、红花协同当归尾以活血祛瘀；地龙通经活络，力专善走，周行全身，以行药力，亦为佐药。本方配伍用药特点有三。一是重用生黄芪（四两），量大力专，既可资生脾胃化源又能顾护经络真气，使营卫之气充足，方能鼓动血脉，可谓“开源节流”。二是活血通络之药用量较小，六味药的总量仅为黄芪的五分之一，既使全方祛瘀而不伤正，又体现了补气为主、化瘀为辅的立法宗旨。三是在黄芪运用上，不仅量重，还要求渐增，愈后继服、久服，以补“阳”还“五”。

【运用】

1. 辨证要点

本方既是益气活血法的代表方，又是治疗中风后遗症的常用方。临床应用以半身不遂、口眼㖞斜、舌暗淡、苔白、脉缓无力为辨证要点。

2. 加减变化

本方生黄芪用量独重，但开始可先用小量（一般从 30 ~ 60 g 开始），效果不明显时，再逐渐增加。原方活血祛瘀药用量较轻，使用时，可根据病情适当加大。半身不遂以上肢为主者，可加桑枝、桂枝以引药上行，温经通络；下肢为主者，加牛膝、杜仲以引药下行，补益肝肾；日久效果不显著者，加水蛭、虻虫以破瘀通络；语言不利者，加石菖蒲、远志等以化痰开窍；口眼㖞斜者，可合用牵正散以化痰通络；痰多者，加制半夏、天竺黄以化痰；偏寒者，加熟附子以温阳散寒；脾胃虚弱者，加党参、白术以补气健脾。

3. 现代运用

本方常用于脑血管意外后遗症、冠心病，以及其他原因引起的偏瘫、截瘫或单侧上肢、下肢痿软等属气虚血瘀者。

4. 使用注意

使用本方需久服才能有效，愈后还应继续服用，以巩固疗效，防止复发，王氏谓：“服此方愈后，药不可断，或隔三五日吃一付，或七八日吃一付。”但若中风后半身不遂属阴虚阳亢、痰阻血瘀，见舌红苔黄、脉洪大有力者，非本方所宜。

【文献摘要】

1. 原书主治

《医林改错》：“此方治半身不遂，口眼㖞斜，语言謇涩，口角流涎，下肢痿废，小便频数，遗尿不禁。”

2. 方论选录

高体三，等："本方所治半身不遂证候，系由气虚血瘀所致。半身不遂亦称中风。肝主风又主藏血，喜畅达而行疏泄，邪之所凑，其气必虚，气为血之帅。本证中风半身不遂，一属中气不足则邪气中之，二属肝血瘀滞经络不畅，气虚血瘀发为半身不遂。治宜补气活血为法。气虚属脾，故方用黄芪120克补中益气为主；血瘀属肝，除风先活血，故配伍当归尾、川芎、桃仁、赤芍、红花入肝，行瘀活血，疏肝祛风；加入地龙活血而通经络。共成补气活血通络之剂。"（《汤头歌诀新义》）

温经汤

《金匮要略》

【组成】吴茱萸三两（9 g）　当归二两（6 g）　芍药二两（6 g）　川芎二两（6 g）　人参二两（6 g）　桂枝二两（6 g）　阿胶二两（6 g）　牡丹皮去心，二两（6 g）　生姜二两（6 g）　甘草二两（6 g）　半夏半升（6 g）　麦冬去心，一升（9 g）

【用法】上十二味，以水一斗，煮取三升，分温三服（现代用法：水煎服，阿胶烊冲）。

【功用】温经散寒，养血祛瘀。

【主治】冲任虚寒、瘀血阻滞证。症见漏下不止，月经不调，血色暗而有块，淋漓不畅，月经超前或延后，或逾期不止，或一月再行，或经停不至，而见少腹里急，腹满，傍晚发热，手心烦热，唇口干燥，舌质暗红，脉细而涩。亦治妇人宫冷，久不受孕。

【方解】本方证因冲任虚寒，瘀血阻滞所致。《素问·上古天真论》说："女子……二七而天癸至，任脉通，太冲脉盛，月事以时下，故有子。"可见妇女月经的行止及孕育与冲任二脉息息相关。冲任虚寒，血凝气滞，故少腹里急、腹满、月经不调，甚或久不受孕；若瘀血阻滞，血不循经，加之冲任不固，则月经先期或一月再行，甚或崩中漏下；若寒凝血瘀，经脉不畅，则经行腹痛；瘀血不去，新血不生，不能濡润，故唇口干燥；至于傍晚发热、手心烦热为阴血不足、瘀血内阻、虚热内生之象。本方证虽属瘀、寒、虚、热错杂，然以冲任虚寒、瘀血阻滞为主，治当温经散寒、祛瘀养血，兼清虚热之法。吴茱萸辛苦而热，入肝胃肾经，功擅温经散寒止痛，桂枝辛甘而温，散寒通脉，共为君药。当归、川芎活血祛瘀、养血调经；丹皮既助诸药活血散瘀，又能清血分虚热，共为臣药。阿胶甘平，养血止血、滋阴润燥；白芍酸苦微寒，养血敛阴、柔肝止痛；麦冬甘苦微寒，养阴清热，“退血燥之虚热”。三药合用，养血调肝、滋阴润燥；且清虚热，并制吴茱萸、桂枝之温燥。人参、甘草益气健脾，以资生化之源，阳生阴长，气旺血充；半夏、生姜辛开散结，通降胃气，以助祛瘀调经；其中生姜又温胃气以助生化，且助吴茱萸、桂枝以温经散寒，以上均为佐药。甘草尚能调和诸药，兼为使药。诸药合用，共奏温经散寒、养血祛瘀之功。

本方的配伍特点有二：一是方中温清补消并用，但以温经补养为主；二是大队温补药与少量寒凉药配伍，使全方温而不燥、刚柔相济，以成温通、温养之剂。

【运用】

1．辨证要点

本方为妇科调经的常用方，主要用于冲任虚寒而有瘀滞的月经不调、痛经、崩漏、不孕等。临床应用以月经不调、小腹冷痛、经血夹有瘀块、时有烦热、舌质暗红、脉细涩为辨证要点。

2．加减变化

寒凝而气滞者，加香附、乌药以理气止痛；小腹冷痛甚者，去丹皮、麦冬，加艾叶、小茴香或桂枝易为肉桂，以增强散寒止痛之力；漏下不止而血色暗淡者，去丹皮，加炮姜、艾叶以温经止血；气虚甚者，加黄芪、白术以益气健脾；傍晚发热甚者，加银柴胡、地骨皮以清虚热。

3．现代运用

本方常用于功能性子宫出血、痛经、不孕症等属冲任虚寒、瘀血阻滞者。

4．使用注意

月经不调属实热或无瘀血内阻者忌用，服药期间忌食生冷之品。

【文献摘要】

1．原书主治

《金匮要略·妇人杂病脉证并治》：“妇人年五十所，病下利数十日不止，暮即发热，少腹里急，腹满，手掌烦热，唇口干燥，何也？师曰：此病属带下，何以故？曾经半产，瘀血在少腹不去。何以知之？其证唇口干燥，故知之，当以温经汤主之。”“亦主妇人少腹寒，久不受胎，兼取崩中去血，或月水来过多，及至期不来。”

2. 方论选录

徐彬《金匮要略论注》：“药用温经汤者，其证因半产之虚而积冷气结，血乃瘀而不去。故以归、芍、芎调血，吴茱、桂枝以温其血分之气而行其瘀。肺为气主，麦冬、阿胶以补其本。土以统血，参、甘以补其虚，丹皮以去标热。然下利已久，脾气有伤，故以姜、半正脾气。名日温经汤，治其本也。惟温经，故凡血分虚寒而不调者，皆主之。”

【医案选录】

《丁甘仁医案》：妪，停经九月，胃纳不旺，经旨月事不以时者，责之冲任，冲为血海，隶于阳明，阳明者胃也，饮食入胃，生化精血，荣出中焦，阳明虚则不能生化精血，下注冲任，太冲不盛，经从何来，当从二阳发病主治。拟《金匮》温经汤加味：全当归二钱，阿胶珠二钱，紫丹参二钱，赤白芍各一钱半，川桂枝四分，吴茱萸四分，仙半夏二分，炙甘草五分，茺蔚子三钱，大川芎八分，粉丹皮一钱五分，生姜二片，红枣二枚。

第二节　止血

止血剂，适用于血不循常道，溢于脉外而出现的吐血、衄血、咳血、便血、尿血、崩漏等各种出血证。但出血证病情颇为复杂，病因有寒热虚实之分，部位有上下内外之别，病势有轻重缓急之异。所以止血剂的配伍组方，应随具体证情而异。一般来说，如因血热妄行者，治宜凉血止血，配以清热泻火药如小蓟、侧柏叶、白茅根、槐花等组成方剂；因于阳虚不能摄血者，治宜温阳止血，配以温阳益气药如灶心黄土、炮姜、艾叶、棕榈炭等组合成方剂；因于冲任虚损者，治宜养血止血，配以补益冲任之品如阿胶等组合成方剂，上部出血可酌情配伍少量引血下行药，如牛膝、代赭石之类；下部出血则辅以少量升提药，如焦芥穗、黑升麻之类。突然大出血者，则采用急则治标之法，着重止血；如气随血脱，则又急需大补元气，以挽救气脱危证为先；慢性出血，应着重治本或标本兼顾。至于出血兼有瘀滞者，止血又应适当配以活血祛瘀之品，以防血止留瘀。同时，止血应治本，切勿一味止血，在止血的基础上，根据出血的病因加以治疗。代表方如十灰散、咳血方、槐花散、小蓟饮子、黄土汤。

咳血方

《丹溪心法》

【组成】青黛水飞（6 g）　瓜蒌仁去油（9 g）　海粉（9 g）　山栀子炒黑（9 g）　诃子（6 g）

【用法】上为末，以蜜同姜汁为丸，噙化（现代用法：共研末为丸，每服9 g；亦可作汤剂，水煎服，用量按原方比例酌定）。

【功用】清肝宁肺，凉血止血。

【主治】肝火犯肺之咳血证。症见咳嗽痰稠带血，咯吐不爽，心烦易怒，胸胁作痛，咽干口苦，颊赤便秘，舌红苔黄，脉弦数。

【方解】本方证系肝火犯肺，灼伤肺络所致。肝属木，肝脉布胸胁，上注于肺，而主升发；肺属金，位居于上而主肃降。在正常生理情况下，肺金的肃降，有制约肝气、肝火上升的作用，使二者升降相因，则气机调畅，此即金克木。如果肝火过旺，木火刑金，肺津受灼为痰，清肃之令失司，则咳嗽痰稠、咯吐不爽；肝火灼肺，损伤肺络，血渗上溢，故见痰中带血；肝火内炽，故心烦易怒、胸胁作痛、咽干口苦、颊赤便秘；舌红苔黄、脉弦数为火热炽盛之征。是证病位虽在肺，但病本则在肝。按治病求本的原则，治当清肝泻火，肝火一清，肺金自宁，出血自止。方中青黛咸寒，入肝、肺二经，清肝泻火，凉血止血；山栀子苦寒，入心、肝、肺经，清热凉血，泻火除烦，炒黑可入血分而止血，两药合用，澄本清源，共为君药。火热灼津成痰，痰不清则咳不止，咳不止则血难宁，故用瓜蒌仁甘寒入肺，清热化痰、润肺止咳；海粉（现多用海浮石）清肺降火、软坚化痰，共为臣药。诃子苦涩性平入肺与大肠经，清降敛肺，化痰止咳，用以为佐。诸药合用，使木不刑金，肺复宣降，痰化咳平，其血自止，共奏清肝宁肺、凉血止血之功。

本方的配伍特点：寓止血于清热泻火之中，虽不专用止血药，火热得清则血不妄行，为图本之法。

【运用】

1．辨证要点

本方为治疗肝火犯肺之咳血证的常用方。临床应用以咳痰带血、胸胁作痛、舌红苔黄、脉弦数为辨证要点。

2．加减变化

咳甚痰多者，可加川贝、天竺黄、枇杷叶等以清肺化痰止咳；火热伤阴者，可酌加沙参、麦冬等以清肺养阴；本方去诃子、海浮石，加青蒿、丹皮、赤芍，治疗鼻衄，亦有较好疗效。

3．现代运用

本方常用于支气管扩张、肺结核等咳血属肝火犯肺者。

4．使用注意

因本方属寒凉降泄之剂，故肺肾阴虚及脾虚便溏者，不宜使用。

【文献摘要】

1．原书主治

《丹溪心法》："咳血。"

2．方论选录

吴昆《医方考》："咳嗽痰血者，此方蜜丸噙化。肺者，至清之脏，纤芥不容，有气有火则咳，有痰有血则嗽。咳者有声之名，嗽者有物之义也。青黛、山栀所以降火，瓜蒌、海粉所以行痰，诃子所以敛肺。然而无治血之药者，火去而血自止也。"

黄土汤

《金匮要略》

【组成】甘草　干地黄　白术　附子炮　阿胶　黄芩各三两（各9 g）　灶心黄土半斤（30 g）

【用法】上七味，以水八升，煮取三升，分温二服（现代用法：先将灶心土水煎过滤取汤，再煎余药，阿胶烊化冲服）。

【功用】温阳健脾，养血止血。

【主治】脾阳不足，脾不统血证。症见大便下血，以及吐血、衄血、妇人崩漏，血色暗淡，四肢不温，面色萎黄，舌淡苔白，脉沉细无力。

【方解】本方证因脾阳不足，统摄无权所致。脾主统血，脾阳不足失去统摄之权，则血从上溢而为吐血、衄血；血从下走则为便血、崩漏。血色暗淡、四肢不温、面色萎黄、舌淡苔白、脉沉细无力等皆为中焦虚寒、阴血不足之象。由此可见，本证临床表现虽为便血、崩漏或吐衄，但其本质不出"虚""寒"二字。

治宜温阳止血为主，兼以健脾养血。方中灶心黄土（即伏龙肝）辛温而涩，温中止血，用以为君。白术、附子温阳健脾，助君药以复脾土统血之权，共为臣药。术、附均辛温，易耗血动血，且出血者，阴血每亦亏耗，故以生地、阿胶滋阴养血止血；与苦寒之黄芩合用，又能制约术、附过于温燥之性；而生地、阿胶得术、附则滋而不腻，避免了呆滞碍脾之弊，均为佐药。甘草调药和中为使。此方为温中健脾、养血止血之良剂，故吴瑭称本方为"甘苦合用，刚柔互济法"（《温病条辨》）。

黄土汤与归脾汤两方均可用治脾不统血之便血、崩漏。黄土汤中以灶心黄土合炮附子、白术为主，配伍生地、阿胶、黄芩以温阳健脾而摄血，滋阴养血而止血，适用于脾阳不足、统摄无权之出血证；归脾汤重用黄芪、龙眼肉，配伍人参、白术、当归、酸枣仁、茯神、远志补气健脾、养心安神，适用于脾气不足、气不摄血之出血证。

【运用】

1. 辨证要点

本方为治疗脾阳不足所致的便血或崩漏的常用方。临床应用以血色暗淡、舌淡苔白、脉沉细无力为辨证要点。

2. 加减变化

方中灶心黄土缺时，可以赤石脂代之。出血多者，酌加三七、白及等以止血；气虚甚者，可加人参以益气摄血；胃纳较差者，阿胶可改为阿胶珠，以减其滋腻之性；脾胃虚寒较甚者，可加炮姜炭以温中止血。

3. 现代运用

本方常用于消化道出血及功能性子宫出血等属脾阳不足者。

4. 使用注意

凡热迫血妄行所致出血者忌用。

【文献摘要】

1．原书主治

《金匮要略·惊悸吐衄下血胸满瘀血病脉证并治》："下血先便后血，此远血者，黄土汤主之。"

2．方论选录

张璐："《经》言大肠、小肠皆属于胃，又云阴络伤则血内溢。今因胃中寒邪，并伤阴络，致清阳失守，迫血下溢二肠，遂成本寒标热之患。因取白术附子汤之温胃助阳，祛散阴络之寒，其间但去姜、枣之辛散，而加阿胶、地黄以固护阴血，其妙尤在黄芩佐地黄分解血室之标热，灶土领附子直温中土之本寒，使无格拒之虞。然必血色瘀晦不鲜者为宜，若紫赤浓厚光泽者，用之必殆。斯皆审证不明之误，岂立方之故欤？"（《张氏医通》）

【医案选录】

《吴鞠通医案》：福，二十四岁。病后冰振水果不能戒，粪后便血如注，与《金匮》黄土汤。每剂黄土用一斤，附子用八钱。服至三十余剂，而血始止。

附

桃核承气汤

《伤寒论》

【组成】桃仁去皮尖，五十个（12 g）　大黄四两（12 g）　桂枝去皮，二两（6 g）　甘草炙，二两（6 g）　芒硝二两（6 g）

【用法】上四味，以水七升，煮取二升半，去滓，内芒硝，更上火，微沸，下火，先食，温服五合，日三服，当微利（现代用法：作汤剂，水煎前4味，芒硝冲服）。

【功用】逐瘀泻热。

【主治】下焦蓄血证。症见少腹急结，小便自利，神志如狂，甚则烦躁谵语，至夜发热；以及血瘀经闭，痛经，脉沉实而涩者。

【方解】本方由调胃承气汤减芒硝之量，再加桃仁、桂枝而成。《伤寒论》原治邪在太阳不解，化热随经传腑，与血相搏结于下焦之蓄血证。瘀热互结于下焦少腹部位，故少腹急结；病在血分，膀胱气化未受影响，故小便自利；夜属阴，热在血分，故至夜发热；瘀热上扰，心神不宁，故烦躁谵语、如狂。证属瘀热互结下焦，治当因势利导，逐瘀泻热，以祛除下焦之蓄血。本方系调胃承气汤减芒硝量再加桃仁、桂枝而成。方中桃仁苦甘平，破血逐瘀；大黄苦寒，下瘀泻热。二者合用，瘀热并治，共为君药。芒硝咸苦寒，泻热软坚，助大黄下瘀泻热；桂枝辛甘温，通行血脉，既助桃仁活血祛瘀，又防硝、黄寒凉凝血之弊，共为臣药。桂枝与硝、黄同用，相反相成，桂枝得硝、黄则温通而不助热；硝、黄得桂枝则寒下又不凉遏。炙甘草护胃安中，并缓诸药之峻烈，为佐使药。诸药合用，共奏破血下瘀泻热之功。服后“微利”，使蓄血除、瘀热清，而邪有出路，诸症自平。

本方的配伍特点：第一，在大队寒凉药中配以少量温经活血的桂枝，既助桃仁等活血之力，又使全方凉而不遏；第二，泻热攻下与活血祛瘀药并用，清中寓化，泻中寓破，瘀热并除；第三，药后“微利”，使邪有出路。

【运用】

1．辨证要点

本方为治疗瘀热互结，下焦蓄血证的常用方。临床应用以少腹急结、小便自利、脉沉实或涩为辨证要点。

2．加减变化

如兼气滞者，酌加香附、乌药、枳实、青皮、木香等以理气止痛。对于火旺而血郁于上之吐血、衄血，可以本方釜底抽薪，引血下行，并可酌加生地、丹皮、栀子等以清热凉血。对跌打损伤，瘀血停留，疼痛不已者，加赤芍、当归尾、红花、苏木、三七等以活血祛瘀止痛。

3．现代运用

本方常用于急性盆腔炎、胎盘滞留、附件炎、肠梗阻、子宫内膜异位症、急性脑出血等属瘀热互结下焦者。

4．使用注意

表证未解者，当先解表，而后用本方。因本方为破血下瘀之剂，故孕妇禁用。

【文献摘要】

1．原书主治

《伤寒论·辨太阳病脉证并治》：“太阳病不解，热结膀胱，其人如狂，血自下，下者愈。其外不解者，尚未可攻，当先解其外。外解已，但少腹急结者，乃可攻之，宜桃核承气汤。”

2. 方论选录

柯琴《伤寒来苏集·伤寒附翼》：“若太阳病不解，热结膀胱，乃太阳随经之阳热瘀于里，致气留不行，是气先病也。气者血之用，气行则血濡，气结则血蓄，气壅不濡，是血亦病矣。小腹者，膀胱所居也，外邻冲脉，内邻于肝。阳气结而不化，则阴血蓄而不行，故少腹急结；气血交并，则魂魄不藏，故其人如狂。治病必求其本，气留不行，故君大黄之走而不守者，以行其逆气；甘草之甘平者，以调和其正气；血结而不行，故用芒硝之咸以软之；桂枝之辛以散之；桃仁之苦以泄之。气行血濡，则小腹自舒，神气自安矣。此又承气之变剂也。此方治女子月事不调，先期作痛，与经闭不行者最佳。”

生化汤

《傅青主女科》

【组成】全当归八钱（24 g）　川芎三钱（9 g）　桃仁去皮尖，研，十四枚（6 g）　干姜炮黑，五分（2 g）　甘草炙，五分（2 g）

【用法】黄酒、童便各半煎服（现代用法：水煎服或酌加黄酒同煎）。

【功用】养血祛瘀，温经止痛。

【主治】血虚寒凝，瘀血阻滞证。症见产后恶露不行，小腹冷痛。

【方解】本方证由产后血虚寒凝，瘀血内阻所致。恶露为产后阴道流出的败血浊液。妇人产后，血亏气弱，寒邪极易乘虚而入，寒凝血瘀，故恶露当下不下或下之量少；寒性收引，瘀阻胞宫，不通则痛，故小腹冷痛。治宜活血养血，温经止痛。方中重用全当归辛甘而温，辛能行血、甘能补血、温能散寒，补血活血，化瘀生新，行滞止痛，为君药。川芎活血行气，桃仁活血祛瘀，均为臣药。炮姜入血散寒，温经止痛；黄酒温通血脉以助药力，共为佐药。炙甘草和中缓急，调和诸药，用以为使。原方另用童便同煎（现多已不用）者，乃取其益阴化瘀、引败血下行之意。全方配伍得当，寓生新于化瘀之内，使瘀血化、新血生，诸症向愈。正如唐宗海所云，“血瘀可化之，则所以生之，产后多用”（《血证论》），故名“生化”。

【运用】

1．辨证要点

本方为妇女产后常用方，适用于产后血虚瘀滞偏寒者。临床应用以产后恶露不行、小腹冷痛为辨证要点。

2．加减变化

恶露已行而腹微痛者，可减去破瘀的桃仁；瘀滞较甚，腹痛较剧者，可加蒲黄、五灵脂、延胡索、益母草等以祛瘀止痛；小腹冷痛甚者，可加肉桂以温经散寒；气滞明显者，加木香、香附、乌药等以理气止痛。

3．现代运用

本方常用于产后子宫复旧不良、产后宫缩疼痛、胎盘残留等属产后血虚寒凝、瘀血内阻者。

4．使用注意

产后血热而有瘀滞者不宜使用；若恶露过多、出血不止，当属禁用。

【文献摘要】

1．原书主治

《傅青主女科》："此症勿拘古文，妄用苏木、蓬、棱，以轻人命。其一应散血方、破血药，俱禁用。虽山楂性缓，亦能害命，不可擅用，惟生化汤系血块圣药也。"

2．方论选录

张秉成《成方便读》："治产后恶露不行，腹中疼痛等证。夫产后血气大虚，固当培补，然有败血不去，则新血亦无由而生，故见腹中疼痛等证，又不可不以祛瘀为首务也。方中当归养血，甘草补中，川芎理血中之气，桃仁行血中之瘀，炮姜色黑入营，助归、草以生新，佐芎、桃而化旧，生化之妙，神乎其神。用童便者，可以益阴除热，引败血下行故道耳。"

失笑散

《太平惠民和剂局方》

【组成】五灵脂酒研，淘去沙土　蒲黄炒香，各二钱（各6 g）

【用法】先用酽醋调二钱，熬成膏，入水一盏，煎七分，食前热服。（现代用法：共为细末，每服6 g，用黄酒或醋冲服，亦可每日取8～12 g，用纱布包煎，作汤剂服）。

【功用】活血祛瘀，散结止痛。

【主治】瘀血停滞证。症见心腹刺痛，产后恶露不行或月经不调，少腹急痛等。

【方解】本方所治诸症，均由瘀血内停、脉道阻滞所致。瘀血内停，脉络阻滞，血行不畅，不通则痛，故见心腹刺痛或少腹急痛；瘀阻胞宫，则月经不调或产后恶露不行。治宜活血祛瘀止痛。方中五灵脂苦咸甘温，入肝经血分，功擅通利血脉，散瘀止痛；蒲黄甘平，行血消瘀，炒用并能止血，二者为化瘀散结止痛的常用组合。调以米醋或用黄酒冲服，乃取其活血脉、行药力、化瘀血，以加强五灵脂、蒲黄活血止痛之功，且制五灵脂气味之腥臊。诸药合用，药简力专，共奏祛瘀止痛、推陈出新之功，使瘀血得去、脉道通畅，则诸症自解。前人运用本方，患者每于不觉中，诸症悉除，不禁欣然而笑，故名“失笑”。

【运用】

1. 辨证要点

本方是治疗瘀血所致多种疼痛的基本方剂，尤以肝经血瘀者为宜。临床应用以心腹刺痛或妇人月经不调、少腹急痛等为辨证要点。

2. 加减变化

瘀血甚者，可酌加桃仁、红花、当归、赤芍、川芎、丹参等以加强活血祛瘀之力；兼见血虚者，可合四物汤同用，以增强养血调经之功；疼痛较剧者，可加乳香、没药、元胡等以化瘀止痛；兼气滞者，可加香附、川楝子或配合金铃子散以行气止痛；兼寒者，加炮姜、小茴香、艾叶等以温经散寒。

3. 现代运用

本方常用于痛经、冠心病、高脂血症、宫外孕、慢性胃炎等属瘀血停滞者。

4. 使用注意

本方孕妇禁用，脾胃虚弱及妇女月经期慎用。

【文献摘要】

1. 原书主治

《太平惠民和剂局方》：“治产后心腹痛欲死，百药不效，服此顿愈。”

2. 方论选录

吴谦，等《医宗金鉴·删补名医方论》录吴于宣：“凡兹者，由寒凝不消散，气滞不流行，恶露停留，小腹结痛，迷闷欲绝，非纯用甘温破血行血之剂，不能攻逐荡平也。是方用灵脂之甘温走肝，生用则行血；蒲黄甘平入肝，生用则破血；佐酒煎以行其力，庶可直抉厥阴之滞，而有推陈致新之功。甘不伤脾，辛能散瘀，不觉诸症悉除，直可以一笑而置之矣。”

桂枝茯苓丸

《金匮要略》

【组成】桂枝　茯苓　丹皮去心　桃仁去皮尖，熬　芍药各等分（9 g）

【用法】上五味，末之，炼蜜和丸，如兔屎大，每日食前服一丸（3 g），不知，加至三丸（现代用法：共为末，炼蜜和丸，每日服3～5 g）。

【功用】活血化瘀，缓消癥块。

【主治】瘀阻胞宫证。症见妇人素有癥块，妊娠漏下不止或胎动不安，血色紫黑晦暗，腹痛拒按，或经闭腹痛，或产后恶露不尽而腹痛拒按者，舌质紫暗或有瘀点，脉沉涩。

【方解】本方原治妇人素有癥块，致妊娠胎动不安或漏下不止之证。证由瘀阻胞宫所致。瘀血癥块，停留于胞宫，胎元不固，则胎动不安；瘀阻胞宫，阻遏经脉，以致血溢脉外，故见漏下不止、血色紫黑晦暗；瘀血内阻胞宫，血行不畅，故腹痛拒按等。治宜活血化瘀，缓消癥块。后世应用本方，已不限于妊娠，凡经、胎、产之疾，属癥块引起者，皆可用之。方中桂枝辛甘而温，温通血脉，以行瘀滞，为君药。桃仁味苦甘平，活血祛瘀，助君药以化瘀消癥，用之为臣；丹皮、芍药苦而微寒，既可活血以散瘀，又能凉血以清退瘀久所化之热；茯苓甘淡平，渗湿祛痰，以助消癥之功，健脾益胃，扶助正气，均为佐药。丸以白蜜，甘缓而润，以缓诸药破泄之力，是以为使。诸药合用，共奏活血化瘀、缓消癥块之功，使瘀化癥消，诸症皆愈。

本方配伍特点有二：一为既用桂枝以温通血脉，又佐丹皮、芍药以凉血散瘀，寒温并用，则无耗伤阴血之弊。二为漏下之症，采用行血之法，体现通因通用之法，俾癥块得消，血行常道，则出血得止。

【运用】

1．辨证要点

本方为治疗瘀血留滞胞宫，妊娠胎动不安，漏下不止的常用方。临床应用以少腹有癥块、血色紫黑晦暗、腹痛拒按为辨证要点。妇女经行不畅、闭经、痛经，以及产后恶露不尽等属瘀阻胞宫者，亦可加减治之。

2．加减变化

若瘀血阻滞较甚，可加丹参、川芎等以活血祛瘀；疼痛剧烈者，宜加玄胡、没药、乳香等以活血止痛；出血多者，可加茜草、蒲黄等以活血止血；气滞者加香附、陈皮等以理气行滞。

3．现代运用

本方常用于子宫肌瘤、子宫内膜异位症、卵巢囊肿、附件炎、慢性盆腔炎等属瘀血留滞者。

4．使用注意

对妇女妊娠而有瘀血癥块者，只能渐消缓散，不可峻猛攻破。原方对其用量、用法规定甚严，临床使用切当注意。

【文献摘要】

1．原书主治

《金匮要略·妇人妊娠病脉证并治》："妇人宿有癥病，经断未及三月，而得漏下不止，胎动在脐上者，为癥痼害。妊娠六月动者，前三月经水利时，胎也。下血者，后断三月衃也。所以下血不止者，其癥不去故也，当下其癥，桂枝茯苓丸主之。"

2．方论选录

徐彬《金匮要略论注》："药用桂枝茯苓丸者，桂枝、芍药一阴一阳，茯苓、丹皮一气一血，调其寒温，扶其正气。桃仁以之破恶血，消癥癖，而不嫌于伤胎血者，所谓有病则病当之也，且癥之初，必因寒，桂枝化气而消其本寒；癥之成，必夹湿热为窠囊，苓渗湿气，丹清血热；芍药敛肝而扶脾，使能统血，则养正即所以去邪耳。然消癥方甚多，一举两得，莫有若此方之巧矣。每服甚少而频，更巧。要之癥不碍胎，其结原微，故以渐磨之。此方去癥之力不独桃仁。癥者，阴气也，遇阳则消，故以桂枝扶阳，而桃仁愈有力矣。其余皆养血之药也。”

十灰散

《十药神书》

【组成】大蓟　小蓟　荷叶　侧柏叶　茅根　茜根　山栀　大黄　牡丹皮　棕榈皮各等分（各9 g）

【用法】上药各烧灰存性，研极细末，用纸包，碗盖于地上一夕，出火毒，用时先将白藕捣汁或萝卜汁磨京墨半碗，调服五钱，食后服下（现代用法：各药烧炭存性，为末，藕汁或萝卜汁磨京墨适量，调服9～15 g；亦可作汤剂，水煎服，用量按原方比例酌定）。

【功用】凉血止血。

【主治】血热妄行之上部出血证。症见呕血、吐血、咯血、嗽血、衄血等，血色鲜红，来势急暴，舌红，脉数。

【方解】本方主治上部出血，与血色鲜红、脉数并见，此乃火热炽盛，气火上冲，损伤血络，离经妄行所致。治宜凉血止血。方中大蓟、小蓟性味甘凉，长于凉血止血，且能祛瘀，为君药。荷叶、侧柏叶、白茅根、茜根皆能凉血止血；棕榈皮收涩止血，与君药相配，既能增强澄本清源之力，又有塞流止血之功，皆为臣药。血之所以上溢，是由于气盛火旺，故用栀子、大黄清热泻火，挫其鸱张之势，使邪热从大小便而去，使气火降而助血止，是为佐药；重用凉降涩止之品，恐止血留瘀，故以丹皮配大黄凉血祛瘀，使止血而不留瘀，亦为佐药。用法中用藕汁和萝卜汁磨京墨调服，藕汁能清热凉血散瘀、萝卜汁降气清热以助止血、京墨有收涩止血之功，皆属佐药之用。诸药炒炭存性，亦可加强收敛止血之力。全方集凉血、止血、清降、祛瘀诸法于一方，但以凉血止血为主，使血热清、气火降，则出血自止。

本方配伍特点是寓止血于清热泻火之中，寄祛瘀于凉血止血之内，标本兼治，相得益彰，为一首急救止血方剂。

【运用】

1．辨证要点

本方为主治血热妄行所致的各种上部出血证的常用方。临床应用以血色鲜红、舌红苔黄、脉数为辨证要点。

2. 加减变化

气火上逆、血热较盛者，可用本方改作汤剂使用，此时当加大大黄、栀子的用量，作为君药，并可配入牛膝、代赭石等镇降之品，引血下行。

3. 现代运用

本方常用于上消化道出血、支气管扩张及肺结核咯血等属血热妄行者。

4. 使用注意

本方为急则治标之剂，血止之后，还当审因图本，方能巩固疗效。方中药物皆烧炭，但应注意“存性”，否则药效不确。

【文献摘要】

1. 原书主治

《十药神书》：“治痨证。呕血、吐血、咯血、嗽血，先用此药止之。”

2. 方论选录

陈念祖：“前散自注云烧灰存性，今药肆中止知烧灰则色变为黑，而不知存性二字大有深义。盖各药有各药之性，若烧之太过则成死灰，无用之物矣。唯烧之初燃，即速放于地上，以碗复之，令灭其火。俾各药一经火炼，色虽变易，而本来之真性俱存，所以用之有效。人以为放地出火气，犹其浅焉者也。然余治症四十余年，习见时医喜用此药，效者固多，而未效者亦复不少。推原其故，盖因制不如法，亦因轻药不能当此重任，必须深一步论治，审其脉洪面赤，伤于酗醉、怒恼者，为火载血而上行症，余制有惜红丸，日夜三四服，但须以麻沸汤泡服，不可煮服为嘱。审其素能保养，脉沉而细，面色淡白，血来时外有寒冷之状者，为阳虚阴必走症，余制有惜红散，加鲜竹茹日夜服三剂，其药之配合，散见于拙刻各种中，兹因集隘，不能备登。”（《十药神书注解》）。

小蓟饮子

《济生方》，录自《玉机微义》

【组成】生地黄　小蓟　滑石　木通　蒲黄　藕节　淡竹叶　当归　山栀子　甘草各等分（各9 g）

【用法】上㕮咀，每服半两（15 g），水煎，空心服（现代用法：作汤剂，水煎服，用量据病证酌情增减)。

【功用】凉血止血，利水通淋。

【主治】热结下焦之血淋、尿血。症见尿中带血，小便频数，赤涩热痛，舌红，脉数。

【方解】血淋为五淋之一，多属腑病。本方证因下焦瘀热，损伤膀胱血络，气化失司所致。热聚膀胱，损伤血络，血随尿出，故尿中带血，其痛者为血淋，若不痛者为尿血；由于瘀热蕴结下焦，膀胱气化失司，故见小便频数、赤涩热痛；舌红脉数，亦为热结之征。治宜凉血止血，利水通淋。方中小蓟甘凉入血分，功擅清热凉血止血，又可利尿通淋，尤宜于尿血、血淋之症，是为君药。生地黄甘苦性寒，凉血养阴清热；蒲黄、藕节助君药凉血止血，并能消瘀，共为臣药。君臣相配，使血止而不留瘀。热在下焦，宜因势利导，故以滑石、竹叶、木通清热利水通淋；栀子清泄三焦之火，导热下行；当归养血和血，引血归经，尚有防诸药寒凉滞血之功，合而为佐。使以甘草缓急止痛，和中调药。诸药合用，共成凉血止血为主、利水通淋为辅之方。

本方是由导赤散加小蓟、藕节、蒲黄、滑石、栀子、当归而成，由清心养阴、利水通淋之方变为凉血止血、利水通淋之剂。其配伍特点是止血之中寓以化瘀，使血止而不留瘀；清利之中寓以养阴，使利水而不伤正。这是治疗下焦瘀热所致血淋、尿血的有效方剂。

【运用】

1. 辨证要点

本方为治疗血淋、尿血属实热证的常用方。临床应用以尿中带血、小便赤涩热痛、舌红、脉数为辨证要点。

2. 加减变化

方中甘草应以生甘草为宜，以增强清热泻火之力；血淋、尿血日久气阴两伤者，可减木通、滑石等寒滑渗利之品，酌加太子参、黄芪、阿胶等以补气养阴。

3. 现代运用

本方常用于急性泌尿系感染、泌尿系结石等属下焦瘀热、蓄聚膀胱者。

4. 使用注意

方中药物多属寒凉通利之品，只宜于实热证。血淋、尿血日久兼寒、阴虚火动、气虚不摄者，均不宜使用。

【文献摘要】

1. 原书主治

《玉机微义》引《济生方》："下焦热结，尿血成淋。"

2. 方论选录

张秉成："大抵血淋一证，无不皆自心与小肠积热而来。心为生血之脏，小肠为传导之腑，或心移热于小肠，小肠移热于膀胱，有不搏血下渗而为淋者乎？山栀、木通、竹叶，清心火下达小肠，所谓清其源也。滑石利窍，分消湿热从膀胱而出，所谓疏其流也。但所瘀之血，决不能复返本原，瘀不去则病终不能瘳，故以小蓟、藕节退热散瘀。然恐瘀去则新血益伤，故以炒黑蒲黄止之，生地养之。当归能使瘀者去而新者生，引诸血各归其所当归之经。用甘草者，甘以缓其急，且以泻其火也。"（《成方便读》）

小　结

理血剂按其功用不同分为活血祛瘀和止血两大类。

1. 活血祛瘀

本类方剂均有通利血脉以祛除瘀血的作用，适用于血行不畅或瘀血内阻之证。其中桃核承气汤以破血下瘀、荡涤瘀热为主，用治血热互结于下焦之蓄血证。血府逐瘀汤具有活血祛瘀、行气止痛的功用，适用于血瘀气滞留结胸中的胸痛、头痛等症。补阳还五汤补气活血通络，为主治气虚血滞、脉络瘀阻所致半身不遂的常用方。温经汤温经散寒、养血行瘀，重在温养而不是攻逐，是治疗冲任虚寒、瘀血内阻所致月经不调的常用方。生化汤活血祛瘀、温经止痛，多用于产后恶露不行、小腹疼痛属血虚有寒之证，是产后常用之剂。失笑散以活血祛瘀、散结止痛见长，是治疗血瘀心腹疼痛的基础方。桂枝茯苓丸为活血化瘀、渐消缓散之剂，适用于妇人少腹癥块、妊娠有瘀之漏下不止与胎动不安者。

2. 止血

本类方剂均有止血作用，主治各种出血证。其中十灰散、咳血方、小蓟饮子均为凉血止血之剂，皆可治疗火热迫血妄行的出血证。但十灰散凉血止血之中寓有清降、祛瘀，兼以收涩，止血力量较大，可广泛用于上部各种出血，为常用的急救止血方；咳血方主要用于肝火犯肺的咳血，重在清肝火、化痰热而治本。小蓟饮子主要用于血淋或尿血之证。黄土汤重在温阳健脾以摄血，适用于脾阳不足、统摄无权所致的各种出血，尤多用于便血与崩漏。

复习思考题

1. 活血祛瘀剂与止血剂各适用于哪些病证？应如何辨证选药组方？应用时应注意什么？

2. 为什么活血祛瘀剂中常配伍行气药或补益药、止血剂中常配活血祛瘀药？并举例说明之。

3. 血府逐瘀汤为活血祛瘀剂的代表方，主治何种病证？其组方配伍特点是什么？

4. 补阳还五汤为活血祛瘀之剂，为什么重用补气之黄芪为君药？

5. 试述温经汤的主治病证和配伍特点。

6. 生化汤为产后常用方，试述其配伍机制。

7. 十灰散与咳血方均可治疗上部出血，二者如何区别使用？

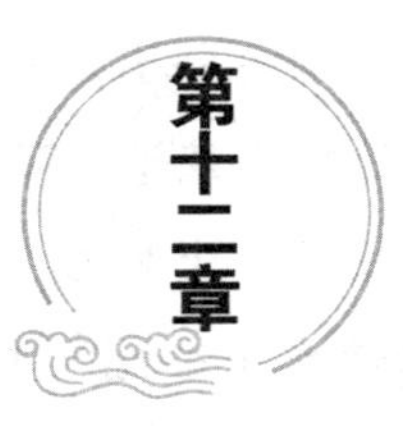

治风剂

凡以祛风药或息风药为主组成，具有疏散外风或平息内风作用，治疗风病的方剂，统称治风剂。风病的范围很广，病情也比较复杂，其成因有内外之分。风从外来者，名外风，是指风邪外袭人体，留着于肌表、经络、筋肉、骨节等所致的病证，其他如皮肉破伤、风毒之邪从伤处侵入人体所致的破伤风，亦属外风的范围。其主要表现为头痛、恶风、肌肤瘙痒、筋骨挛痛、关节屈伸上利或口眼㖞斜，甚则角弓反张等。风从内生者，称内风，由脏腑功能失调所致，如热极生风、肝阳化风、阴虚风动及血虚生风等。常表现为眩晕、震颤、四肢抽搐、口眼㖞斜、语言謇涩、半身上遂甚或突然昏倒、上省人事等。在治疗上外风宜疏散、内风宜平息，故治风剂分为疏散外风和平息内风两类。

治风剂的运用，首先应辨清风病之内、外。外风治宜疏散，而不宜平息；内风治宜平息，而忌用疏散。但外风与内风之间，亦可相互影响，外风可以引动内风，内风亦可兼感外风，对这种错综复杂的证候，应分清主次；其次，宜分清病邪的兼夹以及病情的虚实，进行相应的配伍，如兼寒、兼热、兼湿或夹痰、夹瘀等，则应与散寒、清热、祛湿、化痰及活血化瘀等法配合运用，以切合具体的病情。

第一节　疏散外风

疏散外风剂，适用于外风所致病证。风为六淫之首，风邪致病，多有兼夹，或夹寒，或夹热，或夹湿。故有风寒、风热、风湿等不同证型。且风邪散漫，不拘一经，病变范围亦较广泛。外感风邪，邪在肌表，以表证为主者，治当疏风解表，其方剂已在解表剂中论述。本节所治之外风，是指风邪外袭，侵入肌肉、经络、筋骨、关节等处所致的病证。如风邪上犯头部所致的头痛、眩晕，风邪郁于肌腠所致的风疹、湿疹，风中经络所致的口眼㖞斜、半身不遂，风邪着于肌肉、筋骨、关节所致的关节疼痛、麻木不仁等。常以辛散祛风药如羌活、独活、荆芥、防风、川芎、白芷、白附子等为主组方。在配伍方面，应根据患者体质的强弱、感邪的轻重及病邪的兼夹等不同情况，分别配伍祛寒、清热、祛湿、祛痰、养血、活血之品。代表方如川芎茶调散、大秦艽汤、小活络丹、牵正散、消风散。

川芎茶调散

《太平惠民和剂局方》

【组成】薄荷叶不见火，八两（240 g）　川芎　荆芥去梗，各四两（各 120 g）　细辛去芦，一两（30 g）　防风去芦，一两半（45 g）　白芷　羌活　甘草炙，各二两（各 60 g）

【用法】上为细末。每服二钱（6 g），食后，茶清调下（现代用法：共为细末，每次 6 g，每日 2 次，饭后清茶调服；亦可作汤剂，用量按原方比例酌减）。

【功用】疏风止痛。

【主治】外感风邪头痛。症见偏正头痛或巅顶作痛，目眩鼻塞或恶风发热，舌苔薄白，脉浮。

【方解】本方所治之头痛，为外感风邪所致。风为阳邪，头为诸阳之会，清空之府。风邪外袭，循经上犯头目，阻遏清阳之气，故头痛、目眩；鼻为肺窍，风邪侵袭，肺气不利，故鼻塞；风邪犯表，则见恶风发热、舌苔薄白、脉浮等表证；若风邪稽留不去，经隧闭阻不通，头痛日久不愈，风邪入络，其痛或偏或正，时发时止，休作无时，即为头风。外风宜散，故当疏散风邪以止头痛，用药选辛散疏风为主。汪昂有“巅顶之上，惟风可到也”的论述。方中川芎辛温香窜，为血中气药，上行头目，为治诸经头痛之要药，善于行气活血而止头痛，长于治少阳、厥阴经头痛（头顶或两侧头痛），故为方中君药。薄荷、荆芥辛散上行，以助君药疏风止痛之功，并能清利头目，共为臣药。其中薄荷用量独重，以其之凉，可制诸风药之温燥，又能兼顾风为阳邪，易于化热化燥之特点。羌活、白芷疏风止痛，其中羌活善治太阳经头痛（后脑连项痛），白芷治阳明经头痛（前额及眉棱骨痛），李东垣谓“头痛须用川芎。如不愈，各加引经药，太阳羌活，阳明白芷”（《本草纲目》）；细辛祛风止痛，善治少阴经头痛（脑痛连齿），并能宣通鼻窍；防风辛散上部风邪。上述诸药，协助君、臣药以增强疏风止痛之功，共为方中佐药。甘草益气和中，调和诸药为使。服时以清茶调下，取其苦凉清上降下，既可清利头目，又能制诸风药之过于温燥与升散，使升中有降，亦为佐药之用。综合本方，集众多辛散疏风药于一方，升散中寓有清降，具有疏风止痛而不温燥的特点，共奏疏风止痛之功。

【运用】

1. 辨证要点

本方是治疗外感风邪头痛之常用方。临床应用以头痛、鼻塞、舌苔薄白、脉浮为辨证要点。

2. 加减变化

若属外感风寒头痛，宜减薄荷用量，酌加苏叶、生姜以加强祛风散寒之功；外感风热头痛，加菊花、蔓荆子以疏散风热；外感风湿头痛，加苍术、藁本以散风祛湿；头风头痛，宜重用川芎，并酌加桃仁、红花、地龙、全蝎等以活血祛瘀、搜风通络。

3. 现代运用

本方常用于感冒头痛、偏头痛、血管神经性头痛、慢性鼻炎头痛等属于风邪所致者。

4. 使用注意

导致头痛的原因很多，有外感与内伤的不同，对于气虚、血虚或肝肾阴虚、肝阳上亢、肝风内动等引起的头痛，均不宜使用。

【文献摘要】

1. 原书主治

《太平惠民和剂局方》：“治丈夫、妇人诸风上攻，头目昏重，偏正头痛，鼻塞声重；伤风壮热，肢体疼烦，肌肉蠕动，膈热痰盛；妇人血风攻疰，太阳穴疼，但是感风气，悉皆治之。”

2. 方论选录

汪昂《医方集解·发表之剂》：“此足三阳药也。羌活治太阳头痛，白芷治阳明头痛，川芎治少阳头痛，细辛治少阴头痛，防风为风药卒徒，皆能解表散寒，以风热在上，宜于升散也。头痛必用风药者，以巅顶之上，惟风可到也。薄荷、荆芥并能消散风热，清利头目，故以为君，同诸药上行，以升清阳而散郁火。加甘草者，以缓中也。用茶调者，茶能上清头目也。”

【医案选录】

《李继昌医案》：王某，男，35 岁。1946 年初秋来寓就诊。自诉 3 个月前患风寒感冒后即感头痛，忽左忽右，经常发作，迄今未止。前医曾作火炎于上而投过清凉之剂，疼痛反增，不分昼夜，时重时轻，坐卧不宁。病急则杂药乱投，总难奏效。切其脉，左右俱浮，两寸兼紧，舌苔薄黄。知为风寒火郁之证，盖头为人身诸阳之会，患者初感风寒之际，未能及时汗解，更进以凉遏之品，致风之邪愈加冰伏难除，阻于经络，郁遏清阳之气不得宣畅，反化火上冲而成此证。脉浮兼紧者，风寒之邪外束也；阳郁化火则舌苔薄黄。法当疏散风寒，宣解郁热，但病程已久，唯恐单用内治其力不支，乃采用内外合治之法。内服方：川芎二钱，白芷二钱，生姜二片，薄荷二钱，羌活一钱，菊花二钱，防风一钱，炒黄芩一钱，陈茶二钱。外用方：蚕沙二两，清水煎煮，俟药汁将干，将蚕沙并汁摊开于新布上，包扎痛处，每日换药一次。外治半月，服药十剂后病即痊愈。

按：本案系外感风邪头痛，其病因、病机原医案中分析甚详，故治疗在内服川芎茶调散祛风止痛的同时，结合用蚕沙外治以疏散风热，内外合治，终收全效。

大秦艽汤

《素问病机气宜保命集》

【组成】秦艽三两（90 g）　甘草二两（60 g）　川芎二两（60 g）　当归二两（60 g）　白芍药二两（60 g）　细辛半两（15 g）　川羌活　防风　黄芩各一两（各 30 g）　石膏二两（60 g）　吴白芷一两（30 g）　白术一两（30 g）　生地黄一两

（30 g） 熟地黄一两（30 g） 白茯苓一两（30 g） 川独活二两（60 g）

【用法】上十六味，锉。每服一两（30 g），水煎，去滓，温服（现代用法：上药用量按比例酌减，水煎，温服，不拘时候）。

【功用】疏风清热，养血活血。

【主治】风邪初中经络证。症见口眼㖞斜，舌强不能言语，手足不能运动或恶寒发热，苔白或黄，脉浮数或弦细。

【方解】中风有真中与类中之别，本方所治乃风邪中于经络所致。多因正气不足，营血虚弱，脉络空虚，风邪乘虚入中，气血痹阻，经络不畅，加之"血弱不能养筋"，故口眼㖞斜、手足不能运动、舌强不能言语；风邪外袭，邪正相争，见恶寒发热、脉浮等。治以祛风散邪为主，兼以养血、活血、通络之法。方中重用秦艽苦辛而平，祛风通经络，为君药。更以羌活、独活、防风、白芷、细辛等辛散之品，祛风散邪，加强君药祛风之力，并为臣药。其中羌活主散太阳之风，可治"贼风失音不语……手足不遂，口面㖞斜"（《重修政和经史证类备用本草》）；白芷主散阳明之风；防风为诸风药中之走卒，能随风所引而无所不至以祛之；独活祛风止痛，善治下部之痹，与羌活之善治上部之痹相合，则可宣通周身之痹；细辛则长于祛风散寒，所谓"芳香最烈……内之宣络脉而疏百节，外之行孔窍而直透肌肤"（《本草正义》）。语言与手足运动障碍，除经络痹阻外，与血虚不能养筋相关，且风药多燥，易伤阴血，故伍以四物汤养血活血，使血足而筋自荣，络通则风易散，寓有"治风先治血，血行风自灭"之意，并能制诸风药之温燥；脾为气血生化之源，故配白术、茯苓、甘草益气健脾，以化生气血；生地、石膏、黄芩清热，是为风邪郁而化热者设，以上共为方中佐药。甘草调和诸药，兼使药之用。本方用药，以祛风散邪为主，配伍养血、活血、益气、清热之品，疏养结合，邪正兼顾，共奏祛风清热、养血通络之效。

【运用】

1．辨证要点

本方是治风邪初中经络之常用方。临床应用以口眼㖞斜、舌强不能言语、手足不能运动、微恶风发热、苔薄微黄、脉浮数为辨证要点。

2. 加减变化

原方有“如遇天阴，加生姜煎七八片；如心下痞，每两加枳实一钱同煎”的用法，可资参考；若无内热，可去黄芩、石膏等清热之品，专以疏风养血通络为治。

3. 现代运用

本方常用于颜面神经麻痹、缺血性脑卒中等属于风邪初中经络者。对风湿性关节炎属于风湿热痹者，亦可斟酌加减用之。

4. 使用注意

本方辛温发散之品较多，单纯内风所致者，不可使用。

【文献摘要】

1. 原书主治

《素问病机气宜保命集》：“中风，外无六经之形证，内无便溺之阻格，知血弱不能养筋，故手足不能运动、舌强不能言语，宜养血而筋自荣，大秦艽汤主之。”

2. 方论选录

汪昂：“治中风手足不能运掉，舌强不能言语，风邪散见，不拘一经者。《经》曰：掌受血而能握，足受血而能步。又脾主四肢，脾虚血弱，不能荣筋，故手足不掉也。舌为心苗，肾脉连舌本，心火盛而肾水衰，故舌本木强也。六经形证，谓口开、手撒、眼合、鼻鼾、吐沫、遗尿、直视、头摇诸证也。此则外无六经形证，内无便溺阻隔，为中经络中之稍轻者也。此六经中风轻者之通剂也。以秦艽为君者，祛一身之风也。以石膏为臣者，散胸中之火也。羌活散太阳之风（膀胱），白芷散阳明之风（胃），川芎散厥阴之风（肝），细辛、独活散少阴之风（肾），防风为风药卒徒，随所引而无所不至者也。大抵内伤必因外感而发，诸药虽云搜风，亦兼发表，风药多燥，表药多散，故疏风必先养血，而解表亦必固里。当归养血，生地滋血，芎䓖活血，芍药敛阴和血，血活则风散而舌本柔矣。又气能生血，故用白术、茯苓、甘草补气以壮中枢，脾运湿除，则手足健矣。脾主四肢，湿则筋痿。又风能生热，故用黄芩清上，石膏泻中，生地凉下，以共平逆上之火也。刘宗厚曰：秦艽汤、愈风汤虽皆有补血之药，而行经散风之剂，居其大半，将何以养血而益筋骨也？天麻丸养血壮筋骨，庶几近理。喻嘉言曰：此方既云养血而筋自柔，何得多用风燥药？既云静以养血，何复用风药以动之？是言与方悖矣。偶论三化汤、愈风汤及大秦艽汤，皆似是而非者。昂按：此方用之颇众，获效亦多，未可与愈风、三化同日语也。此盖初中之时，外挟表邪，故用风药以解表，而用血药、气药以调里，非专于燥散也。治风有解表、攻里、行中道三法。内外证俱有者，先解表而后攻里是也。若愈风解表而风药太多，三化攻里而全用承气，则非中证所宜矣。”（《医方集解·祛风之剂》）

消风散

《外科正宗》

【组成】当归　生地　防风　蝉蜕　知母　苦参　胡麻　荆芥　苍术　牛蒡子　石膏各一钱（各6 g）　甘草　木通各五分（各3 g）

【用法】水二盅，煎至八分，食远服（现代用法：水煎服）。

【功用】疏风除湿，清热养血。

【主治】风疹、湿疹。症见皮肤瘙痒，疹出色红或遍身云片斑点，抓破后渗出津水，苔白或黄，脉浮数。

【方解】本方所治之风疹、湿疹，是由风邪夹杂湿邪、热邪侵袭人体，浸淫血脉，内不得疏泄，外不得透达，郁于肌肤腠理之间所致，故见皮肤瘙痒不绝、疹出色红或抓破后津水流溢等。治宜以疏风为主，佐以清热除湿之法。痒自风而来，止痒必先疏风，故以荆芥、防风、牛蒡子、蝉蜕之辛散透达、疏风散邪，使风去则痒止，共为君药。配伍苍术苦温，祛风燥湿，苦参清热燥湿，木通清利湿热，三药是为除湿而设；石膏、知母清热泻火，是为热邪而用，以上俱为臣药。然风热内郁，易耗伤阴血；湿热浸淫，易瘀阻血脉，故以当归、生地、胡麻仁养血活血，并寓“治风先治血，血行风自灭”之意为佐。甘草清热解毒，和中调药，为佐使。诸药合用，以祛风为主，配伍祛湿、清热、养血之品，祛邪之中，兼顾扶正，使风邪得散、湿热得清、血脉调和、邪气得去，则痒止疹消，为治疗风疹、湿疹之良方。

【运用】

1．辨证要点

本方是治疗风疹、湿疹的常用方。临床应用以皮肤瘙痒、疹出色红、脉浮为辨证要点。

2．加减变化

若风热偏盛而见身热、口渴者，宜重用石膏，加金银花、连翘以疏风清热解毒；湿热偏盛而兼胸脘痞满，舌苔黄腻者，加地肤子、车前子以清热利湿；血分热重，皮疹红赤，烦热，舌红或绛者，宜重用生地或加赤芍以清热凉血。

3．现代运用

本方常用于急性荨麻疹、湿疹、过敏性皮炎、稻田性皮炎、药物性皮炎、神经性皮炎等属于风热或风湿所致者。

4．使用注意

风疹属虚寒者，不宜用。服药期间，应忌食辛辣、鱼腥、烟酒等，以免影响疗效。

【文献摘要】

1．原书主治

《外科正宗》："治风湿浸淫血脉，致生疥疮，瘙痒不绝，及大人小儿风热瘾疹，遍身云片斑点，乍有乍无并效。"

2．方论选读

裴正学："方中荆芥、防风、牛蒡子、蝉蜕疏散风邪，开发腠理而为主药。苦参、苍术、木通，皆主除湿而为辅药。风湿搏郁，久则化热，方中石膏、知母清热泻火而为兼治。治风先治血，当归养血活血；郁久化热则血燥，生地、麻仁养血润燥，同为兼治。甘草调和诸药，而为引和。"（《新编中医方剂学》）

第二节　平息内风

平息内风剂，适用于内风病证，即《素问·至真要大论》谓："诸风掉眩，皆属于肝。"内风的产生主要与肝有关，其病证又有虚实之分。内风之实证，或因肝经热盛，热极生风导致高热不退、抽搐、痉厥；或因肝阳偏亢，风阳上扰导致眩晕、头部热痛、面红如醉，甚或猝然昏倒、不省人事、口眼喎斜、半身上遂等，治宜平肝息风。常用平肝息风药，如羚羊角、钩藤、天麻、石决明、代赭石、龙骨、牡蛎等为主组方；由于热盛又易伤津灼液或炼液为痰，故常配清热、滋阴、化痰之品，如白芍、贝母等。代表方如羚角钩藤汤、镇肝熄风汤、天麻钩藤饮等。内风之虚证，是指阴虚血亏生风，如温病后期，阴液亏虚，虚风内动所致筋脉挛急、手足蠕动等，治宜滋阴息风。常用滋阴养血药如地黄、阿胶、白芍、鸡子黄、麦冬、龟板等为主组方；因阴虚多阳浮，故又常配平肝潜阳之品。代表方如大定风珠。

羚角钩藤汤

《通俗伤寒论》

【组成】羚角片钱半（4.5 g），先煎　霜桑叶二钱（6 g）　京川贝四钱（12 g），去心　鲜生地五钱（15 g）　双钩藤三钱（9 g），后入　滁菊花三钱（9 g）　茯神木三钱（9 g）　生白芍三钱（9 g）　生甘草八分（2.4 g）　淡竹茹五钱（15 g），鲜刮，与羚角先煎代水

【用法】水煎服。

【功用】凉肝息风，增液舒筋。

【主治】热盛动风证。症见高热不退，烦闷躁扰，手足抽搐，发为痉厥，甚则神昏，舌绛而干甚则苔上起燥刺，脉弦而数。

【方解】本方证为温热病邪传入厥阴，肝经热盛，热极动风所致。肝经热盛，故高热不退；热扰心神，则烦闷躁扰，甚则神昏；热极动风，且风火相煽，灼伤津液，筋脉失养，以致手足抽搐，发为痉厥。治宜清热凉肝息风为主，佐以养阴增液舒筋为法。方中羚羊角咸寒，入肝经，善于凉肝息风；钩藤甘寒，入肝经，清热平肝，息风定惊。二药合用，相得益彰，清热凉肝，息风止痉之功益著，共为君药。配伍桑叶、菊花清热平肝，以加强凉肝息风之效，用为臣药。火旺生风，最易耗阴劫液，故用鲜地黄凉血滋阴，白芍养阴泄热，柔肝舒筋，二药与甘草相伍，酸甘化阴，养阴增液，舒筋缓急，以加强息风解痉之力；邪热每多炼液为痰，故又以川贝母、鲜竹茹以清热化痰；热扰心神，以茯神木平肝宁心安神，以上俱为佐药。甘草兼调和诸药，为使。综观全方，以凉肝息风为主，配伍滋阴、化痰、安神之品，标本兼治，为凉肝息风法的代表方。

【运用】

1. 辨证要点

本方是治疗肝经热盛动风的常用方。临床应用以高热烦躁、手足抽搐、舌绛而干、脉弦数为辨证要点。

2. 加减变化

邪热内闭，神昏谵语者，宜配合紫雪或安宫牛黄丸以清热开窍；抽搐甚者，可配合止痉散以加强息风止痉之效；便秘者，加大黄、芒硝通腑泄热；喉间痰壅者，加鲜竹沥、生姜汁、天竺黄等以清热涤痰。本方清热凉血解毒之力不足，运用时可酌加水牛角、丹皮等。

3. 现代运用

本方常用于流脑、乙脑及高血压所致的头痛、眩晕、抽搐等属肝经热盛、热极动风或阳亢风动者。

4. 使用注意

温病后期，热势已衰，阴液大亏，虚风内动者，不宜应用。

【文献摘要】

1. 原书主治

《通俗伤寒论》："凉肝熄风法。"（原书未著主治）

2. 方论选录

何秀山《重订通俗伤寒论》："肝藏血而主筋，凡肝风上翔，症必头晕胀痛，耳鸣心悸，手足躁扰，甚则狂乱痉厥，与夫孕妇子痫，产后惊风，病皆危险。故以羚、藤、桑、菊熄风定痉为君。臣以川贝善治风痉，茯神木专平肝风。但火旺生风，风助火势，最易劫伤血液，尤必佐芍、甘、鲜地酸甘化阴，滋血液以缓肝急。使以竹茹，不过以竹之脉络通人身之脉络耳。此为凉肝熄风，增液舒筋之良方。"

镇肝熄风汤

《医学衷中参西录》

【组成】怀牛膝一两（30 g） 生赭石一两（30 g），轧细 生龙骨五钱（15 g），捣碎 生牡蛎五钱（15 g），捣碎 生龟板五钱（15 g），捣碎 生杭芍五钱（15 g） 玄参五钱（15 g） 天冬五钱（15 g） 川楝子二钱（6 g），捣碎 生麦芽二钱（6 g） 茵陈

二钱（6 g）　甘草钱半（4.5 g）

【用法】水煎服。

【功用】镇肝息风，滋阴潜阳。

【主治】类中风。症见头目眩晕，目胀耳鸣，脑部热痛，面色如醉，心中烦热，或时常噫气，或肢体渐觉不利，口眼渐形㖞斜；甚或眩晕颠仆，昏不知人，移时始醒或醒后不能复元，脉弦长有力。

【方解】本方所治之类中风，其病机为肝肾阴虚，肝阳化风。肝为风木之脏，体阴而用阳，肝肾阴虚，肝阳偏亢，阳亢化风，风阳上扰，故见头目眩晕、目胀耳鸣、脑部热痛、面红如醉；肾水不能上济于心，心肝火盛，则心中烦热；肝阳偏亢，气血随之逆乱，遂致卒中。轻则风中经络，肢体渐觉不利，口眼渐形㖞斜；重则风中脏腑，症见眩晕颠仆、不知人事等，即《素问·调经论》所谓“血之与气，并走于上，则为大厥，厥则暴死。气复反则生，不反则死”。因此，治疗需使得上逆之气血复返。治以镇肝息风为主，佐以滋养肝肾。方中怀牛膝归肝肾经，入血分，性善下行，故重用以引血下行，并有补益肝肾之效为君。代赭石之质重沉降，镇肝降逆，合牛膝以引气血下行，急治其标；龙骨、牡蛎皆为介类，均善平肝潜阳，张氏曾云此二味“能敛火熄风”“愚于忽然中风肢体不遂之证，其脉甚弦硬者，知系肝火肝风内动，恒用龙骨同牡蛎加于所服药中敛戢之，至脉象柔和其病自愈”（《医学衷中参西录》）。此三药相协，震慑上逆之气血，平抑亢盛之风阳，为臣药，以助牛膝治标。龟板、白芍益阴潜阳、镇肝息风，玄参、天冬下走肾经，滋阴清热，合龟板、白芍滋水以涵木，滋阴以柔肝，共为佐药；肝为刚脏，性喜条达而恶抑郁，过用重镇之品，势必影响其条达之性，故又以茵陈、川楝子、生麦芽清泄肝热、疏肝理气，以遂其性，俱为佐药。甘草调和诸药，合生麦芽能和胃安中，以防金石、介类药物碍胃为使。全方重用潜镇诸药，配伍滋阴、疏肝之品，共成标本兼治，而以治标为主的良方。

本方在配伍上有三大特点：其一，针对类中风阳亢风动、气血上冲之病机，重用牛膝引血下行，直折亢阳，开平肝息风法之又一蹊径；其二，群集大剂生赭石、生龙骨、生龟甲等金石介类药，使本方具有较强的镇逆息风之力，在平肝潜阳药的运用上，较前人有独到之处；其三，兼顾肝脏的生理、病理特点，佐以川楝子、茵陈、生麦芽疏肝泄热，以及白芍、玄参、麦冬育阴柔肝，以防单纯重镇反而激发气血上攻之弊病。

【运用】

1．辨证要点

本方是治疗类中风的常用方。临床应用以头目眩晕、脑部热痛、面色如醉、脉弦长有力为辨证要点。

2．加减变化

心中烦热甚者，加石膏、栀子以清热除烦；痰多者，加胆南星以清热化痰；尺脉重按虚者，加熟地黄、山茱萸以补肝肾；中风后遗有半身不遂、口眼㖞斜等不能复元者，可加桃仁、红花、丹参、地龙等活血通络；大便燥结者，加生大黄，便通即止；兼瘀血者，加桃仁、乳香、没药；饮食停滞，胃口不开者，加鸡内金、山楂、神曲。

3．现代运用

本方常用于高血压、脑血栓形成、脑出血、血管神经性头痛等属于肝肾阴虚、肝风内动者。

4．使用注意

若属气虚血瘀之风，则不宜使用本方。

【附方】

建瓴汤（《医学衷中参西录》）

生怀山药一两（30 g）　怀牛膝一两（30 g）　生赭石八钱（24 g），轧细　生龙骨六钱（18 g），捣细　生牡蛎六钱（18 g），捣细　生怀地黄六钱（18 g）　生杭芍四钱（12 g）　柏子仁四钱（12 g）　磨取铁锈浓水，以之煎药。功用：镇肝息风，滋阴安神。主治：肝肾阴虚，肝阳上亢证。症见头目眩晕，耳鸣目胀，健忘，烦躁不安，失眠多梦，脉弦长而硬。

建瓴，即高屋建瓴。建，通瀽，倾倒；瓴，一种盛水的陶瓶。原指把水从高屋脊上向下倾倒，张氏以之名方，乃言此方“服后能使脑中之血如建瓴之水下行，脑充血之证自愈”。若大便不实者，去赭石，加建莲子；若畏凉者，以熟地易生地。

建瓴汤与镇肝熄风汤均用怀牛膝、代赭石、龙骨、牡蛎、白芍，故均能镇肝息风、滋阴潜阳，以治肝肾阴虚，肝阳上亢之证。但后者配玄参、天冬、龟板、茵陈、川楝子等，故镇潜清降之力较强，用于肝阳上亢、气血逆乱而见脑中热痛或面色如醉，甚或中风昏仆者；前者有生地、怀山药、柏子仁等，故宁心安神之力略优，用于肝阳上亢而见失眠多梦、心神不宁者。

【文献摘要】

1. 原书主治

《医学衷中参西录》："治内中风证（亦名类中风，即西人所谓脑充血证），其脉弦长有力（即西医所谓血压过高），或上盛下虚，头目时常眩晕，或脑中时常作疼发热，或目胀耳鸣，或心中烦热，或时常噫气；或肢体渐觉上利，或口眼渐形㖞斜，或面色如醉；甚或眩晕，至于颠仆，昏不知人，移时始醒，或醒后不能复元，精神短少，或肢体痿废，或成偏枯。"

2. 方论选录

张锡纯《医学衷中参西录》："风名内中，言风自内生，非风自外来也。内经谓'诸风掉眩，皆属于肝。'盖肝为木脏，于卦为巽，巽原主风。且中寄相火，征之事实，木火炽盛，亦自有风。此因肝木失和，风自肝起。又加以肺气不降，肾气不摄，冲气、胃气又复上逆。于斯，脏腑之气化皆上升太过，而血之上注于脑者，亦因之太过……是以方中重用牛膝以引血下行，此为治标之主药。而复深究病之本源，用龙骨、牡蛎、龟板、芍药以镇息肝风，赭石以降胃降冲，玄参、天冬以清肺气，肺中清肃之气下行，自能镇制肝木……从前所拟之方，原止此数味，后因用此方效者固多，间有初次将药服下，转觉气血上攻而病加剧者，于斯加生麦芽、茵陈、川楝子即无此弊。盖肝为将军之官，其性刚果，若但用药强制，或转激发其反动之力。茵陈为青蒿之嫩者，得初春少阳生发之气，与肝木同气相求，泻肝热兼舒肝郁，实能将顺肝木之性。麦芽为谷之萌芽，生用之亦善将顺肝木之性，使不抑郁。川楝子善引肝气下达，又能折其反动之力。方中加此三味，而后用此方者，自无他虞也。"

【医案选录】

《蒲辅周治疗经验》：京都谈某，年五十二岁，得脑充血头疼证。

病因：因劳心过度，遂得脑充血头疼证。

证候：脏腑之间恒觉有气上冲，头即作疼，甚或至于眩晕，其夜间头疼益甚，恒至疼不能寐。医治二年无效，浸至言语蹇涩，肢体渐觉不利，饮食停滞胃口不下行，心中时常发热，大便干燥。其脉左右皆弦硬，关前有力，两尺重按不实。

诊断：弦为肝脉，至弦硬有力无论见于何部，皆系有肝火过升之弊。因肝火过升，恒引动冲气胃气相并上升，是以其脏腑之间恒觉有气上冲也。人之血随气行，气上升不已，血即随之上升不已，以致脑中血管充血过甚，是以作疼。其夜间疼益剧者，因其脉上盛下虚，阴分原不充足，是以夜则加剧，其偶作眩晕亦职此也。至其心常发热，肝火炽其心火亦炽也。其饮食不下行，大便多干燥者，又皆因其冲气挟胃气上升，胃即不能传送饮食以速达于大肠也。其言语肢体蹇涩不利者，因脑中血管充血过甚，有妨碍于司运动之神经也。此宜治以镇肝、降胃、安冲之剂，而以引血下行兼清热滋阴之药辅之。又须知肝为将军之官，中藏相火，强镇之恒起其反动，又宜兼用舒肝之药，将顺其性之作引也。

处方：生赭石一两轧细，生怀地黄一两，怀牛膝六钱，大甘枸杞六钱，生龙骨六钱捣碎，生牡蛎六钱捣碎，净萸肉五钱，生杭芍五钱，茵陈二钱，甘草二钱。共煎汤一大盅，温服。

复诊：将药连服四剂，头疼已愈强半，夜间可睡四五点钟，诸病亦皆见愈，脉象之弦硬已减，两尺重诊有根，拟即原方略为加减俾再服之。

处方：生赭石一两轧细，生怀地黄一两，生怀山药八钱，怀牛膝六钱，生龙骨六钱捣碎，生牡蛎六钱捣碎，净萸肉五钱，生鸡内金钱半，茵陈二钱，甘草二钱，共煎汤一大盅，温服。

三诊：将药连服五剂，头已不疼，能彻夜安睡，诸病皆愈。唯办事，略觉操劳过度，头仍作疼，脉象犹微有弦硬之意，其心中仍间有觉热之时，拟再治以滋阴清热之剂。

处方：生怀山药一两，生怀地黄八钱，玄参四钱，北沙参四钱，生杭芍四钱，净萸肉四钱，生珍珠母四钱捣碎，生石决明四钱捣碎，生赭石四钱轧细，怀牛膝三钱，生鸡内金钱半黄色的捣，甘草二钱。共煎汤一大盅，温服。

效果：将药连服六剂，至经理事务时，头亦不疼，脉象已和平如常。遂停服汤药，俾日用生山药细末，煮作茶汤调以白糖令适口，送服生赭石细末钱许，当点心服之以善其后。

附

小活络丹（活络丹）

《太平惠民和剂局方》

【组成】川乌炮，去皮、脐　草乌炮，去皮、脐　地龙去土　天南星炮，各六两（各 180 g）　乳香研　没药研，各二两二钱（各 66 g）

【用法】上为细末，入研药和匀，酒面糊为丸，如梧桐子大。每服二十丸（3 g），空心，日午冷酒送下，荆芥汤送下亦可（现代用法：以上 6 味，粉碎成细末，过筛，加炼蜜制成大蜜丸，每丸重 3 g，每次 1 丸，每日 2 次，用陈酒或温开水送服；亦可作汤剂，剂量按比例酌减，川乌、草乌先煎 30 分钟）。

【功用】祛风除湿，化痰通络，活血止痛。

【主治】风寒湿痹。症见肢体筋脉疼痛，麻木拘挛，关节屈伸不利，疼痛游走不定，舌色暗，苔白，脉沉弦或涩。亦治中风手足不仁，日久不愈，经络中有湿痰瘀血，而见腰腿沉重或腿臂间作痛。

【方解】《素问·痹论》云：“风寒湿三气杂至，合而为痹也。其风气胜者为行痹，寒气胜者为痛痹，湿气胜者为着痹也。”指出痹证的病因是“风寒湿三气杂至”，由于三气的偏胜，乃有行痹、痛痹和着痹之分。本方所治风寒湿痹，或因久居地势卑下之所，终日难见阳光；或因生计所苦，不避风雨，奔走忙碌；或因其人机体腠理疏松；或因汗出当风……遂致人体为风、寒、湿邪侵袭。邪之既入，阻滞经络，气血运行为之痹塞，“不通则痛”，日久不愈，气血不得宣通，营卫失其流畅，津液凝聚为痰，血行痹阻为瘀，风寒湿邪与痰瘀交阻，经络不通，故见肢体筋脉疼痛、麻木拘挛、屈伸不利等症；中风手足不仁，日久不愈，而见腰腿沉重或腿臂间作痛，其理亦同。根据《素问·至真要大论》“留者攻之”“逸者行之”的原则，治宜祛风散寒除湿与化痰活血通络兼顾。方中川乌、草乌均大辛大热，长于祛风除湿、温通经络，并有较强的止痛作用，共为君药。天南星辛热燥烈，善能祛风燥湿化痰，以除经络中之风痰湿浊，为臣药。佐以乳香、没药行气活血，化瘀通络而止痛，并使经络气血流畅，则风寒湿邪不复留滞；地龙性善走窜，功能通经活络。以酒送服，取其辛散温通之性，以助药势，并引诸药直达病所为使。诸药合用，可祛除滞于经络中之风寒湿邪与痰浊、瘀血，使气血流畅，经络宣通，则诸症可愈。本方为丸剂，取“丸者，缓也”。因风寒湿痰瘀血阻于经络，为时日久，虽需峻利之品以搜剔，但亦不宜过于峻猛，否则有形之邪非但不易消散，反而伤正，只宜缓消，是“治之以峻，行之以缓”之理。

【运用】

1. 辨证要点

本方为治疗风寒湿痰瘀血留滞经络的常用方。临床应用以肢体筋脉挛痛、关节屈伸不利、舌淡紫、苔白为辨证要点。

2. 现代运用

本方常用于慢性风湿性关节炎、类风湿性关节炎、骨质增生症及坐骨神经痛、肩周炎、中风后遗症等属于风寒湿痰瘀血留滞经络者。

3. 使用注意

本方药性温燥，药力较峻猛，宜于体实气壮者，阴虚有热者及孕妇慎用。

【附方】

大活络丹（《兰台轨范》）

白花蛇　乌梢蛇　威灵仙　两头尖俱酒浸　草乌　天麻煨　全蝎去毒　首乌黑豆水浸　龟板炙　麻黄　贯众　炙草　羌活　官桂　藿香　乌药　黄连　熟地　大黄蒸　木香　沉香各二两（各60 g）　细辛　赤芍　没药去油，另研　丁香　乳香去油，另研　僵蚕　天南星姜制　青皮　骨碎补　白蔻　安息香酒熬　黑附子制　黄芩蒸　茯苓　香附酒浸，焙　玄参　白术各一两（各30 g）　防风二两半（75 g）　葛根　豹骨炙　当归各一两半（45 g）　血竭另研，七钱（21 g）　地龙炙　犀角（水牛角代）　麝香另研　松脂各五钱（15 g）　牛黄另研　片脑另研，各一钱五分（各4.5 g）　人参三两（90 g）　上共五十味为末，蜜丸如桂圆核大，金箔为衣，每服一丸（5 g），陈酒送下。功用：祛风湿，益气血，活络止痛。主治：风湿痰瘀阻于经络，正气不足之中风瘫痪、痿痹、阴疽、流注及跌打损伤等。

本方与小活络丹的功用、主治相仿。但本方以祛风、除湿、温里、活血药配伍益气、养血、滋阴、助阳等扶正之品组方，属于标本兼顾之治，适用于邪实而正虚者；小活络丹以祛风、除湿、逐寒药配伍化痰、活血之品组方，纯为祛邪而设，适用于邪实而正不虚者。

【文献摘要】

1．原书主治

《太平惠民和剂局方》：“治丈夫元脏虚气，妇人脾血久冷，诸般风邪湿毒之气，留滞经络，流注脚手，筋脉挛拳，或发赤肿，行步艰辛，腰腿沉重，脚心吊痛，及上冲腹胁膨胀，胸膈痞闷，不思饮食，冲心闷乱，及一切痛风走注，浑身疼痛。”

2．方论选录

吴昆：“中风，手足不用，日久不愈者，经络中有湿痰死血，此方主之。南星之辛烈，所以燥湿痰；二乌之辛热，所以散寒湿。地龙，即蚯蚓也，湿土所生，用之者何？《易》曰方以类聚，欲其引星、乌直达湿痰所聚之处，所谓同气相求也。亦《内经》佐以所利，和以所宜之意。风邪注于肢节，久久则血脉凝聚不行，故用乳香、没药以消瘀血。”（《医方考》）

牵正散

《杨氏家藏方》

【组成】白附子　白僵蚕　全蝎去毒，各等分，并生用

【用法】上为细末。每服一钱（3 g），热酒调下，不拘时候（现代用法：共为细末，每次服3 g，日服2～3次，温酒送服；亦可作汤剂，用量按原方比例酌定）。

【功用】祛风化痰，通络止痉。

【主治】风中头面经络。症见口眼㖞斜或面肌抽动，舌淡红，苔白。

【方解】本方所治之证，为风与痰合，阻于头面经络所致。足阳明之脉夹口环唇，布于头面；足太阳之脉起于目内眦。阳明内蓄痰浊，太阳外中于风，风邪引动内蓄之痰浊，风痰阻于头面经络，经隧不利，筋肉失养，则弛缓不用；无邪之处，气血运行尚且通畅，筋肉相对而急，缓者为急者牵引，故口眼㖞斜。治宜祛风，化痰，通络。方中白附子辛温燥烈，入阳明经而走头面，以祛风化痰，尤其善散头面之风为君。全蝎、僵蚕均能祛风止痉，其中全蝎长于通络，僵蚕优于化痰，合用既助君药祛风化痰之力，又能通络止痉，共为臣药。更用热酒调服，以助宣通血脉，并能引药入络，直达病所，

以为佐使。药虽三味，合而用之，力专而效著。风邪得散，痰浊得化，气血通畅，则口眼㖞斜之口眼得以复正，是名“牵正”。

【运用】

1．辨证要点

本方是治疗风痰阻于头面经络之常用方。临床应用以猝然口眼㖞斜、舌淡苔白为辨证要点。

2．加减变化

初起风邪重者，宜加羌活、防风、白芷等以辛散风邪；病久不愈者，酌加蜈蚣、地龙、天麻、桃仁、红花等搜风化瘀通络。

3．现代运用

本方常用于颜面神经麻痹、三叉神经痛、偏头痛等属于风痰阻络者。

4．使用注意

若属气虚血瘀或肝风内动之口眼㖞斜、半身不遂，不宜使用。方中白附子和全蝎有一定的毒性，且均为生用，用量宜慎。

【文献摘要】

1．原书主治

《杨氏家藏方》：“治口眼㖞斜。”

2．方论选录

张秉成《成方便读》：“夫中风口眼㖞斜一证，《金匮》有言‘邪气反缓，正气即急，正气引邪，㖞僻不遂’数语，尤注谓其受邪之处，经脉不用而缓，无邪之处，正气独治而急。是以左㖞者，邪反在右；右㖞者，邪反在左也。然足阳明之脉，夹口环唇；足太阳之脉，起于目内眦；足少阳之脉，起于目外眦。则中风一证，无不皆自三阳而来，然二气贯于一身，不必分左血右气。但左右者，阴阳之道路，缘人之禀赋各有所偏，于是左右不能两协其平，偏弊相仍，外邪乘袭而病作矣。此方所治口眼㖞斜无他证者，其为风邪在经而无表里之证可知。故以全蝎色青善走者，独入肝经，风气通于肝，为搜风之主药；白附之辛散，能治头面之风；僵蚕之清虚，能解络中之风。三者皆治风之专药。用酒调服，以行其经。所谓同气相求，衰之以属也。”

天麻钩藤饮

《中医内科杂病证治新义》

【组成】天麻（9 g）　钩藤（12 g）　生决明（18 g）　山栀　黄芩（各9 g）　川牛膝（12 g）　杜仲　益母草　桑寄生　夜交藤　朱茯神（各9 g）

【用法】水煎，分2～3次服。

【功用】平肝息风，清热活血，补益肝肾。

【主治】肝阳偏亢，肝风上扰证。症见头痛，眩晕，失眠多梦或口苦面红，舌红苔黄，脉弦或数。

【方解】本方证由肝肾不足，肝阳偏亢，生风化热所致。肝属木，外应风气，内寄相火，体阴而用阳，其性刚劲，主动主升。如郁怒忧思，肝失条达，气郁化火，肝阳独亢或久病体虚，摄生不当，肝肾亏损，阴不制阳，肝阳偏亢，化风上僭，风阳循经上扰清窍，故头痛、眩晕；肝阳有余，化热扰心，故心神不安、失眠多梦等。证属本虚标实，而以标实为主，治以平肝息风为主，佐以清热安神、补益肝肾之法。方中天麻甘平，入厥阴肝经，功善平肝息风，钩藤甘凉，平肝风、息肝热，合为君药。石决明咸寒质重，功能平肝潜阳，并能除热明目，与君药合用，加强平肝息风之力；川牛膝引血下行，并能活血利水，共为臣药。杜仲、寄生补益肝肾以治本；栀子、黄芩清肝降火，以折其亢阳；益母草合川牛膝活血利水，有利于平降肝阳，有“治风先治血，血行风自灭”之意；夜交藤、朱茯神宁心安神，均为佐药。诸药合用，共成平肝息风、清热活血、补益肝肾之剂。

【运用】

1. 辨证要点

本方是治疗肝阳偏亢，肝风上扰的常用方。临床应用以头痛、眩晕、失眠、舌红苔黄、脉弦为辨证要点。

2. 加减变化

若肝火盛，口苦面赤，心烦易怒，加龙胆草、夏枯草以加强清肝泻火之功；脉弦而细者，宜加生地、枸杞子、何首乌以滋补肝肾；眩晕头痛剧者，可酌加羚羊角、龙骨、牡蛎等，以增强平肝潜阳熄风之力。

3．现代运用

本方常用于高血压、内耳性眩晕等属于肝阳上亢、肝风上扰者。

【文献摘要】

1．原书主治

《中医内科杂病证治新义》："治高血压头痛、眩晕、失眠。"

2．方论选录

胡光慈《中医内科杂病证治新义》："本方为平肝降逆之剂。以天麻、钩藤、生决明平肝祛风降逆为主，辅以清降之山栀、黄芩，活血之牛膝，滋补肝肾之桑寄生、杜仲等滋肾平肝之逆；并辅以夜交藤、朱茯神以镇静安神，缓其失眠，故为用于肝厥头痛、眩晕、失眠之良剂。若以高血压而论，本方所用之黄芩、杜仲、益母草、桑寄生等，均经研究有降低血压之作用，故有镇静安神、降压缓痛之功。"

大定风珠

《温病条辨》

【组成】生白芍六钱（18 g）　阿胶三钱（9 g）　生龟板四钱（12 g）　干地黄六钱（18 g）　麻仁二钱（6 g）　五味子二钱（6 g）　生牡蛎四钱（12 g）　麦冬连心，六钱（18 g）　炙甘草四钱（12 g）　鸡子黄生，二枚（2 个）　鳖甲生，四钱（12 g）

【用法】水八杯，煮取三杯，去滓，再入鸡子黄，搅令相得，分三次服（现代用法：水煎，去渣，入阿胶烊化，再入鸡子黄，搅匀，分三次温服）。

【功用】滋阴息风。

【主治】阴虚风动证。症见手足瘛疭，形消神倦，舌绛少苔，脉气虚弱，时时欲脱者。

【方解】肝肾同居下焦，乙癸同源，母子相依。本方证乃温病后期，邪热久羁于下焦，灼伤真阴；亦可因误汗、妄攻，使得少阴肾水几近枯竭，厥阴肝木失于涵养。肝为风木之脏，阴液大亏，水不涵木，虚风内动，故手足瘛疭；真阴欲竭，故见形瘦神倦，舌绛少苔，脉气虚弱，有时时欲脱之势。此时邪热已去八九，真阴仅存一二。治当滋阴养液，以填补欲竭之真阴，平息内动之虚风。吴氏主张"以大队浓浊填阴塞隙，介属潜阳镇定"。方中鸡子黄、阿胶为血肉有情之品，滋阴养液以息虚风，共为君药。又重用生白芍、干地黄、麦冬壮水涵木、滋阴柔肝，为臣药。阴虚则阳浮，故以龟板、鳖甲、牡蛎介类潜镇之品，“三甲”皆为咸味，其中龟甲咸中带甘，与鳖甲同为平性，潜阳之中尤兼滋阴之效；牡蛎性凉而涩，功擅潜阳敛阴。三药合用滋阴潜阳、重镇息风；麻仁养阴润燥；五味子酸收，与滋阴药相伍，而能收敛真阴；与生白芍、甘草相配，又具酸甘化阴之功。以上诸药，协助君、臣药加强滋阴息风之效，均为佐药。炙甘草调和诸药，为使药。本方配伍，以大队滋阴养液药为主，配以介类潜阳之品，寓息风于滋养之中，使真阴得复，浮阳得潜，则虚风自息。

本方由加减复脉汤（炙甘草、干地黄、生白芍、阿胶、麦冬、麻仁）加味变化而成。由于温病时久，邪热灼伤真阴，虚风内动，故加鸡子黄、五味子、龟板、鳖甲、牡蛎等滋阴潜阳之品，从而由滋阴润燥之方衍化而成滋阴息风之剂。

【运用】

1. 辨证要点

本方是治疗温病后期，真阴大亏，虚风内动之常用方。临床应用以手足瘛疭、行消神倦、舌绛苔少、脉虚弱为辨证要点。

2. 加减变化

若兼气虚喘急，加人参补气定喘；气虚自汗，加人参、龙骨、小麦补气敛汗；气虚心悸，加人参、小麦、茯神补气宁神定悸；若低热不退，加地骨皮、白薇以退虚热。

3. 现代运用

本方常用于乙脑后遗症、眩晕、帕金森病、放疗后舌萎缩、甲亢、甲亢术后手足搐搦症、神经性震颤等属于阴虚风动者。

4. 使用注意

阴液虽亏而邪热尤盛者，则非本方所宜，正如吴鞠通在《温病条辨》中所说：“壮火尚盛者，不得用定风珠、复脉。”

【附方】

1. 三甲复脉汤（《温病条辨》）

炙甘草六钱（18 g）　干地黄六钱（18 g）　生白芍六钱（18 g）　麦冬不去心，五钱（15 g）　阿胶三钱（9 g）　麻仁三钱（9 g）　生牡蛎五钱（15 g）　生鳖甲八钱（24 g）　生龟板一两（30 g）　水八杯，煮取三杯，分三次服。功用：滋阴复脉息风。主治：温病邪热久羁下焦，热深厥甚，心中憺憺大动，甚则心中痛或手足蠕动，舌绛少苔，脉细促者。

2．阿胶鸡子黄汤（《通俗伤寒论》）

陈阿胶二钱（6 g），烊冲　生白芍三钱（9 g）　石决明五钱（15 g），杵　双钩藤二钱（6 g）　大生地四钱（12 g）　清炙草六分（2 g）　生牡蛎四钱（12 g），杵　络石藤三钱（9 g）　茯神木四钱（12 g）　鸡子黄二枚，先煎代水　水煎服。功用：滋阴养血，柔肝息风。主治：邪热久羁，阴血不足，虚风内动。症见筋脉拘急，手足瘛疭，心烦不寐或头目眩晕，舌绛少苔，脉细数。

以上两方及大定风珠均以张仲景复脉汤（即炙甘草汤）为基础化裁而来，为滋阴息风之剂，主治温病伤阴、虚风内动之证。唯功用和主治有强弱微甚之别，其中大定风珠是在三甲复脉汤的基础上加鸡子黄、五味子变化而成，滋阴息风之力最强，适用于脉气虚弱，有时时欲脱之势者；三甲复脉汤滋阴息风之功略逊，适用于脉细促而心中憺憺大动者；阿胶鸡子黄汤配有钩藤、茯神木，故凉肝安神之力略胜，适用于脉细数而神志不安者。

【文献摘要】

1．原书主治

《温病条辨》："邪热久羁，吸烁真阴，或因误表，或因误攻，神倦瘛疭，脉气虚弱，舌绛苔少，时时欲脱者，大定风珠主之。"

2．方论选录

吴瑭："此邪气已去八九，真阴仅存一二之治也，观脉虚苔少可知。故以大队浓浊填阴塞隙，介属潜阳镇定。以鸡子黄一味，从足太阴下安足三阴，使上下交合，阴得安其位，斯阳可立根基。俾阴阳有眷属一家之意。庶可不致绝脱欤！"（《温病条辨》）

秦伯未《谦斋医学讲稿》："本方主治温热之邪消烁真阴，神倦、脉弱舌绛、时有虚脱的现象，故用大队滋阴药，佐以介类潜阳镇定。在肝病中遇到肝肾阴血极虚，内风煽动不息，如眩晕不能张目、耳鸣、筋惕肉瞤，心慌泛漾，亦常用此加减。凡风阳上扰，肝阴多虚，且有水不涵木现象，故常用白芍、生地治本，结合息风潜阳。但肝阳宜凉镇，肝风必须填补，将本方和羚角钩藤汤对比，可以看到用药的浅深程度。"

小　结

治风剂按其功用分疏散外风和平息内风两类。

1. 疏散外风

川芎茶调散以辛散之品为主组方，长于疏散上部风邪而止头痛，主治外感风邪所致的偏正头痛。大秦艽汤以疏散风邪为主，兼能养血、清热，邪正兼顾，标本同治，主治风邪初中经络之口眼㖞斜、语言謇涩、手足不能运动者。小活络丹祛风除湿，化痰通络，活血止痛，主治痹证日久，偏于寒湿痰瘀阻滞经络者。牵正散祛头面之风痰而通络，主治风痰阻于头面经络之口眼㖞斜。消风散疏风除湿，清热养血，是治风疹、湿疹之常用方。

2. 平息内风

羚角钩藤汤、镇肝熄风汤、天麻钩藤饮均为平肝息风之剂。其中羚角钩藤汤清热凉肝息风之力大，主治肝经热盛，热极动风之证；镇肝息风汤镇肝潜阳息风之力强，并善引气血下行，多用于肝肾阴虚，肝阳上亢，风阳上扰，气血逆乱之证；天麻钩藤饮则兼有清热活血安神之功，常用于肝阳偏亢，肝风上扰之头痛、眩晕、失眠。大定风珠为滋阴息风之剂，主治温病后期，热灼真阴，虚风内动之手足瘛疭。

复习思考题

1. 疏散外风剂与平息内风剂各适用于哪些病证？其组方配伍有何不同？

2. 治风剂的运用及组方配伍应注意哪些事项？

3. 试述川芎茶调散的主治证及组方配伍意义。

4. 羚角钩藤汤与大定风珠在组方配伍、功用及主治证方面有何不同？试分析比较之。

5. 试分析镇肝熄风汤与天麻钩藤饮在组方配伍、功用以及主治方面的异同。

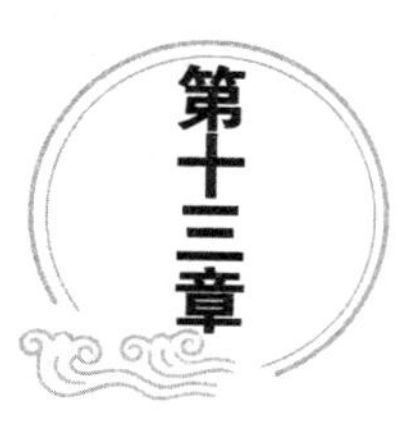

第十三章 治燥剂

凡以清宣辛散或甘凉滋润药为主组成，具有轻宣外燥或滋阴润燥等作用，治疗燥证的方剂，统称治燥剂。燥证有外燥与内燥之分。外燥是感受秋令燥邪所致的病证，清代俞根初在《通俗伤寒论》中曰："秋深初凉，西风肃杀，感之者多病风燥，此属凉燥，较严冬风寒为轻；若久晴无雨，秋阳以曝，感之者多病温燥，此属燥热，较暮春风温为重。"可见感邪后所表现的证候又有凉燥、温燥之分。内燥是脏腑津亏液耗所致的病证，发病部位有上燥、中燥、下燥之分，累及脏腑有肺、胃、肾、大肠之别。在治疗上，外燥宜轻宣，内燥宜滋润，故本章方剂分为轻宣外燥和滋阴润燥两类。

治疗燥证，首先要分清外燥和内燥，外燥中又须分清是凉燥还是温燥。如外感温燥，不仅有发热、头痛等表证，而且兼有咽干鼻燥、咳嗽少痰等上燥证，治疗时当轻宣燥热与凉润肺金并用；而咽喉燥痛、干咳少痰或痰中带血等上燥证，每与肾阴不足、虚火上炎有关，治宜养阴润肺，金水并调。因此，必须根据具体病情，灵活运用。

燥邪最易化热，伤津耗气，故运用治燥剂有时还须酌情配伍清热泻火或益气生津之品，但以甘寒或咸寒者为宜。至于辛香耗津、苦寒化燥之品，均非燥证所宜。此外，甘凉滋润药物易于助湿滞气，脾虚便溏或素体湿盛者忌用。

第一节 轻宣外燥

轻宣外燥剂，适用于外感凉燥或温燥之证。凉燥是因深秋气凉，感受凉燥，肺气不宣，津液凝聚不布所致；症见头痛恶寒，咳嗽痰稀，鼻塞咽干，舌苔薄白；本证性质近于风寒，故有“次寒”“小寒”之称；治宜轻宣温润，临证常用苦辛温润药物如杏仁、苏叶等组方；代表方如杏苏散。温燥是由初秋燥热或久晴无雨，燥热伤肺，肺失清肃所致，症见头痛身热、干咳少痰或气逆而喘、口渴鼻燥、舌边尖红、苔薄白而燥或薄黄；治宜清宣润肺，临证常用辛凉甘润药物如桑叶、豆豉、杏仁、沙参等组方，燥热重者，可酌配石膏、麦冬等甘寒清热润燥之品；代表方如桑杏汤、清燥救肺汤。

杏苏散

《温病条辨》

【组成】苏叶（9 g） 半夏（9 g） 茯苓（9 g） 前胡（9 g） 苦桔梗（6 g） 枳壳（6 g） 甘草（3 g） 大枣（3 枚） 杏仁（9 g） 橘皮（6 g）（原书未著用量）

【用法】水煎温服。

【功用】轻宣凉燥，理肺化痰。

【主治】外感凉燥证。症见恶寒无汗，头微痛，咳嗽痰稀，鼻塞咽干，苔白脉弦。

【方解】本方证为凉燥外袭，肺失宣降，痰湿内阻所致。深秋时节，气候干燥且渐冷，起居衣着如有不慎，感而得之，遂病凉燥。邪自外来，先犯皮毛，卫阳为之遏闭，故现恶寒无汗、头微痛等表证。肺主皮毛，皮毛受邪，内入于肺，则肺失宣降，咳嗽乃生。咳吐稀痰，系肺受凉燥，津液失去正常的输布，复加以阳气被阻，聚而成之。肺开窍于鼻，今受凉燥所袭，肺气不得宣发，故鼻塞。咽干系燥伤津液所致。凉燥兼痰饮，则脉弦苔白；同时，脉弦亦与燥金胜而克木以致肝病有关。

遵《素问·至真要大论》“燥淫于内，治以苦温，佐以甘辛”之旨，治当以轻宣凉燥为主，辅以理肺化痰。方中苏叶辛温不燥，发表散邪，宣发肺气，使凉燥之邪从外而散；杏仁苦温而润，降利肺气，润燥止咳，二者共为君药。前胡外可疏风散邪，内可降气化痰，既协苏叶轻宣达表，又助杏仁降气化痰；桔梗、枳壳一升一降，助杏仁、苏叶理肺化痰，共为臣药。半夏、橘皮燥湿化痰，理气行滞；茯苓渗湿健脾以杜生痰之源；生姜、大枣调和营卫以利解表，滋脾行津以润燥，是为佐药。甘草调和诸药，合桔梗宣肺利咽，功兼佐使。

本方乃苦温甘辛之法，发表宣化、表里同治之方，外可轻宣发表而解凉燥，内可理肺化痰而止咳嗽，表解痰消，肺气调和，诸症自除。

【运用】

1．辨证要点

本方为治疗轻宣凉燥的代表方，亦是治疗风寒咳嗽的常用方。临床应用以恶寒无汗、咳嗽痰稀、咽干、苔白、脉弦为辨证要点。

2．加减变化

原方加减法云："无汗，脉弦甚或紧，加羌活，微透汗；汗后咳不止，去苏叶、羌活，加苏梗；兼泄泻腹满者，加苍术、厚朴；头痛兼眉棱骨痛者，加白芷；热甚，加黄芩，泄泻腹满者不用。"

3．现代运用

本方常用于上呼吸道感染、慢性支气管炎、肺气肿等证属外感凉燥（或外感风寒轻证），肺失宣降，痰湿内阻者。

【文献摘要】

1．原书主治

《温病条辨》："燥伤本脏，头微痛，恶寒，咳嗽稀痰，鼻塞，嗌塞，脉弦，无汗，杏苏散主之。"

2．方论选录

吴瑭《温病条辨》："燥伤皮毛，故头微痛恶寒也，微痛者，不似伤寒之痛甚也。阳明之脉，上行头角，故头亦痛也。咳嗽稀痰者，肺恶寒，古人谓燥为小寒也；肺为燥气所搏，不能通调水道，故寒饮停而咳也。鼻塞者，鼻为肺窍；嗌塞者，嗌为肺系也。脉弦者，寒兼饮也。无汗者，凉搏皮毛也。按杏苏散，减小青龙汤一等。此条当与下焦篇所补之痰饮数条参看。再杏苏散乃时人统治四时伤风咳嗽通用之方，本论前于风温门中已驳之矣；若伤燥凉之咳，治以苦温，佐以甘辛，正为合拍。若受重寒夹饮之咳，则有青龙；若伤春风，与燥已化火无痰之证，则仍从桑菊饮、桑杏汤例……此苦温甘辛法也。外感燥凉，故以苏叶、前胡辛温之轻者达表；无汗脉紧，故加羌活辛温之重者，微发其汗。甘、桔从上开，枳、杏、前、芩从下降，则嗌塞鼻塞宣通而咳可止。橘、半、茯苓，逐饮而补肺胃之阳。以白芷易原方之白术者，白术中焦脾药也，白芷肺胃本经之药也，且能温肌肉而达皮毛。姜、枣为调和营卫之用。若表凉退而里邪未除，咳不止者，则去走表之苏叶，加降里之苏梗。泄泻腹满，金气太实之里证也，故去黄芩之苦寒，加术、朴之苦辛温也。”

桑杏汤

《温病条辨》

【组成】桑叶一钱（3 g）　杏仁一钱五分（4.5 g）　沙参二钱（6 g）　象贝一钱（3 g）　香豉一钱（3 g）　栀皮一钱（3 g）　梨皮一钱（3 g）

【用法】水二杯，煮取一杯，顿服之，重者再作服（现代用法：水煎服）。

【功用】清宣温燥，润肺止咳。

【主治】外感温燥证。症见身热不甚，口渴，咽干鼻燥，干咳无痰或痰少而黏，舌红，苔薄白而干，脉浮数而右脉大者。

【方解】温燥乃初秋之气，盖此时暑热尚未尽消，燥邪业已流行，人若衣着起居不慎，尤其是老幼体弱之人，遂感而为病。邪犯卫分，其病轻浅，故头痛，微恶风寒，而身热不甚。燥气伤肺，肺失清肃，故干咳无痰或痰少而黏。温燥为患，必伤津液，故口渴咽干鼻燥。舌红、苔薄白而干系邪在卫分之征。右脉候肺，邪伤肺卫，而其病与风热证相似，故脉浮数而右脉大。

本方证虽似于风热表证，但因温燥为患，肺津已伤，治当外以清宣燥热，内以润肺止咳。方中桑叶辛凉芳香，清宣燥热，透邪外出；杏仁苦辛而润，宣利肺气，润燥止咳，共为君药。豆豉辛凉透散，助桑叶轻宣透热；贝母清化热痰，助杏仁止咳化痰；沙参养阴生津，润肺止咳，共为臣药。栀子苦寒，质轻而入上焦，清泄肺热，用皮者，因“内热用仁，表热用皮”（《得配本草》）也；梨皮清热润燥，止咳化痰，均为佐药。本方乃辛凉甘润之法，轻宣凉润之方，使燥热除而肺津复，则诸症自愈。

因本方证邪气轻浅，故诸药用量较轻，且煎煮时间不宜过长，正如原书方后注云：“轻药不得重用，重用必过病所。”

桑杏汤与桑菊饮均用桑叶、杏仁，皆可治疗外感咳嗽受邪轻浅、身热不甚、口渴、脉浮数等症。但两方同中有异，桑菊饮方中配伍薄荷、菊花、连翘、桔梗、甘草、芦根，侧重于清疏肺热，为辛凉解表法，治疗风温初起，津伤不甚，仅见口微渴，多伴见恶风、头痛等风热表证；本方虽亦配伍辛凉解表的豆豉和清泄肺热的栀子皮，但更用养阴润肺生津的沙参、梨皮，以及润肺止咳化痰的贝母，为辛凉甘润之法，主治外感温燥，津伤程度较甚，口渴明显，多伴见咽干鼻燥等症者。

【运用】

1．辨证要点

本方为治疗温燥伤肺轻证的常用方。临床应用以身热不甚、干咳无痰或痰少而黏、右脉数大为辨证要点。

2．现代运用

本方常用于上呼吸道感染、急慢性支气管炎、支气管扩张咯血、百日咳等证属外感温燥、邪犯肺卫者。

【文献摘要】

1．原书主治

《温病条辨》：“秋感燥气，右脉数大，伤手太阴气分者，桑杏汤主之。”

2．方论选录

吴瑭：“秋感燥气，右脉数大，伤手太阴气分者，桑杏汤主之。前人有云：六气之中，惟燥不为病，似不尽然。盖以《内经》少秋感于燥一条，故有此议耳。如阳明司天之年，岂无燥金之病乎？大抵春秋二令，气候较夏冬之偏寒偏热为平和，其由于冬夏之伏气为病者多，其由于本气自病者少，其由于伏气而病者重，本气自病者轻耳。其由于本气自病之燥证，初起必在肺卫，故以桑杏汤清气分之燥也。”（《温病条辨》）

【医案选录】

《老中医医案选·胡青山医案》：某男，30 岁。仲秋始发热，微有恶寒，十余日热甚不退，继而咳嗽少痰，胸胁牵痛，口渴唇燥，纳谷不佳，脉细数。温燥之邪，侵袭肺胃，肺主一身之气，胃为十二经之长，肺受邪则气机壅塞，清肃之令不行，胃病则输纳无权，通降之职失司，生化之源受损，故咳牵引胸胁痛，纳谷欠佳，口渴，热不退，兼述起病未得汗，恐系一因邪郁气闭，一因阴液被耗，汗源不足。拟资阴液以助汗源，即经旨所谓“燥者濡之”之意，辅以清热化痰，要在祛邪养正，防暴安良也。桑叶 25 g，杏仁 15 g，淡豆豉 15 g，大贝 15 g，天花粉 35 g，蒌仁 25 g，连翘 25 g，前胡 15 g，荷叶 15 g，郁金 15 g，枇杷叶 20 g，芦根 50 g，双花 150 g（后入）。2 剂，水煎 600 mL，1 日 4 次，日夜服。

二诊：虽进清热生津、宣肺化痰之剂，胸痛、肌热略减，余证尚存。脉见细数，为温燥之邪耗伤阴液，致使阴愈伤而痰愈稠，必滋燥以清热，清火以化痰，仍按原法去解毒之品，加入清燥之药，俾清燥救阴，以观变化。桑叶 15 g，杏仁 15 g，大贝 15 g，淡豆豉 15 g，天花粉 15 g，菊花 15 g，薄荷 15 g，竹茹 15 g，芦根 25 g，知母 15 g，麦冬 15 g，枇杷叶 15 g。2 剂。

三诊：诸症渐减，有微汗出，唯咳痰稠黏，神疲肢倦，食欲不振，口干唇燥，溲浊便少，脉弦滑略数。连服清解化燥之剂，微微汗出是津液复，邪有出处之机。恐余热复燃，仍拟清余热化痰。桑叶 15 g，大贝 15 g，杏仁 15 g，天花粉 30 g，知母 15 g，通草 15 g，枇杷叶 15 g，焦三仙各 15 g，陈皮 15 g，白蔻 7.5 g，甘草 15 g。连服 5 剂后痊愈。

第二节　滋阴润燥

滋阴润燥剂，适用于脏腑津伤液耗所致的内燥证。症见干咳少痰，咽干鼻燥，口中燥渴，干呕食少，消渴，便秘。常用沙参、麦冬、生地、熟地、玄参等药为主组方，必要时可根据燥热程度酌配甘寒清热泻火之品，燥热耗气而兼气虚者酌配益气药物。代表方如增液汤、麦门冬汤、益胃汤、养阴清肺汤和百合固金汤。

麦门冬汤

《金匮要略》

【组成】麦门冬七升（42 g）　半夏一升（6 g）　人参三两（9 g）　甘草二两（6 g）　粳米三合（3 g）　大枣十二枚（4 枚）

【用法】上六味，以水一斗二升，煮取六升，温服一升，日三夜一服

（现代用法：水煎服）。

【功用】清养肺胃，降逆下气。

【主治】

1．虚热肺痿

症见咳嗽气喘，咽喉不利，咯痰不爽或咳唾涎沫，口干咽燥，手足心热，舌红少苔，脉虚数。

2．胃阴不足证

症见呕吐，纳少，呃逆，口渴咽干，舌红少苔，脉虚数。

【方解】本方所治虚热肺痿乃肺胃阴虚，气火上逆所致。病虽在肺，其源在胃，盖土为金母，胃主津液，胃津不足，则肺之阴津亦亏，终成肺胃阴虚之证。津伤则阴虚，阴虚则火旺，火旺必上炎，以致肺气上逆，于是发生咳逆上气；肺伤而不布津，加之虚火耗津，则脾津不能上归于肺而聚生浊唾涎沫，随肺气上逆而咳出，且咳唾涎沫愈甚，则肺津损伤愈重，日久不止，肺叶萎缩，终致肺痿。咽喉为肺胃之门户，肺胃阴伤，津不上承，则口干咽燥；虚热内盛，故手足心热。胃阴不足，气不降反升则呕吐；舌红少苔、脉虚数为阴虚内热之佐证。治宜清养肺胃，降逆下气。方中重用麦冬为君，甘寒清润，既养肺胃之阴，又清肺胃虚热。人参益气生津为臣。佐以甘草、粳米、大枣益气养胃，合人参益胃生津，胃津充足，自能上归于肺，此正“培土生金”之法。肺胃阴虚，虚火上炎，不仅气机逆上，而且进一步灼津为涎，故又佐以半夏降逆下气，化其痰涎，虽属温燥之品，但与麦冬以1∶7用量配伍，则其燥性减而降逆之用存。治燥必须滋阴生津，但肺胃之气逆乱，滋润反使阴津不得布散，配入半夏开胃行津，可使阴津布散而达治燥之功，又使麦门冬滋而不腻，相反相成。甘草并能润肺利咽，调和诸药，兼作使药。

本方配伍特点有二：一是体现“培土生金”法；二是于大量甘润剂中少佐辛燥之品，主从有序，润燥得宜，滋而不腻，燥不伤津。

【运用】

1．辨证要点

本方为治疗肺胃阴虚，气机上逆所致咳嗽或呕吐之常用方。临床应用以咳唾涎沫、短气喘促或口干呕逆、舌干红少苔、脉虚数为辨证要点。

2．加减变化

津伤甚者，可加沙参、玉竹以养阴液；咳逆较甚者，加百部、款冬花等；呕吐较甚者，加竹茹、生姜等；阴虚胃痛、脘腹灼热者，可加石斛、白芍以增加养阴益胃止痛之功。

3．现代运用

本方常用于慢性支气管炎、支气管扩张、慢性咽喉炎、硅肺、肺结核等属肺胃阴虚、气火上逆者。亦治胃及十二指肠溃疡、慢性萎缩性胃炎、妊娠呕吐等属胃阴不足、气逆呕吐者。

【文献摘要】

1．原书主治

《金匮要略·肺痿肺痈咳嗽上气病脉证并治》："大逆上气，咽喉不利，止逆下气者，麦门冬汤主之。"

2．方论选录

喻昌："此胃中津液干枯，虚火上炎之证，治本之良法也。夫用降火之药，而火反升；用寒凉之药，而热转炽者，徒知与火热相争，未思及必不可得之数，不惟无益，而反害之。凡肺病有胃气则生，无胃气则死。胃气者，肺之母气也。《本草》有知母之名者，谓肺借其清凉，知清凉为肺之母也；有贝母之名者，谓肺借其豁痰，实豁痰为肺之母也。屡施于火逆上气，咽喉不利之证，而屡不应，名不称矣。孰知仲景有此妙法，于麦冬、人参、甘草、粳米、大枣，大补中气，大生津液，此中增入半夏之辛温一味，其利咽下气，非半夏之功，实善用半夏之功，擅古今未有之奇矣。"（《医门法律》）

【医案选录】

《临证指南医案》：肺痿，频吐涎沫，食物不下，并不渴饮，岂是实火！津液荡尽，二便日少。宗仲景甘药理胃，乃虚则补母，仍佐宣通脘间之扞格。人参，麦冬，半夏，生甘草，白粳米，南枣肉。

养阴清肺汤

《重楼玉钥》

【组成】大生地二钱（6 g）　麦冬一钱二分（9 g）　生甘草五分（3 g）　玄参钱半（9 g）　贝母去心，八分（5 g）　丹皮八分（5 g）　薄荷五分（3 g）　白芍炒，八

分（5 g）

【用法】水煎服。一般日服1剂，重证可日服2剂。

【功用】养阴清肺，解毒利咽。

【主治】白喉之阴虚燥热证。症见喉间起白如腐，不易拭去，并逐渐扩展，病变甚速，咽喉肿痛，初起或发热或不发热，鼻干唇燥，或咳或不咳，呼吸有声，似喘非喘，脉数无力或细数。

【方解】白喉多由素体阴虚蕴热，复感燥气疫毒所致。喉为肺系，少阴肾脉循喉咙系舌本，肺肾阴虚，虚火上炎，复加燥热疫毒上犯，以致喉间起白如腐、咽喉肿痛、鼻干唇燥。治宜养阴清肺，兼散疫毒。故《重楼玉钥》说："总要养阴清肺，兼辛凉而散为主。"方中重用大生地甘寒入肾，滋阴壮水，清热凉血，为君药。玄参咸寒滋阴降火，解毒利咽；麦冬养阴清肺，共为臣药。佐以丹皮清热凉血，散瘀消肿；白芍敛阴和营泄热；贝母清热润肺，化痰散结；少量薄荷辛凉散邪，清热利咽。生甘草清热，解毒利咽，并调和诸药，以为佐使。诸药配伍，共奏养阴清肺、解毒利咽之功。本方配伍特点是邪正兼顾，养肺肾之阴以扶其正；凉血解毒，散邪利咽以祛其毒邪。

【运用】

1．辨证要点

本方是治疗阴虚白喉的常用方。临床应用以喉间起白如腐、不易拭去、咽喉肿痛、鼻干唇燥、脉数无力为辨证要点。

2．加减变化

原书曰："肾虚加大熟地，或生熟地并用；热甚加连翘，去白芍；燥甚加天冬、茯苓。"并配合如下吹喉药外用：青果炭二钱（6 g）　黄柏一钱（3 g）　川贝母一钱（3 g）　冰片五分（1.5 g）　儿茶一钱（3 g）　薄荷一钱（3 g）　凤凰衣五分（1.5 g）　各研细末，再入乳钵内和匀，加冰片研细。

3．现代运用

本方常用于急性扁桃体炎、急性咽喉炎等证属阴虚燥热者。

4．使用注意

白喉忌表，尤忌辛温发汗，据原方后记载；"如有内热及发热，不必投表药，照方服去，其热自除。”

【文献摘要】

1. 原书主治

《重楼玉钥》：“喉间起白如腐，初起者发热或不发热，鼻干唇燥，或咳或不咳，鼻通者轻，鼻塞者重，音声清亮，气息调匀易治，若音哑气急，即属不治。”

2. 方论选录

郑梅涧《重楼玉钥》：“按白喉一证，即所谓白缠喉是也。诸书皆未论及，惟《医学心悟》言之。至于论治之法，亦未详备。缘此症发于肺肾，凡本质不足者，或遇燥气流行，或多食辛热之物，感触而发。初起者发热，或不发热，鼻干唇燥，或咳或不咳，鼻通者轻，鼻塞者重。音声清亮，气息调匀易治；若音哑气急，即属不治。近有好奇之辈，一遇此症，即用象牙片动手于喉中，妄刮其白，益伤其喉，更速其死，岂不哀哉！余与既均三弟疗治以来，未尝误及一人，生者甚众，经治之法，不外肺肾，总要养阴清肺，兼辛凉而散为主。”

【医案选录】

《冉雪峰医案》：魏姓女，患喉痹，咽喉肿痛，滴水不入，药不得下，病来较暴，俨已封喉，唇口色乌，眼面俱肿，气痰鲈鲈，筑筑然若将窒息，病势颇危，某医院拒不收治，求诊于余。予曰：热毒太炽，肿毒太剧，但非必死证。因喉闭药物难下，先以雷氏六神丸置舌下，以温水少许润之，至第二日茶水勉下，乃投养阴清肺汤，原方薄荷减半，生地加倍，越七日诸病消失，气平神清如常人。

附

清燥救肺汤

《医门法律》

【组成】桑叶经霜者，去枝、梗，净叶三钱（9 g）　石膏煅，二钱五分（8 g）　甘草一钱（3 g）　人参七分（2 g）　胡麻仁炒，研，一钱（3 g）　真阿胶八分（3 g）　麦门冬去心一钱二分（4 g）　杏仁泡，去皮尖，炒黄，七分（2 g）　枇杷叶一片，刷去毛，蜜涂，炙黄（3 g）

【用法】水一碗，煎六分，频频二三次，滚热服（现代用法：水煎，频频热服）。

【功用】清燥润肺，养阴益气。

【主治】温燥伤肺，气阴两伤证。症见身热头痛，干咳无痰，气逆而喘，咽喉干燥，鼻燥，心烦口渴，胸满胁痛，舌干少苔，脉虚大而数。

【方解】本方所治乃温燥伤肺之重证。秋令气候干燥，燥热伤肺，故头痛身热；肺为热灼，气阴两伤，失其清肃润降之常，故干咳无痰、气逆而喘、口干鼻燥；《素问·至真要大论》云："诸气膹郁，皆属于肺。"肺气不降，故胸膈满闷。舌干少苔、脉虚大而数均为温燥伤肺之佐证。治当清宣润肺与养阴益气兼顾。方用桑叶经霜而柔润不凋者，得秋之金气，秉清肃之性，质轻辛凉，可除燥热，故重用为君；温燥犯肺，温者属热宜清，燥胜则干宜润，故臣以石膏辛甘而寒，清泄肺热；麦冬甘寒，养阴润肺。石膏虽沉寒，原方中石膏煅用，且用量较桑叶为轻，究其方义，乃从肺为娇脏，清肺不可过于寒凉着眼。麦冬虽滋润，但用量不及桑叶之半，自不妨君药之外散。君臣相伍，宣中有清，清中有润，是为清宣润肺的常用组合。《难经·十四难》云："损其肺者，益其气。"而土为金之母，故用人参益气生津，合甘草以培土生金；胡麻仁、阿胶助麦冬养阴润肺，肺得滋润，则治节有权；《素问·藏气法时论》曰："肺苦气上逆，急食苦以泄之。"故用少量杏仁、枇杷叶苦降肺气，以上均为佐药。甘草兼能调和诸药，是为使药。全方宣、清、润、降四法并用，气阴双补，且宣散不耗气，清热不伤中，滋润不腻膈，是为本方配伍特点。本方的配伍特点，吴瑭称是"辛凉甘润法"（《温病条辨》），可谓要语不烦。盖方以辛凉清泄温燥（桑叶、石膏）为主，辅以甘寒甘润（麦冬、人参、甘草）。全方结构严谨，主次井然，清热而不重浊，润燥而不滋腻。

原方中石膏煅用，颇具深意。《本草纲目》谓："石膏，古法惟打碎如豆大，绢包入汤煮之，近人因其寒，火煅用过，或糖拌炒过，则不妨脾胃。"喻昌创制本方自称"大约以胃气为主，胃土为肺金之母也……盖肺金自至于燥，所存阴气，不过一线耳……伤其胃，其人尚有生理乎。"石膏大寒质重，主归肺胃经，喻氏将其煅用，且用量极轻，是取其清肺热而不伤胃气之意。

同书所载竹叶黄连汤方下，亦注明石膏煅用，可见喻氏组方用药之精细，足资启发。

本方与桑杏汤同治温燥伤肺，但邪气有深浅、病证有轻重。桑杏汤证属温燥邪伤肺卫，肺津受灼之轻证，症见身热、咳嗽不甚、右脉数大者，治以轻宣清透，合以凉润为法；清燥救肺汤证为燥热伤肺，卫气同病且气阴两伤之重证，故身热较高、咳嗽较频，甚则气逆而喘、胸膈满闷、脉虚大而数者，治以清宣润肺与养阴益气并进。因此，桑杏汤以桑叶配杏仁轻宣燥热为主，稍佐沙参、梨皮以兼顾燥热所伤之津；本方则用桑叶伍石膏清泄燥热为主，并用大队之麦冬、阿胶、胡麻、人参与甘草以救其虚。

【运用】

1. 辨证要点

本方为治疗温燥伤肺重证的常用方。临床应用以身热、干咳无痰、气逆而喘、舌红少苔、脉虚大而数为辨证要点。

2. 加减变化

若痰多，加川贝、瓜蒌以润燥化痰；热甚者，加羚羊角、水牛角以清热凉血。

3. 现代运用

本方常用于肺炎、支气管哮喘、急慢性支气管炎、支气管扩张、肺癌等属燥热犯肺、气阴两伤者。

【文献摘要】

1. 原书主治

《医门法律》："治诸气膹郁，诸痿喘呕。"

2. 方论选录

喻昌："诸气膹郁之属于肺者，属于肺之燥也，而古今治气郁之方，用辛香行气，绝无一方治肺之燥者。诸痿喘呕之属于上者，亦属于肺之燥也。而古今治法，以痿、呕属阳明，以喘属肺，是则呕与痿属之中下，而惟喘属之矣。所以千百方中，亦无一方及于肺之燥也。即喘之属于肺者，非表即下，非行气即泻气，间亦有一二用润剂者，又不得其旨矣。总之，《内经》六气，脱误秋伤于燥一气，指长夏之湿，为秋之燥。后人不敢更端其说，置此一气于不理，即或明知理燥，而用药夹杂。如弋获飞虫，茫无定法示人也。今拟此方，命名清燥救肺汤，大约以胃气为主，胃土为肺金之母也。其天门冬虽能保肺，然味苦而气滞，恐反伤胃阻痰，故不用也。其知母能滋肾水、清肺金，亦以苦而不用。至如苦寒降火，正治之药，尤在所忌。盖肺金自至于燥，所存阴气，不过一线耳。倘更以苦寒下其气，伤其胃，其人尚有生理乎？诚仿此增损以救肺燥变生诸证，如沃焦救焚，不厌其频，庶克有济耳。”（《医门法律》）

增液汤

《温病条辨》

【组成】玄参一两（30 g）　麦冬连心，八钱（24 g）　细生地八钱（24 g）

【用法】水八杯，煮取三杯，口干则与饮令尽；不便，再作服（现代用法：水煎服）。

【功用】增液润燥。

【主治】阳明温病，津亏便秘证。症见大便秘结，口渴，舌干红，脉细数或沉而无力。

【方解】阳明温病，每多见不大便之症，便秘不外热结、液干两端。若阳邪炽盛之热结实证，则用承气汤急下存阴；若热病阴亏液涸，《温病条辨》所谓“水不足以行舟，而结粪不下者”，当增水行舟。本方所治大便秘结为热病耗损津液，不能濡润大肠，“无水舟停”所致。津液亏乏，不能上承，则口渴；舌干红、脉细数为阴虚内热之象；脉沉而无力者，主里主虚之候。治宜增液润燥。方中重用玄参，苦咸而凉，养阴增液，软坚润下，泻火散结，壮水制火，启肾水以滋肠燥，为君药。生地甘苦而寒，清热养阴，壮水生津，以增玄参滋阴润燥之力；又肺与大肠相表里，故用甘寒之麦冬，滋养肺胃阴津以润肠燥，共为臣药。三药合用，养阴增液，以补药之体为泻药之用，使肠燥得润、大便得下，故名之曰“增液汤”。本方咸寒苦甘同用，旨在增水行舟，非属攻下，欲使其通便，必须重用。

【运用】

1．辨证要点

本方为治疗津亏肠燥所致大便秘结之常用方，又是治疗多种内伤阴虚液亏病证的基础方。临床应用以便秘、口渴、舌干红、脉细数或沉而无力为辨证要点。

2. 现代运用

本方常用于温热病津亏肠燥便秘，以及习惯性便秘、慢性咽喉炎、复发性口腔溃疡、糖尿病、皮肤干燥综合征、肛裂等证属阴津不足者。

【附方】

增液承气汤（《温病条辨》）

玄参一两（30 g） 麦冬连心，八钱（24 g） 细生地八钱（24 g） 大黄三钱（9 g） 芒硝一钱五分（4.5 g） 水八杯，煮取二杯，先服一杯，不知，再服。功用：滋阴增液，泄热通便。主治：热结阴亏证。症见燥屎不行，下之不通，脘腹胀满，口干唇燥，舌红苔黄，脉细数。

增液汤与增液承气汤均是吴氏治疗温病阴亏，“无水舟停”的方剂，旨在增水行舟。《温病条辨》指出，阳明温病，大便不通，若属津液枯竭，水不足以行舟而燥结不下者，可间服增液汤以增其津液；若再不下，是燥结太甚，宜予增液承气汤缓缓服之。故增液汤是以滋润为主，为津液大伤、燥结不甚者设；增液承气汤是泻热攻邪与养阴扶正结合使用，为津液大伤、燥结已甚者设。缓急有别，临证必须斟酌。

【文献摘要】

1. 原书主治

《温病条辨》：“阳明温病，无上焦证，数日不大便，当下之，其人阴素虚，不可行承气者，增液汤主之。”

2. 方论选录

吴瑭《温病条辨》：“温病之不大便，不出热结、液干二者之外。其偏于阳邪炽甚，热结之实证，则从承气法矣；其偏于阴亏液涸之半虚半实证，则不可混施承气，故以此法代之。独取元参为君者，元参味苦咸微寒，壮水制火，通二便，启肾水上潮于天，其能治液干，固不待言，《本经》称其主治腹中寒热积聚，其并能解热结可知。麦冬主治心腹结气，伤中伤饱，胃络脉绝，羸瘦短气，亦系能补能润能通之品，故以为之佐。生地亦主寒热积聚，逐血痹，用细者，取其补而不腻，兼能走络也。三者合用，作增水行舟之计，故汤名增液，但非重用不为功。”“此方……妙在寓泻于补，以补药之体作泻药之用，既可攻实，又可防虚。余治体虚之温病，与前医误伤津液，不大便，半虚半实之证，专以此法救之，无不应手而效。”

小　结

治燥剂按功用分为轻宣外燥和滋阴润燥两类。

1．轻宣外燥

适用于外燥证。杏苏散轻宣凉燥，理肺化痰，适用于外感凉燥。桑杏汤与清燥救肺汤均治温燥。相较而言，桑杏汤清宣温燥，用于温燥外袭，肺津受灼之轻证，以身热不甚、干咳少痰、右脉数大为辨证要点；清燥救肺汤清燥润肺，养阴益气，用于燥热伤肺，气阴两伤之重证，以身热轻、干咳较频、气逆而喘、脉虚大而数为辨证要点。

2．滋阴润燥

适用于内燥证。增液汤增液润燥，以补作泻药，主治阳明温病，耗伤津液，液涸肠燥所致的大便秘结，又可用治内伤阴虚液亏诸证。麦门冬汤清养肺胃，降逆下气，主治虚热肺痿证，同时也可治疗胃阴不足证。养阴清肺汤重在养阴清肺，兼解毒利咽，为主治白喉的有效方剂，亦治阴虚燥热所致的咽喉肿痛。

复习思考题

1．外燥与内燥、凉燥与温燥的治法有何异同？

2．杏苏散主治外感凉燥证，为什么要配伍温燥之品？

3．清燥救肺汤主治什么证候？为什么方中石膏、麦冬用量少于桑叶？

4．麦门冬汤主治虚热肺痿，方中为何配伍甘温的人参及温燥的半夏？

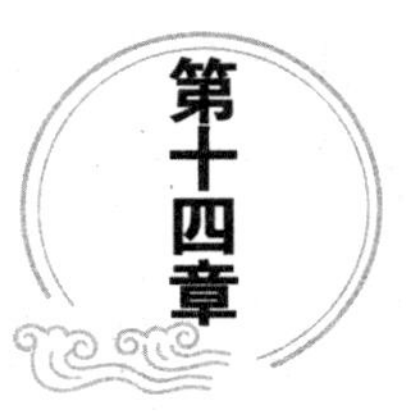

祛湿剂

凡以祛湿药为主组成，具有化湿利水、通淋泄浊等作用，治疗水湿病证的方剂，统称祛湿剂。属“八法”中的“消法”。湿邪为病，有外湿、内湿之分。外湿者，每因居住湿地、阴雨湿蒸、冒雾涉水、汗出沾衣，人久处之，则邪从外侵，常伤及肌表、经络，见恶寒发热、头胀身重、肢节酸痛或面目浮肿等。内湿者，每因恣啖生冷，过饮酒酪、肥甘，则湿从内生，多伤及脏腑，见脘腹胀满、呕恶泄利、水肿淋浊、黄疸、痿痹等。湿邪为病较为复杂，祛湿之法亦种类繁多。大抵湿邪在外在上者，可从表微汗以解；在内在下者，可芳香苦燥而化或甘淡渗利以除之；水湿壅盛，形气俱实者，又可攻下以逐之；从寒化者，宜温阳化湿；从热化者，宜清热祛湿；体虚湿盛者，又当祛湿与扶正兼顾。本章将祛湿剂分为燥湿和胃、清热祛湿、利水渗湿、温化寒湿、祛风胜湿等五类。

湿与水异名而同类，湿为水之渐，水为湿之积。肾为主水之脏，脾能运化水湿，肺能通调水道，故水湿为病，与肺脾肾三脏密切相关。脾虚则生湿，肾虚则水泛，肺失宣降则水津不布，与三焦、膀胱亦相关，三焦不利则决渎失权，膀胱气化失司则小便不利，是以通利三焦，助膀胱气化，均有利于祛除水湿。

湿为阴邪，重浊黏腻，最易阻碍气机，气机不畅对水湿的运化又会产生障碍，故祛湿剂中常常配伍理气之品，以求气化则湿化。祛湿剂多由芳香温燥或甘淡渗利之药组成，易于耗伤阴津，故素体阴虚津亏、病后体弱，以及孕妇均应慎用。

第一节　燥湿和胃

燥湿和胃剂，适用于湿浊内阻，脾胃失和证。症见脘腹痞满，嗳气吞酸，呕吐泄泻，食少体倦等。常以苦温燥湿与芳香化湿药如苍术、藿香、厚朴、白豆蔻等为主，配伍砂仁、陈皮等理气和中之品组成方剂。代表方如平胃散、藿香正气散等。

平胃散

《简要济众方》

【组成】苍术去黑皮，捣为粗末，炒黄色，四两（120 g）　厚朴去粗皮，涂生姜汁，炙令香熟，三两（90 g）　陈橘皮洗令净，焙干，二两（60 g）　甘草炙黄，一两（30 g）

【用法】上为散。每服二钱（6 g），水一中盏，加生姜二片，大枣二枚，同煎至六分，去滓，食前温服（现代用法：共为细末，每服 4 ~ 6 g，姜枣煎汤送下；亦可作汤剂，水煎服，用量按原方比例酌减）。

【功用】燥湿运脾，行气和胃。

【主治】湿滞脾胃证。症见脘腹胀满，不思饮食，口淡无味，恶心呕吐，嗳气吞酸，肢体沉重，怠惰嗜卧，常多自利，舌苔白腻而厚，脉缓。

【方解】本方为治疗湿滞脾胃的基础方。脾属土，居中州而主运化，喜燥恶湿，脾被湿困，则脾运不健，且气机受阻，故见脘腹胀满、食少无味；胃失和降，上逆而为呕吐恶心、嗳气吞酸；湿为阴邪，其性重着黏腻，故见肢体沉重、怠惰嗜卧。湿邪中阻，下注肠道，则为泄泻。治当燥湿运脾为主，兼以行气和胃，使气行则湿化。苍术味苦，性温而燥，入中焦能燥湿健脾，使湿去则脾运有权，脾健则湿邪得化。湿邪阻碍气机，且气行则湿化，故方中臣以厚朴，本品芳化苦燥，长于行气除满，且可化湿。与苍术相伍，行气以除湿，燥湿以运脾，使滞气得行，湿浊得去。陈皮为佐，理气和胃，芳香醒脾，以助苍术、厚朴之力。使以甘草，调和诸药，且能益气健脾和中。煎加姜、枣，以生姜温散水湿且能和胃降逆，大枣补脾益气以襄助甘草培土制水之功，姜、枣相合尚能调和脾胃。综合全方，燥湿与行气并用，而以燥湿为主，即吴氏所谓“惟湿土太过者能用之”。燥湿以健脾，行气以祛湿，使湿去脾健，气机调畅，脾胃自和。

【运用】

1．辨证要点

本方为治疗湿滞脾胃证之基础方。临床应用以脘腹胀满、舌苔厚腻为辨证要点。

2．加减变化

证属湿热者，宜加黄连、黄芩以清热燥湿；属寒湿者，宜加干姜、草豆蔻以温化寒湿；湿盛泄泻者，宜加茯苓、泽泻以利湿止泻。

3．现代运用

本方常用于慢性胃炎、消化道功能紊乱、胃及十二指肠溃疡等属湿滞脾胃者。

4．使用注意

因本方辛苦温燥，故阴虚气滞、脾胃虚弱者，不宜使用。

【文献摘要】

1．原书主治

《简要济众方》：“胃气不和。”

2．方论选录

吴昆：“湿淫于内，脾胃不能克制，有积饮痞膈中满者，此方主之。此湿土太过之证，《经》曰敦阜是也。苍术味甘而燥，甘则入脾，燥则胜湿；厚朴味温而苦，温则益脾，苦则燥湿，故二物可以平敦阜之土。陈皮能泄气，甘草能健脾，气泄则无湿郁之患，脾强则有制湿之能，一补一泄，又用药之则也。是方也，惟湿土太过者能用之，若脾土不足及老弱、阴虚之人，皆非所宜也。”（《医方考》）

【医案选录】

《续名医类案》：程沙随在泰兴时，有一乳娘，因食冷肉，心脾胀痛不可忍，钱受之以陈茱萸五六十丸，水一盏煎汁去渣，入官局平胃散三钱，再煎热服。一服痛止，再服无他。云高宗尝以此赐近臣，愈疾甚多，真奇方也。

藿香正气散

《太平惠民和剂局方》

【组成】大腹皮 白芷 紫苏 茯苓去皮，各一两（30 g） 半夏曲 白术 陈皮去白 厚朴去粗皮，姜汁炙 苦桔梗各二两（各60 g） 藿香去土，三两（90 g） 甘草炙二两半（75 g）

【用法】上为细末，每服二钱，水一盏，姜三片，枣一枚，同煎至七分，热服，如欲出汗，衣被盖，再煎并服（现代用法：散剂，每服9 g，生姜、大枣煎汤送服；亦可作汤剂，加生姜、大枣，水煎服，用量按原方比例酌定）。

【功用】解表化湿，理气和中。

【主治】外感风寒，内伤湿滞证。症见霍乱吐泻，恶寒发热，头痛，胸膈满闷，脘腹疼痛，恶心呕吐，肠鸣泄泻，舌苔白腻，以及山岚瘴疟等。

【方解】本方主治之外感风寒，内伤湿滞证，夏月常见。风寒外束，卫阳郁遏，故见恶寒发热等表证；内伤湿滞，湿浊中阻，脾胃不和，升降失常，则呕吐泄泻；湿阻气滞，则胸膈满闷、脘腹疼痛。治宜外散风寒，内化湿浊，兼以理气和中之法。方中藿香为君，既以其辛温之性而解在表之风寒，又取其芳香之气而化在里之湿浊，且可辟秽和中而止呕，为治霍乱吐泻之要药。紫苏、白芷辛温发散，助藿香外散风寒，紫苏尚可醒脾宽中，行气止呕，白芷兼能燥湿化浊；半夏曲、陈皮理气燥湿，降逆以止呕；白术、茯苓健脾运湿以止泻，共助藿香内化湿浊而止吐泻，俱为臣药。湿浊中阻，气机不畅，故佐以大腹皮、厚朴行气化湿，畅中行滞；桔梗宣肺利膈，既益解表，又助化湿；煎用生姜、大枣，内调脾胃，外和营卫。使以甘草调和药性，并协姜、枣以和中。诸药合用，外散风寒与内化湿滞相伍，健脾利湿与理气和胃共施，使风寒外散，湿浊内化，气机通畅，脾胃调和，清升浊降，则霍乱自已。感受山岚瘴气及水土不服者，亦可以本方辟秽化浊，悦中合脾而治之。

【运用】

1．辨证要点

藿香正气散主治外感风寒，内伤湿滞证。临床应用以恶寒发热、呕吐泄泻、舌苔白腻为辨证要点。

2．加减变化

表邪偏重，寒热无汗者，可加香薷以助解表；兼气滞脘腹胀痛者，可加木香、延胡索以行气止痛。

3．现代运用

本方常用于急性胃肠炎或四时感冒属湿滞脾胃，外感风寒者。

4．使用注意

本方重在化湿和胃，解表散寒之力较弱，故服后宜温覆以助解表。湿热霍乱之吐泻非本方所宜。

【文献摘要】

1．原书主治

《太平惠民和剂局方》："治伤寒头疼，憎寒壮热，上喘咳嗽，五劳七伤，八般风痰，五般膈气，心腹冷痛，反胃呕恶，气泄霍乱，脏腑虚鸣，山岚瘴疟，遍身虚肿；妇人产前、产后，血气刺痛；小儿疳伤，并宜治之。"

2．方论选录

吴昆："内伤、外感而成霍乱者，此方主之。内伤者调其中，藿香、白术、茯苓、陈皮、甘草、半夏、厚朴、桔梗、大腹皮，皆调中药也，调中则能正气于内矣；外感者疏其表，紫苏、白芷，疏表药也，疏表则能正气于外矣。若使表无风寒，二物亦能发越脾气，故曰正气。"（《医方考》）

第二节　清热祛湿

清热祛湿剂，适用于外感湿热，或湿热内郁，或湿热下注所致的湿温、黄疸、霍乱、热淋、痢疾、泄泻、痿痹等病证。常以清热利湿药如茵陈、滑石、薏苡仁等，以及清热燥湿药如黄连、黄芩、黄柏等为主组方。代表方如茵陈蒿汤、八正散、三仁汤、甘露消毒丹等。

茵陈蒿汤

《伤寒论》

【组成】茵陈六两（18 g）　栀子十四枚（12 g）　大黄二两（6 g），去皮

【用法】上三味，以水一斗二升，先煮茵陈，减六升，内二味，煮取三

升，去滓，分三服（现代用法：水煎服）。

【功用】清热，利湿，退黄。

【主治】湿热黄疸。症见一身面目俱黄，黄色鲜明，发热，无汗或但头汗出，汗出不彻，口渴欲饮，恶心呕吐，腹微满，小便短赤，大便不爽或秘结，舌红苔黄腻，脉沉数或滑数有力。

【方解】本方为治疗湿热黄疸之常用方，《伤寒论》用其治疗瘀热发黄，《金匮要略》以其治疗谷疸。病因皆缘于湿热壅滞中焦，导致土壅木郁，肝胆疏泄失常，湿不得下泄，湿热与瘀热郁蒸于肌肤，发为此证。湿热壅结，气机受阻，故腹微满、恶心呕吐、大便不爽甚或秘结；无汗而热不得外越，小便不利则湿不得下泄，以致湿热熏蒸肝胆，胆汁外溢，浸渍肌肤，则一身面目俱黄、黄色鲜明；湿热内郁，津液不化，则口中渴。舌苔黄腻、脉沉数为湿热内蕴之征。治宜清热，利湿，退黄。方中重用茵陈为君药，本品苦泄下降，善清热利湿，为治黄疸要药。臣以栀子清热降火，通利三焦，助茵陈引湿热从小便而去。佐以大黄泻热逐瘀，通利大便，导瘀热从大便而下。三药合用，通利二便，前后分消，湿邪得除，瘀热得去，黄疸自退。

【运用】

1. 辨证要点

本方为治疗湿热黄疸之常用方，其证属湿热并重。临床应用以一身面目俱黄、黄色鲜明、舌苔黄腻、脉沉数或滑数有力为辨证要点。

2. 加减变化

热重于湿者，可加黄柏、龙胆草以清热祛湿；湿重于热者，可加茯苓、泽泻、猪苓以利水渗湿；胁痛明显者，可加柴胡、川楝子以疏肝理气。

3. 现代运用

本方常用于急性黄疸型传染性肝炎、胆囊炎、胆石症、钩端螺旋体病等所引起的黄疸，证属湿热内蕴者。

【附方】

1. 栀子柏皮汤（《伤寒论》）

栀子十五枚（10 g）　甘草一两，炙（3 g）　黄柏二两（6 g）　上三味，以水四升，煮取一升半，去滓，分温再服。功用：清热利湿。主治：黄疸，热重于湿证。症见身热，发黄，心烦懊侬，口渴，苔黄。

2. 茵陈四逆汤（《伤寒微旨论》）

甘草　茵陈各二两（各6 g）　干姜一两半（4.5 g）　附子一个，破八片（6 g）

功用：温里助阳，利湿退黄。主治：阴黄。症见黄色晦暗，皮肤冷，背恶寒，手足不温，身体沉重，神倦食少，口不渴或渴喜热饮，大便稀溏，舌淡苔白，脉紧细或沉细无力。

茵陈蒿汤与栀子柏皮汤均主治阳黄，其证均因湿热内蕴所致。但栀子柏皮汤以栀子伍黄柏，以清热为主，故适用于湿热黄疸属热重于湿者。茵陈四逆汤以茵陈与干姜、附子配伍，共奏温阳利湿退黄之功，故主治寒湿内阻之阴黄。

【文献摘要】

1. 原书主治

《伤寒论·辨阳明病脉证并治》："伤寒七八日，身黄如橘子色，小便不利，腹微满者，茵陈蒿汤主之。"《金匮要略·黄疸病脉证并治》："谷疸之为病，寒热不食，食即头眩，心胸不安，久久发黄为谷疸，茵陈蒿汤主之。"

2. 方论选录

柯琴《伤寒来苏集·伤寒附翼》："太阳、阳明俱有发黄症，但头汗而身无汗，则热不外越；小便不利，则热不下泄，故瘀热在里而渴饮水浆。然黄有不同，证在太阳之表，当汗而发之，故用麻黄连翘赤小豆汤，为凉散法。证在太阳阳明之间，当以寒胜之，用栀子柏皮汤，乃清火法。在阳明之里，当泻之于内，故立本方，是逐秽法。茵陈禀北方之色，经冬不凋，傲霜凌雪，偏受大寒之气，故能除热邪留结，率栀子以通水源，大黄以除胃热，令瘀热从小便而泄，腹满自减，肠胃无伤，乃合引而竭之之义，亦阳明利水之奇法也。"

【医案选录】

《张聿青医案》：华左，遍体面目俱黄，中脘痞满，湿热蕴遏，恐其由标及本。西茵陈、制川朴、赤白苓、泽泻、青蒿、山栀、广橘皮、制半夏、木猪苓、上湘军各二钱（好酒浸透、后下）。

二诊：脘痞稍减，黄疸略退，药既应手，守前法再望转机。茵陈二钱，冬术（炒炭）二钱，泽泻二钱，砂仁七分，黑山栀二钱，上湘军二钱，橘皮一钱，猪苓一钱五分，川朴一钱，官桂五分，制半夏一钱五分，焦麦芽三钱。

三诊：面目色黄稍退，而热退不清，还是湿热壅遏熏蒸之所致也，再淡以渗之，苦以泄之。官桂（后入）五分，豆豉三钱，黑山栀三钱，制半夏一钱五分，猪苓二钱，郁金一钱五分，茵陈三钱，冬术炭二钱，赤白苓各二钱，杏仁二钱，泽泻一钱五分。

四诊：黄疸已退，然形色瘦夺，脾土无不虚之理，当为兼顾。野于术（炒）二钱，广皮一钱，猪苓二钱，云苓四钱，茵陈二钱，泽泻二钱，焦麦仁四钱，官桂（后入）五分，制半夏一钱五分，枳实一钱，竹茹一钱。

五诊：黄疸大势虽退，而湿热未能尽澈，小溲未清，足跗带肿，还是湿热坠下，再培土而分利湿邪。于术一钱五分，大腹皮二钱，川通草一钱，茯苓三钱，炒冬瓜皮一两，泽泻一钱五分，木猪苓二钱，焦苍术一钱，生熟米仁各三钱，茵陈一钱五分。

六诊：诸病向安，惟气色尚滞，宜鼓舞脾土，土旺自能胜湿也。人参须五分，茵陈二钱，云茯苓四钱，猪苓一钱五分，制半夏一钱五分，野于术二钱，炮姜三分，焦苍术一钱，泽泻一钱五分，广皮一钱。

七诊：补气运脾渗湿，证情又见起色，再为扩充。人参须五分，苍术一钱，于术二钱，茵陈二钱，猪苓一钱五分，云茯苓三钱，炒冬瓜皮五钱，炮姜炭四分，泽泻一钱五分，生熟薏仁各三钱，谷芽三钱。

按：此案黄疸乃因湿热蕴遏致面目俱黄，故初诊用茵陈蒿汤加味以清热利湿退黄，为了防止苦寒伤脾胃，又配伍苦温之品以除湿。首战告捷，二诊仍守原方原法，黄渐退，湿渐去，此时脾土虚象已现，故四、五诊仍以培土为主，及至后期，正气虚象亦现，加用参须、苍白术等扶正以固本。由于此病乃黄疸显现于外，故始终以茵陈退黄，其用药辨证细微，可资借鉴。

三仁汤

《温病条辨》

【组成】杏仁五钱（15 g）　飞滑石六钱（18 g）　白通草二钱（6 g）　白蔻仁二钱（6 g）　竹叶二钱（6 g）　厚朴二钱（6 g）　生薏苡仁六钱（18 g）　半夏五钱（15 g）

【用法】甘澜水八碗，煮取三碗，每服一碗，日三服（现代用法：水煎服）。

【功用】宣畅气机，清利湿热。

【主治】湿温初起及暑温夹湿之湿重于热证。症见头痛恶寒，身重疼痛，肢体倦怠，面色淡黄，胸闷不饥，午后身热，苔白不渴，脉弦细而濡。

【方解】本方是治疗湿温初起，邪在气分，湿重于热的常用方剂。外感时令湿热之邪与停滞于内的湿邪相合，酿成湿温。诚如薛生白所言："太阴内伤，湿饮停聚，客邪再至，内外相引，故病湿热。"（《温热经纬》）卫阳为湿邪遏阻，则见头痛恶寒；湿性重浊，故身重疼痛、肢体倦怠；湿热蕴于脾胃，运化失司，气机不畅，则见胸闷不饥；湿为阴邪，旺于申酉，邪正交争，故午后身热。其证颇多疑似，为防误治，吴瑭于《温病条辨》中明示"三戒"：一不可见其头痛恶寒，以为伤寒而汗之，汗伤心阳，则神昏耳聋，甚则目瞑不欲言；二不可见其中满不饥，以为停滞而下之，下伤脾胃，湿邪乘势下注，则为洞泄；三不可见其午后身热，以为阴虚而用柔药润之，湿为阴邪，再加柔润阴药，两阴相合，则有锢结不解之势。治疗唯宜宣畅气机、清热利湿。方中杏仁宣利上焦肺气，气行则湿化；白蔻仁芳香化湿，行气宽中，畅中焦之脾气；薏苡仁甘淡性寒，渗湿利水使湿热从下焦而去。三仁合用，分消三焦，是为君药。滑石、通草、竹叶甘寒淡渗，加强君药利湿清热之功，是为臣药。半夏、厚朴行气化湿，散结除满，是为佐药。综观全方，本方选用轻灵宣畅利窍之品，集芳香化湿、淡渗利湿、苦温燥湿于一体，更兼以宣展气机，使上焦津气畅行无阻，中焦水湿运化自如，下焦湿邪自有出路，体现了以除湿为主、清热为辅的立方宗旨。

【运用】

1. 辨证要点

本方主治属湿温初起，湿重于热之证。临床应用以头痛恶寒、身重疼痛、午后身热、苔白不渴为辨证要点。

2. 加减变化

湿温初起，卫分症状较明显者，可加藿香、香薷以解表化湿；寒热往来者，可加青蒿、草果、薏苡仁以和解化湿。

3. 现代运用

本方常用于肠伤寒、胃肠炎、肾盂肾炎、肾小球肾炎及关节炎等属湿重于热者。

4. 使用注意

舌苔黄腻，热重于湿者则不宜使用。

【文献摘要】

1. 原书主治

《温病条辨》："头痛恶寒，身重疼痛，舌白不渴，脉弦细而濡，面色淡黄，胸闷不饥，午后身热，状若阴虚，病难速已，名曰湿温。汗之则神昏耳聋，甚则目瞑不欲言，下之则洞泄，润之则病深不解，长夏深秋冬日同法，三仁汤主之。"

2. 方论选录

吴瑭《温病条辨》："湿为阴邪，自长夏而来，其来有渐，且其性氤氲黏腻，非若寒邪之一汗即解，温凉之一凉则退，故难速已。世医不知其为湿温，见其头痛恶寒、身重疼痛也，以为伤寒而汗之，汗伤心阳，湿随辛温发表之药蒸腾上逆，内蒙心窍则神昏，上蒙清窍则耳聋目瞑不言。见其中满不饥，以为停滞而大下之，误下伤阴，而重抑脾阳之升，脾气转陷，湿邪乘势内渍，故洞泄。见其午后身热，以为阴虚而用柔药润之，湿为胶滞阴邪，再加柔润阴药，二阴相合，同气相求，遂有锢结而不可解之势。惟以三仁汤轻开上焦肺气，盖肺主一身之气，气化则湿亦化也。"

【医案选录】

《吴鞠通医案》：初十日，某，六脉俱弦而细，左手沉取数而有力，面色淡黄，目白睛黄。自春分午后身热，至今不愈。曾经大泻后，身软不渴，现在虽不泄泻，大便久未成条，午前小便清，午后小便赤浊。与湿中之热之苦辛寒法。飞滑石六钱，茵陈四钱，苍术炭三钱，云苓皮五钱，杏仁三钱，晚蚕沙三钱，生苡仁五钱，黄芩二钱，白通草一钱五分，海金沙四钱，黄连一钱。煮三碗，分三次服。十三日，于前方内去苍术炭，加石膏，增黄连、黄芩。

第三节 利水渗湿

利水渗湿剂，适用于水湿壅盛所致的水肿、泄泻等证。常用甘淡利水药如茯苓、泽泻、猪苓等为主组方。代表方如五苓散、猪苓汤。

五苓散

《伤寒论》

【组成】猪苓十八铢（9 g），去皮　泽泻一两六铢（15 g）　白术十八铢（9 g）　茯苓十八铢（9 g）　桂枝半两（6 g），去皮

【用法】捣为散，以白饮和服方寸匕，日三服，多饮暖水，汗出愈，如法将息（现代用法：散剂，每服 6～10 g；汤剂，水煎服，多饮热水，取微汗，用量按原方比例酌定）。

【功用】利水渗湿，温阳化气。

【主治】膀胱气化不利之蓄水证。症见小便不利，头痛微热，烦渴欲饮，甚则水入即吐；或脐下动悸，吐涎沫而头目眩晕；或短气而咳；或水肿、泄泻；舌苔白，脉浮或浮数。

【方解】本方主治病症虽多，但其病机均为水湿内盛，膀胱气化不利所致。在《伤寒论》中原治蓄水证，乃由太阳表邪不解，循经传腑，导致膀胱气化不利，而成太阳经腑同病。太阳表邪未解，故头痛微热；水湿内停，膀胱气化失司，故小便不利；水蓄不化，郁遏阳气，气不化津，津液不得上承于口，故渴欲饮水；原有水蓄下焦，饮入之水不得输布而上逆，致水入即吐，故此又称“水逆证”；水湿内盛，泛溢肌肤，则为水肿；水湿之邪，下注大肠，则为泄泻；水湿稽留肠胃，升降失常，清浊相干，则为霍乱吐泻；水饮停于下焦，水气内动，则脐下动悸；水湿停聚，久而不去则成痰饮，痰饮上泛，肺气不利，则吐涎沫，短气而咳。痰饮为阴邪，易蔽阻阳气，清阳不升，浊阴不降，则脐下悸动、头晕目眩。治宜以利水渗湿为主，兼以温阳化气之法。方中重用泽泻为君，以其甘淡，直达肾与膀胱，利水渗湿。臣以茯苓、猪苓之淡渗，此三药全在利水。佐以白术、茯苓健脾以运化水湿，用于脾虚水停而为痰饮、水肿、小便不利者甚宜。《素问·灵兰秘典论》谓：“膀胱

者，州都之官，津液藏焉，气化则能出矣。”膀胱的气化有赖于阳气的蒸腾，故方中又佐以桂枝温阳化气以助利水，解表散邪以祛表邪，《伤寒论》示人服后当饮暖水，以助发汗，使表邪从汗而解。诸药相伍，甘淡渗利为主，佐以温阳化气，使水湿之邪从小便而去。

【附方】

猪苓汤（《伤寒论》）

猪苓去皮　茯苓　泽泻　阿胶　滑石碎，各一两（各10 g）　以水四升，先煮四味，取二升，去滓，内阿胶烊消，温服七合，日三服（现代用法：水煎服，阿胶分二次烊化）。功用：利水，养阴，清热。主治：水热互结证。症见小便不利，发热，口渴欲饮或心烦不寐，亦可兼有咳嗽、呕恶、下利，舌红苔白或微黄，脉细数。又治血淋，小便涩痛，点滴难出，小腹满痛者。

本方与五苓散均为利水渗湿之常用方，其中泽泻、猪苓、茯苓为两方共有药物，皆治小便不利、身热口渴。然五苓散证乃因水湿内盛，膀胱气化不利而致，故配伍桂枝温阳化气兼解太阳未尽之邪，白术健脾燥湿，共成温阳化气利水之剂；本方所治之证乃因邪气入里化热，水热互结，灼伤阴津而成里热阴虚、水气不利之证，故配伍滑石清热利湿，阿胶滋阴润燥，共成利水清热养阴之方。

【运用】

1．辨证要点

本方渗湿利水，兼有化气之功。临床应用以小便不利、舌苔白、脉浮或缓为辨证要点。

2．加减变化

水肿兼有表证者，可与越婢汤合用；兼腹胀者，加陈皮、枳实以理气消胀；水湿壅盛者，可与五皮散合用；泄泻偏于热者，须去桂枝，可加车前子、木通以利水清热。

3．现代运用

本方常用于急慢性肾炎、水肿、肝硬化腹水、心源性水肿、急性肠炎、尿潴留、脑积水等属水湿内停者。

【文献摘要】

1. 原书主治

《伤寒论·辨太阳病脉证并治》:“太阳病,发汗后,大汗出,胃中干,烦躁不得眠,欲得饮水者,少少与饮之,令胃气和则愈。若脉浮,小便不利,微热消渴者,五苓散主之。”“中风发热,六七日不解而烦,有表里证,渴欲饮水,水入则吐者,名曰水逆,五苓散主之。”

2. 方论选录

柯琴《伤寒来苏集·伤寒附翼》:“凡中风、伤寒,结热在里,热伤气分,必烦渴饮水,治之有二法:表证已罢,而脉洪大,是热邪在阳明之半表里,用白虎加人参清火以益气;表证未罢,而脉仍浮数,是寒邪在太阳之半表里,用五苓散,饮暖水,利水而发汗。此因表邪不解,心下之水气亦不散,既不能为溺,更不能生津,故渴;及与之水,非上焦不受,即下焦不通,所以名为水逆。水者肾所司也,泽泻味咸入肾,而培水之本;猪苓黑色入肾,以利水之用;白术味甘归脾,制水之逆流;茯苓色白入肺,清水之源委,而水气顺矣。然表里之邪,谅不因水利而顿解,故必少加桂枝,多服暖水,使水津四布,上滋心肺,外达皮毛,溱溱汗出,表里之寒热两除也。白饮和服,亦啜稀粥之微义,又复方之轻剂矣。本方非能治消渴也,注者不审消渴之理及水逆之性,称为化气回津之剂,夫四苓之燥,桂枝之热,何所恃而津回?岂知消渴与水逆不同,消字中便见饮水多能消,则不逆矣。”(《伤寒来苏集·伤寒附翼》)

【医案选录】

《名医类案》:程仁甫治孚谭汪尚新之父,年五十余。六月间,忽小便不通,更数医已五日矣。予诊其六脉沉而细,曰夏月伏阴在内,因用冷水、凉药过多,气不化而愈不通矣。用五苓散倍加肉桂,外用葱白煎水,热洗,一剂顿通。

按:夏月湿重,因用冷水、凉药过多而损其阳,阳气不化,津气不行,水湿相结,小便不通。用五苓散利水湿,化阳气。重用肉桂,外用葱白热洗,更使阳气通行,气化有力,故一剂顿通。

第四节　温化寒湿

温化寒湿剂，适用于阳虚不能化水或湿从寒化所致的痰饮、水肿等。常用温阳药如干姜、桂枝、附子，与健脾祛湿药如茯苓、白术等为主组方。代表方如苓桂术甘汤、真武汤、实脾散。

苓桂术甘汤

《金匮要略》

【组成】茯苓四两（12 g）　桂枝去皮三两（9 g）　白术二两（6 g）　甘草炙，二两（6 g）

【用法】上四味，以水六升，煮取三升，去滓，分温三服（现代用法：水煎服）。

【功用】温阳化饮，健脾利湿。

【主治】中阳不足之痰饮。症见胸胁支满，目眩心悸，短气而咳，舌苔白滑，脉弦滑或沉紧。

【方解】本方所治痰饮乃由中阳素虚，脾失健运，气化不利，水湿内停所致。盖脾主中州，职司气化，为气机升降之枢纽，若脾阳不足，健运失职，则湿滞而为痰为饮。痰饮随气升降，无处不到，停于胸胁，则见胸胁支满；上凌心肺，则致心悸、短气而咳；阻滞中焦，清阳不升，则见头晕目眩；舌苔白滑、脉沉滑或沉紧皆为痰饮内停之征。仲景有“病痰饮者，当以温药和之”（《金匮要略》）的论述，故治当温阳化饮、健脾利水。本方重用甘淡之茯苓为君，健脾利水、渗湿化饮，既能消除已聚之痰饮，又善平饮邪之上逆。桂枝为臣，功能温阳化气、平冲降逆。苓、桂相合则温阳化气、利水平冲之力更甚一筹。白术为佐，功能健脾燥湿，苓、术相须，为健脾渗湿的常用组合，在此体现了治生痰之源以治本之意；白术得桂枝，温运之力更宏，也是温阳健脾的常用组合。炙甘草用于本方，其用有三：一可合桂枝以辛甘化阳，以助温补中阳之力；二可合白术益气健脾，崇土以利制水；三可调和诸药，功兼佐使之用。四药合用，温阳健脾以助化饮，淡渗利湿以平冲逆，全方温而不燥，利而不峻，标本兼顾，配伍严谨，为治疗痰饮病之和剂。

此方服后，当小便增多，是饮从小便而去之征，故原方用法之后有“小便当利”之说。此亦即《金匮要略》“夫短气有微饮者，当从小便去之”之意。

【运用】

1. 辨证要点

本方为治疗中阳不足痰饮病之代表方。临床应用以胸胁支满、目眩心悸、舌苔白滑为辨证要点。

2. 加减变化

眩晕甚者，加泽泻，利水渗湿以消饮邪；咳嗽痰多者，加半夏、陈皮以燥湿化痰；心下痞或腹中有水声者，可加枳实、生姜以消痰散水。

3. 现代运用

本方适用于慢性支气管炎、支气管哮喘、心源性水肿、慢性肾小球肾炎水肿、梅尼埃病、神经官能症等属水饮停于中焦者。

4. 使用注意

饮邪化热，咳痰黏稠者，非本方所宜。

【文献摘要】

1. 原书主治

《金匮要略·痰饮咳嗽病脉证并治》：“心下有痰饮，胸胁支满，目眩，苓桂术甘汤主之。”“夫短气有微饮，当从小便去之，苓桂术甘汤主之；肾气丸亦主之。”

2. 方论选录

赵以德：“心胞络脉循胁出胸下。《灵枢》曰：胞络是动，则胸胁支满，此痰饮积其处而为病也。目者心之使，心有痰水，精不上注入目，故眩。《本草》：茯苓能制痰水，伐肾邪，痰，水类也，治水必自小便出之，然其水淡渗手太阴，引入膀胱，故用为君。桂枝乃手少阴经药，能调阳气，开经络，况痰水得温则行，用之为臣。白术除风眩，燥痰水，除胀满，以佐茯苓。然中满勿食甘，用甘草何也？盖桂枝之辛，得甘则佐其发散，和其热而使不僭也；复益土以制水，甘草有茯苓则不支满而反渗泄。《本草》曰：甘草能下气，除烦满也。”（《金匮玉函经二注》）

真武汤

《伤寒论》

【组成】茯苓三两（9 g）　芍药三两（9 g）　白术二两（6 g）　生姜切，三两（9 g）　附子一枚（9 g）炮，去皮，破八片

【用法】以水八升，煮取三升，去滓，温服七合，日三服（现代用法：水煎服）。

【功用】温阳利水。

【主治】阳虚水泛证。症见畏寒肢厥，小便不利，心下悸动不宁，头目眩晕，身体筋肉瞤动，站立不稳，四肢沉重疼痛，浮肿，腰以下为甚；或腹痛，泄泻；或咳喘呕逆。舌质淡胖，边有齿痕，舌苔白滑，脉沉细。

【方解】本方为治疗脾肾阳虚，水湿泛溢的基础方。《伤寒论》所载真武汤方证共两处，一是太阳病发汗太过，水气内动；一是少阴病，肾阳亏虚，水气内停。两者起始虽不同，而其发病皆为阳虚水泛所致。盖水之制在脾，水之主在肾，脾阳虚则湿难运化，肾阳虚则水不化气而致水湿内停。肾中阳气虚衰，寒水内停，则小便不利；水湿泛溢于四肢，则沉重疼痛或肢体浮肿；水湿流走肠间，“湿盛则濡泻”，而见腹痛下利；上逆肺胃，则或咳或呕；水气凌心，则心悸；水湿中阻，清阳不升，则头眩。若由太阳病发汗太过，耗阴伤阳，阳失温煦，加之水渍筋肉，则身体筋肉瞤动、站立不稳。其证因于阳虚水泛，故治疗当以温阳利水为基本治法。本方以附子为君药，附子乃纯阳燥烈之品，用之温肾助阳，以化气行水，兼暖脾土，以温运水湿。肾阳虚衰必致脾阳不足，臣以茯苓利水渗湿，使水邪从小便去；白术健脾燥湿。佐以生姜之温散，既助附子温阳散寒，又合苓、术宣散水湿。白芍亦为佐药，其义有四：一者利小便以行水气，《本经》言其能“利小便”，《名医别录》亦谓之“去水气，利膀胱”；二者益阴柔肝，缓急以止腹痛；三者敛阴舒筋以解筋肉瞤动；四者可防止附子燥热伤阴，以利于久服缓治。如此组方，温脾肾以助阳气，利小便以祛水邪。

【运用】

1．辨证要点

本方为温阳利水之基础方。临床应用以小便不利、肢体沉重或浮肿、舌

质淡胖、苔白脉沉为辨证要点。

2．加减变化

水寒射肺而咳者，加干姜、细辛温肺化饮，加五味子敛肺止咳；阴盛阳衰而下利甚者，去芍药之阴柔，加干姜以助温里散寒；水寒犯胃而呕者，加重生姜用量以和胃降逆，可更加吴茱萸、半夏以助温胃止呕。

3．现代运用

本方常用于慢性肾小球肾炎、心源性水肿、甲状腺功能低下、慢性支气管炎、慢性肠炎、肠结核等属脾肾阳虚，水湿内停者。

【文献摘要】

1．原书主治

《伤寒论·辨太阳病脉证并治》："太阳病，发汗，汗出不解，其人仍发热，心下悸，头眩，身瞤动，振振欲擗地者，真武汤主之。"《伤寒论·辨少阴病脉证并治》："少阴病，二三日不已，至四五日，腹痛，小便不利，四肢沉重疼痛，自下利者，此为有水气。其人或咳，或小便利，或下利，或呕者，真武汤主之。"

2．方论选录

张璐："真武汤方，本治少阴病水饮内结，所以首推术、附兼茯苓、生姜之运脾渗水为务，此人所易明也。至用芍药之微旨，非圣人不能。盖此证虽曰少阴本病，而实缘水饮内结，所以腹痛自利，四肢疼重，而小便反不利也。若极虚极寒，则小便必清白无禁矣，安有反不利之理哉？则知其人不但真阳不足，真阴亦已素亏，或阴中伏有阳邪所致。若不用芍药固护其阴，岂能胜附子之雄烈乎？即如附子汤、桂枝加附子汤、芍药甘草附子汤，皆芍药与附子并用，其温经护营之法，与保阴回阳不殊。后世用药能获仲景心法者几人哉！"（《伤寒缵论》）

【医案选录】

《临证指南医案》：陈，痛久气乱，阳微，水谷不运，蕴酿聚湿，胃中之阳日薄，痰饮水湿必倾囊上涌，而新进水谷之气，与宿邪再聚复出，致永无痊期。仲景云：饮邪当以温药和之，又云：不渴者，此为饮邪未去故也，则知理阳通阳，诚有合于圣训，断断然矣，真武汤。

戴，十二月间诊得阳微，浊饮上干为咳，不能卧，曾用小青龙汤减去麻黄、细辛，服后已得着枕而卧……交惊蛰阳气发泄，病势再炽。顷诊，脉来濡弱无神，痰饮咳逆未已，谅非前法可效，宗仲景真武汤法，以熟附配生姜，通阳逐饮立法。真武汤去白术，加用人参。

按：痰饮是继发性的致病因素，多为脏腑功能紊乱、水液代谢失调所致。陈案乃平素中焦阳虚，水液不运而致聚湿生痰。故宗仲师“病痰饮者，当以温药和之”之训，投真武汤而病愈。戴案亦为阳气不足，痰饮停肺而致喘咳气逆，不得卧。治宜温肺化饮而平喘，故于小青龙汤去麻黄、细辛，减其发散之力，以免重伤阳气。服之阳复饮化，咳喘平而能安卧。至次年初春，阳气发泄，致阳愈虚而喘咳复作，此时非补气温阳则病终难痊，故投真武汤。去术而加参者，以增其益气之力耳。

第五节　祛风胜湿

祛风胜湿剂，适用于风湿在表所致的头痛身重或风湿侵袭痹阻经络所致的腰膝顽麻痛痹等证。常用祛风湿药如羌活、独活、防风、秦艽、桑寄生等为主组方。代表方如羌活胜湿汤、独活寄生汤。

独活寄生汤

《备急千金要方》

【组成】独活三两（9 g）　桑寄生　杜仲　牛膝　细辛　秦艽　茯苓　肉桂心　防风　川芎　人参　甘草　当归　芍药　干地黄各二两（各6 g）

【用法】上㕮咀，以水一斗，煮取三升，分三服，温身勿冷也（现代用法：水煎服）。

【功用】祛风湿，止痹痛，益肝肾，补气血。

【主治】痹证日久，肝肾两虚，气血不足证。症见腰膝疼痛、痿软，肢节屈伸不利或麻木不仁，畏寒喜温，心悸气短，舌淡苔白，脉细弱。

【方解】本方为治疗久痹而肝肾两虚，气血不足之常用方。痹证乃因感受风寒湿邪而成，日久不愈，肝肾易损，气血已耗。风寒湿邪客于肢体关节，气血运行不畅，故见腰膝疼痛，久则肢节屈伸不利或麻木不仁，正如《素问·痹论》所言："痹在于骨则重，在于脉则不仁。"肾主骨，肝主筋，邪客筋骨，日久必致损伤肝肾，耗伤气血。又肝肾不足，则见腰膝痿软；气血耗伤，故心悸气短。《素问·逆调论》云："营气虚则不仁，卫气虚则不用，营卫俱虚则不仁且不用。"由此可见，风寒湿邪痹着于筋骨，肝肾不足，气血两虚，为本证的基本病机。

方中重用独活为君，辛苦微温，善治伏风，除久痹，且性善下行，以祛下焦与筋骨间的风寒湿邪。臣以细辛、防风、秦艽、桂心，细辛入少阴肾经，搜剔阴经之风寒湿邪，又除经络留湿；秦艽祛风湿，舒筋络而利关节；桂心温经散寒，通利血脉；防风祛一身之风而胜湿，君臣相伍，共祛风寒湿邪。本证因痹证日久而见肝肾两虚，气血不足，遂佐入桑寄生、杜仲、牛膝以补肝肾、强筋骨，且桑寄生兼可祛风湿，牛膝尚能活血以通利肢节筋脉；当归、川芎、地黄、白芍合用有四物汤之意，养血和血，人参、茯苓、甘草健脾益气，以上诸药合用，具有补肝肾、益气血之功。且白芍与甘草相合，尚能柔肝缓急，以助舒筋。当归、川芎、牛膝、桂心活血，寓"治风先治血，血行风自灭"之意。甘草调和诸药，兼使药之用。纵观全方，以祛风寒湿邪为主，辅以补肝肾、益气血之品，邪正兼顾，祛邪不伤正，扶正不留邪。

【运用】

1. 辨证要点

本方为治疗久痹而致肝肾两虚，气血不足证之常用方。临床应用以腰膝冷痛、肢节屈伸不利、心悸气短、脉细弱为辨证要点。

2. 加减变化

痹证疼痛较剧者，可酌加制川乌、制草乌、白花蛇等以助搜风通络，活血止痛；湿邪偏盛者，去地黄，酌加防己、薏苡仁、苍术以祛湿消肿；寒邪偏盛者，酌加附子、干姜以温阳散寒；正虚不甚者，可减地黄、人参。

3. 现代运用

本方常用于慢性关节炎、类风湿关节炎、风湿性坐骨神经痛、腰肌劳损、骨质增生等属风寒湿痹日久，正气不足者。

4. 使用注意

痹证之属湿热实证者忌用。

【文献摘要】

1. 原书主治

《备急千金要方》："治腰背痛，独活寄生汤。夫腰背痛者，皆犹肾气虚弱，卧冷湿地当风所得也，不时速治，喜流入脚膝，为偏枯冷痹缓弱疼重，或腰痛挛脚重痹，宜急服此方。"

2. 方论选录

张秉成："此亦肝肾虚而三气乘袭也，故以熟地、牛膝、杜仲、寄生补肝益肾，壮骨强筋。归、芍、川芎和营养血，所谓治风先治血，血行风自灭也。参、苓、甘草益气扶脾，又所谓祛邪先补正，正旺则邪自除也。然病因肝肾先虚，其邪必乘虚深入，故以独活、细辛之入肾经，能搜伏风，使之外出，桂心能入肝肾血分而祛寒。秦艽、防风为风药卒徒，周行肌表，且又风能胜湿耳。"（《成方便读》）。

【医案选录】

《丁甘仁医案》：腰髀痹痛连及胯腹，痛甚则泛口恶清涎，纳谷减少，难于转侧。腰为少阴之府，髀为太阳之经，胯腹为厥阴之界，产后血虚，风寒湿乘隙入太阳、少阴、厥阴之络，荣卫痹塞不通，厥气上逆，挟痰湿阻于中焦，胃失下顺之旨，脉象尺部沉细，寸关弦涩，苔薄腻。书云：风胜为行痹，寒胜为痛痹，湿胜为着痹。痛为寒痛，寒郁湿着，显然可见。恙延两月之久，前师谓肝气入络者，又谓血不养筋者。理亦近是，究未能审其致病之源。鄙拟独活寄生汤合吴茱萸汤加味，温经达邪，泄肝化饮。紫丹参、云茯苓、全当归、大白芍、川桂枝、青防风、厚杜仲、怀牛膝、熟附片、北细辛、仙半夏、淡吴萸、川独活、桑寄生，服药 5 剂，腰髀胯腹痹痛大减，泛恶亦止。惟六日未更衣，谷食无味。去细辛、半夏，加砂仁七分，半硫丸钱半，吞服。又服 2 剂。腑气已通，谷食亦香。去半硫丸、吴萸，加生白术钱半、生黄芪三钱。服 10 剂。诸恙均愈，得以全功。

按：丁氏审证求因，认为此痹乃产后血虚，寒郁湿着于太阳、少阴、厥阴之络，又兼虚寒呕吐。故用独活寄生汤合吴茱萸汤加味治疗，果见速效。

附

八正散

《太平惠民和剂局方》

【组成】车前子　瞿麦　萹蓄　滑石　山栀子仁　甘草炙　木通　大黄面裹煨，去面，切，焙，各一斤（各500 g）

【用法】上为散，每服二钱，水一盏，入灯心，煎至七分，去滓，温服，食后临卧。小儿量力少少与之（现代用法：散剂，每服6～10 g，灯心煎汤送服；汤剂，加灯心，水煎服，用量根据病情酌定）。

【功用】清热泻火，利水通淋。

【主治】湿热淋证。症见尿频尿急，溺时涩痛，淋沥不畅，尿色浑赤，甚则癃闭不通，小腹急满，口燥咽干，舌苔黄腻，脉滑数。

【方解】本方为治疗热淋的常用方，其证因湿热下注膀胱所致。湿热阻于膀胱，水道不利，故尿频尿急、溺时涩痛、淋沥不畅，甚则癃闭不通；湿热蕴蒸，故尿色浑赤；湿热郁遏，气机不畅，则少腹急满；津液不布，则口燥咽干。治宜清热利水通淋。方中以瞿麦、萹蓄清热泻火、利水通淋，为君药。其中瞿麦苦寒，降心火、利小肠，逐膀胱湿热，为治淋要药，并能兼走血分，活血以通淋。萹蓄利水通淋，湿热淋证尤宜。木通、滑石、车前子、栀子清热利湿通淋，共为臣药。其中木通苦寒清热利水，宣通湿滞，导小肠之热下行；滑石性寒沉降，使湿热渗利，渴即自止；车前子利水通淋而不伤气，水道利则清浊分。热盛成淋，单用上述利水通淋之品，清热之力似有不足，故以栀子、大黄为佐，清热泻火，导湿热下行，又能入血分，凉血活血止血，对气病及血，热迫血溢之“鼻衄”“血淋”，使已成之瘀血下行，未溢之血宁谧。炙甘草甘缓止痛，防诸药苦寒伤胃，并能调和诸药，用梢则可引药力直至前阴，使药物主要作用于膀胱和尿道，为使药。用法中加灯心草味淡气轻，清心泻火，导热下行。全方共奏清热泻火、利水道通淋涩之效。

方中木通、山栀子仁、大黄、车前子、灯心诸药，皆入心经，俱有清心泻火解毒之功。同时，还能通利小肠、导湿热下行，合滑石、篇蓄、瞿麦以增利水通淋之效，故又云：“治小便亦涩，或癃闭不通，及热淋、血淋。”因此《太平惠民和剂局方》原用本方“治大人、小儿心经邪热，一切蕴毒……”

【运用】

1．辨证要点

本方为主治湿热淋证之常用方。临床应用以尿频尿急、溺时涩痛、舌苔黄腻、脉滑数为辨证要点。

2．加减变化

本方苦寒清利，凡淋证属湿热下注者均可用之。属血淋者，宜加生地、大蓟、小蓟、白茅根以凉血止血；石淋者，可加金钱草、海金沙、石韦等以化石通淋；膏淋者，宜加萆薢、菖蒲以分清化浊；湿热带下，色黄味腥，腰腹胀痛，口苦咽干者，可加苍白术、黄芩、薏苡仁以除湿清热。

3．现代运用

常用于膀胱炎、尿道炎、急性前列腺炎、泌尿系结石、肾盂肾炎、术后或产后尿潴留等属湿热下注者。

【文献摘要】

1．原书主治

《太平惠民和剂局方》：“治大人、小儿心经邪热，一切蕴毒，咽干口燥，大渴引饮，心忪面热，烦躁不宁，目赤睛疼，唇焦鼻衄，口舌生疮，咽喉肿痛。又治小便赤涩，或癃闭不通，及热淋、血淋，并宜服之。”

2．方论选录

汪昂：“此手足太阳、手少阳药也。木通、灯草，清肺热而降心火，肺为气化之源，心为小肠之合也。车前清肝热而通膀胱，肝脉络于阴器，膀胱津液之府也。瞿麦、萹蓄，降火通淋，此皆利湿而兼泻热者也。滑石利窍散结，栀子、大黄苦寒下行，此皆泻热而兼利湿者也。甘草合滑石为六一散，用梢者，取其径达茎中，甘能缓痛也。虽治下焦而不专于治下，必三焦通利，水乃下行也。”（《医方集解·利湿之剂》）

甘露消毒丹

《医效秘传》

【组成】飞滑石十五两（450 g）　淡黄芩十两（300 g）　绵茵陈十一两（330 g）　石菖蒲六两（180 g）　川贝母　木通各五两（各 150 g）　藿香　连翘　白蔻仁

薄荷　射干各四两（各120 g）

【用法】生晒研末，每服三钱，开水调下；亦可神曲糊丸，如弹子大，开水化服（现代用法：散剂，每服6～9 g；丸剂，每服9～12 g；汤剂，水煎服，用量按原方比例酌定）。

【功用】利湿化浊，清热解毒。

【主治】湿温时疫，邪在气分，湿热并重。症见发热倦怠，胸闷腹胀，肢酸咽痛，身目发黄，颐肿口渴，小便短赤，泄泻淋浊，舌苔白或厚腻或干黄，脉濡数或滑数。

【方解】本方主治湿温、时疫，邪留气分，湿热并重，且湿热蕴而化毒之证。湿热交蒸，则发热、肢酸、倦怠；湿热熏蒸肝胆，则身目发黄；热毒上壅，故口渴、咽颐肿痛；湿邪中阻，则胸闷腹胀；湿热下注，则小便短赤，甚或泄泻、淋浊；舌苔白、厚腻或干黄为湿热稽留气分之征。治宜利湿化浊，清热解毒。方中重用滑石、茵陈、黄芩，其中滑石清热解暑、利水渗湿，两擅其功；茵陈善清利湿热；黄芩清热燥湿，泻火解毒。三药相合，最合湿热并重之病机，共为君药。湿热留滞，易阻气机，故臣以石菖蒲、藿香、白豆蔻行气化湿，悦脾和中，令气化湿行；木通清热利湿。热毒上攻，颐肿咽痛，故佐以连翘、射干、贝母、薄荷，合以清热解毒、散结消肿而利咽止痛，薄荷辛凉又可宣畅气机。纵观全方，利湿清热，两相兼顾，且以芳香行气悦脾，寓气行则湿化之义；佐以解毒利咽，令湿热疫毒俱去，诸症自除。

【运用】

1. 辨证要点

本方治疗湿温时疫，湿热并重之证，为夏令暑湿季节常用方，故王士雄誉之为“治湿温时疫之主方”。临床应用以身热肢酸、口渴尿赤或咽颐肿痛、舌苔白腻或微黄为辨证要点。

2. 加减变化

黄疸明显者，宜加栀子、大黄清泄湿热；咽颐肿甚，可加山豆根、板蓝根、牛蒡子等以解毒消肿利咽。

3．现代运用

本方常用于肠伤寒、急性胃肠炎、黄疸型传染性肝炎、胆囊炎等证属湿热并重者。

4．使用注意

湿热入营、谵语舌绛者，则非本方所宜。

【文献摘要】

1．原书主治

《医效秘传》："时毒疠气……邪从口鼻皮毛而入，病从湿化者，发热目黄，胸满，丹疹，泄泻，其舌或淡白，或舌心干焦，湿邪犹在气分者，用甘露消毒丹治之。"

2．方论选录

王士雄《温热经纬》："此治湿温时疫之主方也……温湿蒸腾，更加烈日之暑，烁石流金，人在气交之中，口鼻吸受其气，留而不去，乃成湿温疫疠之病，而为发热倦怠、胸闷腹胀、肢酸咽肿、斑疹身黄、颐肿口渴、溺赤便闭、吐泻疟痢、淋浊疮疡等证。但看病人舌苔淡白，或厚腻，或干黄者，是暑湿热疫之邪尚在气分，悉以此丹治之立效，并主水土不服诸病。"

二妙散

《丹溪心法》

【组成】黄柏炒　苍术米泔水浸，炒（各 15 g）

【用法】上二味为末，沸汤，入姜汁调服（现代用法：为散剂，各等分，每次服 3 ~5 g 或为丸剂，亦可作汤剂，水煎服）。

【功用】清热燥湿。

【主治】湿热下注证。症见筋骨疼痛，两足痿软，足膝红肿疼痛，湿热带下，下部湿疮、湿疹，小便短赤，舌苔黄腻。

【方解】本方为治疗湿热下注之基础方。湿热下注，着于下肢，使筋脉弛缓，则两足痿软无力，而成痿证。湿热痹阻筋脉，以致筋骨疼痛、足膝红肿疼痛；湿热下注于带脉与前阴，则为带下臭秽或下部湿疮；小便短赤、舌苔黄腻是为湿热之征。治宜清热燥湿。方中黄柏为君，取其苦以燥湿、寒以清热，其性沉降，长于清下焦湿热。臣以苍术，辛散苦燥，长于健脾燥湿。

二药相伍，清热燥湿，标本兼顾。入姜汁调服，其一制黄柏苦寒之性，其二固护胃气。取其辛散以助药力，增强通络止痛之功。

【运用】

1. 辨证要点

本方为治疗湿热下注所致痹、痿、脚气、带下、湿疮等病证的基础方，其清热燥湿之力较强，宜于湿热俱重之证。临床应用以足膝肿痛、小便短赤、舌苔黄腻为辨证要点。

2. 加减变化

运用本方宜根据病证之不同适当加味。湿重于热以苍术为君药，用量可大于黄柏；如热重于湿，则以黄柏为君，用量可大于苍术；湿热并重者，两药等量。湿热痿证，可加豨莶草、木瓜、萆薢等祛湿热、强筋骨；湿热脚气，宜加薏苡仁、木瓜、槟榔等渗湿降浊；下部湿疮、湿疹，可加赤小豆、土茯苓等清湿热、解疮毒。

3. 现代运用

本方适用于风湿性关节炎、阴囊湿疹、阴道炎等属湿热下注者。

【附方】

1. 三妙丸（《医学正传》）

黄柏四两（120 g），切片，酒拌，略炒　苍术六两（180 g），米泔浸一二宿，细切，焙干　川牛膝二两（60 g），去芦　上为细末，面糊为丸，如梧桐子大，每服五七十丸（10～15 g），空腹，姜、盐汤下。功用：清热燥湿。主治：湿热下注之痿痹。症见两脚麻木、肿痛或如火烙之热，痿软无力。

2. 四妙丸（《成方便读》）

黄柏　苍术　牛膝　薏苡仁各八两（各240 g）　水泛为丸，每服6～9 g，温开水送下。功用：清热利湿，舒筋壮骨。主治：湿热痿证。症见两足麻木，痿软，肿痛。

三妙丸即二妙散加牛膝。牛膝能补肝肾、强筋骨、引药下行，故三妙丸专治下焦湿热之两脚麻木、痿软无力。再加薏苡仁，即为四妙丸。薏苡仁能渗湿，且能舒筋缓急，故四妙丸主治湿热下注之痿证。

【文献摘要】

1. 原书主治

《丹溪心法》："治筋骨疼痛因湿热者。有气加气药，血虚者加补药，痛甚者加生姜汁，热辣服之。"

2. 方论选录

张秉成："二妙丸苍术、黄柏，治湿热盛于下焦，而成痿证者。夫痿者，萎也，有软弱不振之象。其病筋脉弛长，足不任地，步履歪斜，此皆湿热不攘，蕴留经络之中所致。然湿热之邪，虽盛于下，其始未尝不从脾胃而起，故治病者必求其本，清流者必洁其源。方中苍术，辛苦而温，芳香而燥，直达中州，为燥湿强脾之主药。但病既传于下焦，又非治中可愈，故以黄柏苦寒下降之品，入肝肾直清下焦之湿热，标本并治，中下两宜。如邪气盛而正不虚者，即可用之。"

实脾散

《重订严氏济生方》

【组方】厚朴去皮，姜制，炒　白术　木瓜去瓣　木香不见火　草果仁　大腹子　附子炮，去皮脐　白茯苓去皮　干姜炮，各一两（各30 g）　甘草炙，半两（15 g）

【用法】上㕮咀，每服四钱（12 g），水一盏半，生姜五片，大枣一枚，煎至七分，去滓，温服，不拘时服（现代用法：加生姜、大枣，水煎服，用量按原方比例酌减）。

【功用】温阳健脾，行气利水。

【主治】阳虚水肿证。症见身半以下肿甚，手足不温，口中不渴，胸腹胀满，大便溏薄，舌苔白腻，脉沉弦而迟者。

【方解】本方所治之水肿，亦谓阴水，乃由脾肾阳虚，阳不化水，水气内停所致。水湿内盛，泛溢肌肤，则肢体浮肿；水为阴邪，其性下趋，故身半以下肿甚；脾肾阳虚，失于温煦，则手足不温；水气内阻，气机不畅，则胸腹胀满；脾阳不足，腐熟无权则便溏；口中不渴、舌苔白腻、脉沉弦而迟为阳虚水停之征。治宜温阳实脾，恢复脾肾的制水功能。方中以附子、干姜为君，附子善于温肾阳而助气化以行水；干姜偏于温脾阳而助运化以制水，二药相合，温肾暖脾，抑阴扶阳，共化水湿。臣以茯苓、白术渗湿健脾，使水湿从小便去。佐以木瓜酸温，除湿醒脾和中，于土中泻木；厚朴、木香、大腹子（槟榔）、草果行气导滞，令气化则湿化，气顺则胀消，且草果、厚朴兼可燥湿，槟榔且能利水。甘草、生姜、大枣益脾和中，生姜兼能温散水气，甘草还可调和诸药，同为佐使之用。诸药相伍，脾肾同治，而以温脾阳为主；寓行气于温利之中，令气行则湿化。

【运用】

1. 辨证要点

本方为治疗脾肾阳虚水肿之常用方。临床应用以身半以下肿甚、胸腹胀满、舌淡苔腻、脉沉迟为辨证要点。

2. 加减变化

气短乏力，倦惰懒言者，可加黄芪补气以助行水；心悸怔忡者，加重附子的用量，并加生龙骨、灵磁石；小便不利，水肿甚者，可加猪苓、泽泻以增利水消肿之功；大便秘结者，可加牵牛子以通利二便。

3. 现代运用

本方常用于慢性肾小球肾炎、心源性水肿、肝硬化腹水等属于脾肾阳虚气滞者。

4. 使用注意

若属阳水者，非本方所宜。

【文献摘要】

1. 原书主治

《重订严氏济生方·水肿门》："阴水为病，脉来沉迟，色多青白，不烦不渴，小便涩少而清，大腑多泄，此阴水也，则宜用温暖之剂，如实脾散、复元丹是也。"

2. 方论选录

张秉成："夫水有阴阳，治宜各别。阳水者，其人素禀阳盛，或酒饮蓄聚，或湿热蕴留，久则脾胃日虚，不能运化，或发于内，或溢于外，为肿为胀，所由来也。阴水者，纯是阳虚土败，土不制水而然。经云：湿盛则地泥。故脾旺则运化行而清浊分，其清者为气、为血、为津、为液；浊者为汗、为溺，而分消矣。则知治水当以实脾为首务也。白术、甘草补脾之正药，然非姜、附之大辛大热助火生土，何以建其温补健运之功？而后腹皮、茯苓之行水，厚朴、木香之快气，各奏厥功。草豆蔻芳香而燥，治太阴独胜之寒；宣木瓜酸涩而温，疏脾土不平之木。祛邪匡正，标本得宜耳。”（《成方便读》）

羌活胜湿汤

《脾胃论》

【组成】羌活　独活各一钱（各6 g）　藁本　防风　甘草炙，各五分（各3 g）　蔓荆子三分（2 g）　川芎二分（1.5 g）

【用法】上㕮咀，都作一服；水二盏，煎至一盏，去滓，食后温服（现代用法：作汤剂，水煎服）。

【功用】祛风，胜湿，止痛。

【主治】风湿在表之痹证。症见肩背痛不可回顾，头痛身重或腰脊疼痛，难以转侧，苔白，脉浮。

【方解】本证由汗出当风或久居湿地，风湿之邪侵袭肌表所致。风湿相搏，郁于肌腠，阻于经络，则头痛身重、肩背或腰脊疼痛、难以转侧；苔白、脉浮为风湿郁于肌表之象。风湿在表，宜从汗解，故法当祛风胜湿、宣痹止痛。方中羌活、独活共为君药，二者皆为辛苦温燥之品，其辛散祛风，味苦燥湿，性温散寒，故皆可祛风除湿、通利关节。其中羌活善祛上部风湿，独活善祛下部风湿，两药相合，能散一身上下之风湿，通利关节而止痹痛。臣以防风、藁本，疏散太阳经之风寒。佐以川芎活血行气，祛风止痛；蔓荆子亦轻浮上行，主散头面之邪，并可清利头目，俱为佐药。使以甘草调和诸药。综合全方，以辛苦温散之品为主组方，共奏祛风胜湿之效，使客于肌表之风湿随汗而解。

【运用】

1．辨证要点

本方长于祛风胜湿止痛，主治风湿在表之头身重痛而表证不明显者。临床应用以头身重痛或腰脊疼痛、苔白脉浮为辨证要点。

2．加减变化

湿邪较重，肢体酸楚甚者，可加苍术、细辛以助祛湿通络；郁久化热者，宜加黄芩、黄柏等清里热。

3. 现代运用

本方适用于风湿性关节炎、类风湿关节炎、强直性脊柱炎等属风湿在表者。

【文献摘要】

1. 原书主治

《脾胃论》："如肩背痛，不可回顾，此手太阳气郁而不行，以风药散之。如背痛项强，腰似折，项似拔，上冲头痛者，乃足太阳经之不行也，以羌活胜湿汤主之。"

2. 方论选录

张璐《张氏医通》："此治头项之湿，故用羌、防、芎、藁一派风药，以祛上盛之邪。然热虽上浮，湿本下著，所以复用独活透达少阴之经。其妙用尤在缓取微似之汗，故剂中加用甘草，以缓诸药辛散之性，则湿著之邪，亦得从中缓去，无藉大开汗孔，急驱风邪之法，使肌腠馁弱无力，湿邪因之内缩，但风去而湿不去也。"

小　结

祛湿剂按其功用分为燥湿和胃、清热祛湿、利水渗湿、温化寒湿、祛风胜湿五类。

1. 燥湿和胃

平胃散燥湿运脾、行气和胃，为治疗湿滞脾胃之基础方，以脘腹胀满、舌苔厚腻为主症。藿香正气散外散风寒、内化湿浊，主治外感风寒、内伤湿滞之霍乱吐泻证。

2. 清热祛湿

茵陈蒿汤清泻瘀热、利湿退黄，主治一身面目俱黄之湿热黄疸。八正散集滑石、木通等一派清热利水通淋药于一方，为治湿热淋证之常用方剂。三仁汤与甘露消毒丹皆可用治湿温，三仁汤利湿之力大于清热，适用于湿温初起，邪在气分之湿重于热证。甘露消毒丹清热与利湿并重，适用于湿温时疫，邪在气分之湿热并重证。二妙散清热燥湿，为主治湿热下注之痿、痹及下部湿疮的基础方。

3．利水渗湿

五苓散与猪苓汤均为利水渗湿之常用方，泽泻、猪苓、茯苓为二方共有药物，皆治小便不利。然五苓散主治证乃因水湿内盛、膀胱气化不利，配伍桂枝、白术，而成温阳化气利水之剂。猪苓汤所主治证乃因邪气入里化热，水热互结，灼伤阴津，故佐滑石、阿胶，共成利水清热养阴之方。

4．温化寒湿

苓桂术甘汤温阳化饮，是治中阳不足、饮停心下之痰饮病的基础方。真武汤与实脾散均主治阳虚水肿，具温补脾肾、利水渗湿之功。前者以附子为君，故偏于温肾，兼能敛阴缓急，主治阳虚水肿而见腹痛下利、四肢沉重疼痛者；后方以附子、干姜共为药，故偏于温脾，兼能行气导滞，主治阳虚水肿兼有胸腹胀满者。

5．祛风胜湿

羌活胜湿汤祛风胜湿，适用于风湿在表、身痛肢重之证。独活寄生汤祛风湿且有补益作用，适用于痹证日久、肝肾不足、气血两虚之证。

复习思考题

1．试述平胃散与藿香正气散的组方原理。

2．试述三仁汤主治证的病因病机及组方原理。何谓《温病条辨》治湿温初起之“三戒”？

3．比较五苓散与猪苓汤在组成、功用与主治方面的异同。

4．结合主治病证简述独活寄生汤的组方原理及配伍特点。

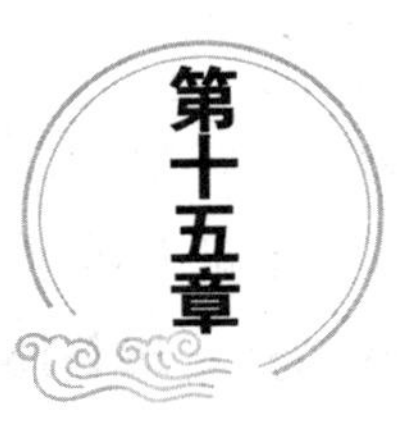

第十五章

祛痰剂

凡以祛痰药为主组成，具有消除痰涎作用，治疗各种痰病的方剂，统称祛痰剂。属“八法”中的“消法”。

痰可以是病理产物，也能成为致病因素，痰病的范围很广，临床表现多样，“在肺则咳，在胃则呕，在头则眩，在心则悸，在背则冷，在胁则胀，其变不可胜穷也”（《医方集解》）。常见的病证有咳嗽、喘促、头痛、眩晕、胸痹、呕吐、中风、痰厥、癫狂、惊痫，以及痰核、瘰疬等。

痰病的种类较多，就其性质而言，可分湿痰、热痰、燥痰、寒痰、风痰等。因此，本章祛痰剂相应分为燥湿化痰、清热化痰、润燥化痰、温化寒痰和化痰息风等五类。

祛痰剂中又常配伍理气药，因痰随气而升降，气滞则痰聚，气顺则痰消，诚如庞安常所说：“善治痰者，不治痰而治气，气顺则一身之津液亦随气而顺矣。”至于痰流经络、肌腠而为瘰疬、痰核者，又常结合软坚散结之法，随其虚实寒热而调之。

治疗痰病，不仅要消除已生之痰，而且要着眼于杜绝生痰之本。《景岳全书》云：“五脏之病，虽能生痰，然无不由乎脾肾。盖脾主湿，湿动则为痰，肾主水，水泛亦为痰，故痰之化，无不在脾，而痰之本，无不在肾。”因此，治痰剂中每多配伍健脾祛湿药，有时酌配益肾之品，以图标本同治，张介宾曾说：“善治痰者，惟能使之不生，方是补天之手。”

应用祛痰剂时，首先应辨别痰病的性质，分清寒热燥湿的不同。同时，应注意病情，辨清标本缓急。有咳血倾向者，不宜使用燥热之剂，以免引起大量出血；表邪未解或痰多者，慎用滋润之品，以防壅滞留邪，病久不愈。

第一节　燥湿化痰

燥湿化痰剂，适用于湿痰证。湿痰多由脾失健运、湿郁气滞所致。症见咳吐多量稠痰，痰滑易咯，胸脘痞闷，恶心呕吐，眩晕，肢体困重，食少口腻，舌苔白腻或白滑，脉缓或滑等。常用燥湿化痰药如半夏、南星等为主，配伍健脾祛湿及理气之品，如白术、茯苓及陈皮、枳实等组成方剂。代表方如二陈汤、温胆汤、茯苓丸。

二陈汤

《太平惠民和剂局方》

【组成】半夏汤洗七次　橘红各五两（15 g）　白茯苓三两（9 g）　甘草炙，一两半（4.5 g）

【用法】上药㕮咀，每服四钱（12 g），用水一盏，生姜七片，乌梅一个，同煎六分，去滓，热服，不拘时候（现代用法：加生姜 7 片，乌梅 1 个，水煎温服）。

【功用】燥湿化痰，理气和中。

【主治】湿痰证。症见咳嗽痰多，色白易咯，恶心呕吐，胸膈痞闷，肢体困重或头眩心悸，舌苔白滑或腻，脉滑。

【方解】本方证多由脾肺功能失调，湿无以化，湿聚成痰，郁积而成。湿痰为病，犯肺致肺失宣降，则咳嗽痰多；痰阻气机，胃失和降，则恶心呕吐；阻于胸膈，气机不畅，则感痞闷不舒；留注肌肉，则肢体困重；阻遏清阳，则头目眩晕；痰浊凌心，则为心悸。治宜燥湿化痰，理气和中。方中半夏辛温性燥，善燥湿化痰、和胃降逆，为君药。橘红为臣，既可燥湿化痰，又能理气行滞。君臣相配，寓意有二：一为等量合用，不仅相辅相成，增强燥湿化痰之力，而且体现治痰先理气、气顺则痰消之意；二为半夏、橘红皆以陈久者良，而无过燥之弊，故方名“二陈”。此为本方燥湿化痰的基本结构。佐以茯苓健脾渗湿，渗湿以助化痰之力，健脾以杜生痰之源。煎加生姜，既能制半夏之毒，又能协助半夏化痰降逆、和胃止呕；加入一颗乌梅，收敛肺气，与半夏、橘红相伍，散中兼收，防其燥散伤正之虞，均为佐药。以甘草为佐使，健脾和中，调和诸药。综合本方，结构严谨，散收相合，标本兼顾，燥湿理气祛已生之痰，健脾渗湿杜生痰之源，共奏燥湿化痰、理气和中之功。

【运用】

1. 辨证要点

本方为燥湿化痰的基础方。临床应用以咳嗽、呕恶、痰多色白易咯、舌苔白腻、脉滑为辨证要点。

2. 加减变化

本方加减化裁，可用于多种痰证。治湿痰，可加苍术、厚朴以增燥湿化痰之力；治热痰，可加胆南星、瓜蒌以清热化痰；治寒痰，可加干姜、细辛以温化寒痰；治风痰眩晕，可加天麻、僵蚕以化痰息风；治食痰，可加山楂、莱菔子、麦芽以消食化痰；治郁痰，可加香附、青皮、郁金以解郁化痰；治火痰，加石膏、青黛；治痰流经络之瘰疬、痰核，可加海藻、昆布、牡蛎以软坚化痰。

3. 现代运用

本方常用于慢性支气管炎、慢性胃炎、梅尼埃病、神经性呕吐等属湿痰者。

4. 使用注意

因本方性燥，故燥痰者慎用；吐血、消渴、阴虚、血虚者忌用本方。

【附方】

1. 导痰汤（《传信适用方》引皇甫坦方）

半夏四两（120 g），汤洗七次　天南星一两（30 g），细切，姜汁浸　枳实去瓤，一两（30 g）　橘红一两（30 g）　赤茯苓一两（30 g）　上为粗末。每服三大钱（9 g），水二盏，生姜十片，煎至一盏，去滓，食后温服（现代用法：加生姜 4 片，水煎服，用量按原方比例酌减）。功用：燥湿祛痰，行气开郁。主治：痰厥证。症见头目眩晕或痰饮壅盛，胁肋胀满，胸膈痞塞，头痛呕逆，喘急痰嗽，涕唾稠黏，舌苔厚腻，脉滑。

2. 涤痰汤（《奇效良方》）

南星姜制　半夏汤洗七次，各二钱半（各 7.5 g）　枳实麸炒，二钱（6 g）　茯苓去皮，二钱（6 g）　橘红一钱半（4.5 g）　石菖蒲　人参各一钱（各39）　竹茹七分（2 g）　甘草半钱（1.5 g）　上作一服。水二盅，生姜五片，煎至一盅，食后服（现代用法：加生姜3片，水煎服）。功用：涤痰开窍。主治：中风痰迷心窍证。症见舌强不能言，喉中痰鸣，辘辘有声，舌苔白腻，脉沉滑或沉缓。

以上二方皆由二陈汤化裁而成，均有燥湿化痰之功。导痰汤是二陈汤去乌梅、甘草，加天南星、枳实而成。天南星增半夏燥湿化痰之力，枳实助橘红理气化痰之功，故燥湿化痰行气之力较二陈汤为著，主治痰浊内阻、气机不畅之痰厥等证。涤痰汤又在导痰汤基础上加石菖蒲、竹茹、人参、甘草，较之导痰汤又多开窍扶正之功，常用治中风痰迷心窍、舌强不能言。

【文献摘要】

1. 原书主治

《太平惠民和剂局方》："治痰饮为患，或呕吐恶心，或头眩心悸，或中脘不快，或发为寒热，或因食生冷，脾胃不和。"

2. 方论选录

方广《丹溪心法附余》："此方半夏豁痰燥湿，橘红消痰利气，茯苓降气渗湿，甘草补脾和中。盖补脾则不生湿，燥湿渗湿则不生痰，利气降气则痰消解，可谓体用兼赅，标本两尽之药也。令人但见半夏性燥，便以他药代之，殊失立方之旨。"

【医案选录】

《古今图书集成·医部全录》：旧僚钱可久素善饮，面赤痰盛，大便不实。余以为肠胃湿痰壅滞，用二陈、芩、连、山栀、枳实、干葛、泽泻、升麻一剂，吐痰甚多，大便始实，此后日以黄连三钱（9 g）泡汤饮之而安。

按：二陈汤主治湿痰之证。除燥湿化痰外，尚具理气和中之功。此案乃肠胃湿痰阻滞，故以二陈蠲化湿痰，复佐芩、连、枳实等物，增其行气清泻之力，而驱肠胃湿痰之壅。

温胆汤

《三因极一病证方论》

【组成】半夏汤洗七次　竹茹　枳实麸炒，去瓤，各二两（各60 g）　陈皮三两（90 g）　甘草一两（30 g），炙　茯苓一两半（45 g）

【用法】上锉为散。每服四大钱（12 g），水一盏半，加生姜五片，大枣一枚，煎七分，去滓，食前服（现代用法：加生姜5片，大枣1枚，水煎服，用量按原方比例酌减）。

【功用】理气化痰，和胃利胆。

【主治】胆郁痰扰证。症见胆怯易惊，头眩心悸，心烦不眠，夜多异梦或呕恶呃逆，眩晕，癫痫，苔白腻，脉弦滑。

【方解】本方证由胆胃不和，痰热内扰所致。胆为清净之府，性喜宁谧而恶烦扰，喜柔和恶抑郁。若胆为邪扰，失其宁谧，则胆怯易惊、心烦不眠、夜多异梦、惊悸不安。倘若寒热有偏或七情所伤，损及少阳冲和之气，令胆郁气滞，则疏泄失职，影响脾胃运化，脾为生痰之源，痰湿由生，蒙蔽清窍，则可发为眩晕，甚至癫痫；痰浊内阻，胃气上逆，发为呕恶。治宜理气化痰，和胃利胆。方中半夏辛温，燥湿化痰、和胃止呕，为君药。臣以竹茹，取其甘而微寒，清热化痰，除烦止呕。半夏与竹茹相伍，一温一凉，化痰和胃、止呕除烦之功备；陈皮辛苦温，理气行滞，燥湿化痰；枳实辛苦微寒，降气导滞，消痰除痞。佐以茯苓，健脾渗湿，以杜生痰之源；煎加生姜、大枣调和脾胃，且生姜兼制半夏毒性。以甘草为使，调和诸药。综合全方，半夏、陈皮、生姜偏温，竹茹、枳实偏凉，温凉兼进，令全方不寒不燥，理气化痰以和胃，胃气和降则胆郁得舒，痰浊得去则胆无邪扰，如是则复其宁谧，诸症自愈。

【运用】

1．辨证要点

本方为治疗胆郁痰扰所致不眠、惊悸、呕吐及眩晕、癫痫证的常用方。临床应用以心烦不寐、眩悸呕恶、苔白腻、脉弦滑为辨证要点。

2．加减变化

心热烦甚者，加黄连、山栀、豆豉以清热除烦；口燥舌干者，去半夏，加麦冬、天花粉以润燥生津；失眠者，加琥珀粉、远志以宁心安神；惊悸者，加珍珠母、生牡蛎、生龙齿以重镇定惊；呕吐呃逆者，酌加苏叶或苏梗、枇杷叶、旋覆花以降逆止呕；眩晕者，可加天麻、钩藤以平肝息风；癫痫抽搐者，可加胆星、钩藤、全蝎以息风止痉。

3．现代运用

本方常用于神经官能症、急慢性胃炎、消化性溃疡、慢性支气管炎、梅尼埃病、更年期综合征、癫痫等属胆郁痰扰者。

【文献摘要】

1．原书主治

《三因极一病证方论》："治大病后虚烦不得眠，此胆寒故也，此药主之。又治惊悸。"《三因极一病证方论》："治心胆虚怯，触事易惊，或梦寐不祥，或异象惑，遂致心惊胆慑，气郁生涎，涎与气搏，变生诸证，或短气悸乏，或复自汗，四肢浮肿，饮食无味，心虚烦闷，坐卧不安。"

2．方论选录

汪昂《医方集解·和解之剂》："此足少阳、阳明药也。橘、半、生姜之辛温，以之导痰止呕，即以之温胆；枳实破滞；茯苓渗湿；甘草和中；竹茹开胃土之郁，清肺金之燥，凉肺金即所以平肝木也。如是则不寒不燥而胆常温矣。"

【医案选录】

《名医验案类编》：陈光文令郎，4 岁……跌仆坠水，受惊所致。昏厥不省，口开眼闭，喉间痰响，手足抽搐。面舌俱白，指纹滞黑，脉动滑，乃跌仆坠水受惊受湿，痰热阻塞气机所致。以温胆汤开达上下以治之。处方：广陈皮钱半，半夏钱半，菖蒲钱半，茯苓二钱，枳实一钱，贝母三钱，黄连一钱，钩藤一钱，竹叶一钱，竹油二钱，姜汁一分，甘草五分。前方甫灌一匙，呕出痰涎而苏，尽剂而瘥。

按：此案用药以豁痰透络为主，避去呆滞之品，是深得此中之味者。

第二节　清热化痰

清热化痰剂，适用于热痰证。热痰多由邪热盛，灼津为痰或痰郁生热化火，痰浊与火热互结而成。症见咳吐黄痰，咯吐不利，舌红苔黄腻，脉滑数，以及由痰热所致的胸痛、眩晕、惊痫等。多以胆南星、瓜蒌、川贝等清热化痰药为主，配伍理气药如枳实、陈皮等组成方剂。代表方如清气化痰丸、小陷胸汤、滚痰丸。

清气化痰丸

《医方考》

【组成】陈皮去白　杏仁去皮尖　枳实麸炒　黄芩酒炒　瓜蒌仁去油　茯苓各一两（各30 g）　胆南星　制半夏各一两半（各45 g）

【用法】姜汁为丸。每服6 g，温开水送下（现代用法：以上8味，除瓜蒌仁霜外，其余黄芩等7味药粉碎成细粉，与瓜蒌仁霜混匀，过筛。另取生姜100 g，捣碎加水适量，压榨取汁，与上述粉末泛丸，干燥即得。每服6～9 g，每日2次，小儿酌减；亦可作汤剂，加生姜水煎服，用量按原方比例酌减）。

【功用】清热化痰，理气止咳。

【主治】痰热咳嗽。症见咳嗽气喘，咯痰黄稠，胸膈痞闷，甚则气急呕恶，烦躁不宁，舌质红，苔黄腻，脉滑数。

【方解】本证多因脾失健运，津液凝滞，为火邪煎熬而成痰热，故见痰稠色黄、咯之不爽。痰随火升降，火引痰横行，流阻于肺，则肺气失宣而见咳嗽；有碍于胃，则胃气不降而见呕恶；阻塞气机，则气不得行而见胸膈痞闷。舌红、苔黄腻、脉滑数，均为痰热之征。治宜清热化痰、理气止咳。方中胆南星苦凉、瓜蒌仁甘寒，均长于泻肺火、化痰热，瓜蒌仁尚能导痰热从大便而下，二者共为君药。制半夏虽属辛温之品，但与苦寒之黄芩相配，一化痰散结，一清热降火，既相辅相成，又相制相成，共为臣药。治痰者当须降其火，治火者必须顺其气，故佐以杏仁降利肺气以宣上，陈皮理气化痰以畅中，枳实破气化痰以宽胸，半夏与黄芩也有辛开苦降之意，有利于气机的条畅，并佐茯苓健脾渗湿以杜生痰之源。使以姜汁为丸，用为开痰之先导。诸药合用，化痰与清热、理气并进，俾气顺则火降，火清则痰消，痰消则火无所附，诸症悉除。

【运用】

1．辨证要点

本方为治疗痰热咳嗽的常用方。临床应用以咯痰黄稠、胸膈痞闷、舌红苔黄腻、脉滑数为辨证要点。

2. 加减变化

痰多气急者，可加鱼腥草、桑白皮；痰稠胶黏难咯者，可减半夏用量，加青黛、蛤粉；便秘者，加大黄、芒硝；恶心呕吐明显者，加竹茹；烦躁不眠者，可去黄芩，加清热除烦之黄连、山栀，并酌加琥珀粉、远志等宁心安神之品。

3. 现代运用

本方常用于肺炎、急性支气管炎、慢性支气管炎急性发作等属痰热内结者。

【文献摘要】

1. 原书主治

《医方考》："此痰火通用之方也。"

2. 方论选录

汪昂《医方集解·除痰之剂》："此手足太阴之药，治痰火之通剂也。气能发火，火能役痰，半夏、南星以燥湿气，黄芩、瓜蒌以平热气，陈皮以顺里气，杏仁以降逆气，枳实以破积气，茯苓以行水气。水湿火热，皆生痰之本也。盖气之亢则为火，火退则还为正气而安其位矣，故化痰必以清气为先也。"

第三节　润燥化痰

润燥化痰剂，适用于燥痰证。燥痰多由燥邪灼津，炼液为痰所致。症见咳嗽甚或呛咳，咯痰不爽，痰黏成块或痰中带血，胸闷胸痛，口鼻干燥，舌干少津，苔干，脉涩等。临证组成方剂多以润肺化痰药如贝母、瓜蒌等为主，常配伍生津润燥药如天花粉及宣肺利气之品如桔梗等组成方剂。代表方如贝母瓜蒌散。

贝母瓜蒌散

《医学心悟》

【组成】贝母一钱五分（4.5 g）　瓜蒌一钱（3 g）　花粉　茯苓　橘红　桔梗各八分（各2.5 g）

【用法】水煎服。

【主治】燥痰咳嗽。症见咳嗽呛急，咯痰不爽，涩而难出，咽喉干燥哽痛，苔白而干。

【方解】《医学心悟》云：“湿痰多生于脾，燥痰多生于肺。”肺为娇脏，不耐寒热，喜清肃而恶燥。燥痰之证如《成方便读》所言：“燥痰者，由于火灼肺金，津液被灼为痰，其咳则痰少而难出。”由于肺受火刑，水津不布，反为其火灼烁成痰，故成燥痰之证。燥痰在肺，肺失肃降，而见咳嗽痰黏；津伤液少，气道干涩，则咯痰不爽，涩而难出；肺燥阴伤，燥胜则干，故见咽干口燥；阴津不足，痰浊在里，则见苔白而干。治宜润肺清热，理气化痰。方中贝母苦甘微寒，润肺清热、化痰止咳；瓜蒌甘寒微苦，润肺清热、理气化痰，通胸膈之壅痹，与贝母相须为用，是为润肺清热化痰的常用组合，共为君药。臣以天花粉，既清降肺热，又生津润燥，可助君药之力。痰因湿聚，湿自脾来，痰又易阻滞气机，无论湿痰抑或燥痰，皆须配伍橘红理气化痰、茯苓健脾渗湿，此乃祛痰剂配伍通则，但橘红温燥、茯苓渗利，故用量颇轻；少佐贝母、瓜蒌、花粉于寒性药中，则可去性存用，并能加强脾运，输津以润肺燥。桔梗宣肺化痰，且引诸药入肺经，为佐使药。全方清润宣化并用，肺脾同调，而以润肺化痰为主，且润肺而不留痰，化痰又不伤津，如此则肺得清润而燥痰自化，宣降有权而咳逆自平。

本方与清燥救肺汤、麦门冬汤同治燥咳，但本方证为燥热伤肺，灼津为痰所致，故方中以贝母、瓜蒌为主，旨在润燥化痰，主治燥痰咳嗽、痰稠难咯；清燥救肺汤证为新感温燥，耗气伤阴之重证，故方中以桑叶宣肺，配伍石膏清热、麦冬润燥、人参益气，旨在清宣燥热，主治温燥伤肺、身热头痛、干咳少痰、口渴等；麦门冬汤证为肺胃阴虚，气火上逆，故方中以大量麦冬配伍半夏、人参，旨在滋阴润肺、降逆下气，主治虚热肺痿、咳唾涎沫等。

【运用】

1．辨证要点

本方为治疗燥痰证的常用方。临床应用以咳嗽呛急、咯痰难出、咽喉干燥、苔白而干为辨证要点。

2. 加减变化

兼感风邪，咽痒而咳，微恶风者，可加桑叶、杏仁、蝉蜕、前胡、牛蒡子等宣肺散邪；燥热较甚，咽喉干涩哽痛明显者，可加麦冬、玄参、生石膏等清燥润肺；声音嘶哑、痰中带血者，可去橘红，加南沙参、阿胶、白及等养阴清肺、化痰止血。

3. 现代运用

本方可用于肺结核、肺炎等属燥痰证者。

4. 使用注意

对于肺肾阴虚，虚火上炎之咳嗽，则非所宜。

【文献摘要】

1. 原书主治

《医学心悟》：“燥痰涩而难出，多生于肺，肺燥则润之，贝母瓜蒌散。”

2. 方论选录

程国彭：“大抵痰以燥湿为分……湿痰滑而易出，多生于脾，脾实则消之，二陈汤，甚则滚痰丸；脾虚则补之，六君子汤。兼寒、兼热，随证加药。燥痰涩而难出，多生于肺，肺燥则润之，贝母瓜蒌散。”（《医学心悟》）

第四节 温化寒痰

温化寒痰剂，适用于寒痰证。寒痰多由阳虚生寒，水湿不运，寒与痰浊凝滞所致。症见咳吐白痰，胸闷脘痞，气喘哮鸣，畏寒肢冷，舌苔白腻，脉弦滑或弦紧等。临证多以温化寒痰药如干姜、细辛、白芥子、半夏等为主组方。代表方如苓甘五味姜辛汤、三子养亲汤。

三子养亲汤

《皆效方》，录自《杂病广要》

【组成】紫苏子（9 g） 白芥子（9 g） 莱菔子（9 g）（原书未著剂量）

【用法】上药各洗净，微炒，击碎。看何证多，则以所主者为君，余次之。每剂不过三钱（9 g），用生绢小袋盛之，煮作汤饮，代茶水啜用，不宜煎熬太过（现代用法：三药微炒，捣碎，布包微煮，频服）。

【功用】温肺化痰，降气消食。

【主治】痰壅气逆食滞证。症见咳嗽喘逆，痰多胸痞，食少难消，舌苔白腻，脉滑。

【方解】本方原为老年人咳嗽，气逆痰痞者而设。年老中虚，纳运无权，每致停食生痰，痰盛壅肺，肺失宣降，故见咳嗽喘逆、痰多胸痞、食少难消等症。治宜温肺化痰、降气消食。故立化痰消食之法，方中白芥子温肺化痰、行气畅膈，苏子降气化痰、止咳平喘，莱菔子消食导滞、下气祛痰。三药相伍，各有所长，白芥子长于豁痰，苏子长于降气，莱菔子长于消食，临证当视痰壅、气逆、食滞三者之孰重孰轻而定何药为君，余为臣佐。

对于方中三药的炮制，原书要求“微炒、击碎”，可防止辛散耗气，减少辛味对咽喉、肺胃的不良刺激，尤能使莱菔子由生用性升变为性降下气；捣碎则利于有效成分煎出。在用法上，每剂不过三钱，布包微煎，代茶频服，可使药力缓行。

【运用】

1. 辨证要点

本方为治疗痰壅气逆食滞证的常用方。临床运用以咳嗽痰多、食少胸痞、舌苔白腻、脉滑为辨证要点。无论男女老少，皆可用之，尤以老年人为宜。

2. 加减变化

常与二陈汤合用，有助于提高疗效；若兼有表寒，可再合用三拗汤；如以寒痰凝滞为主，则重用白芥子，酌加干姜、细辛、半夏等以助温化寒痰。如病情得以缓解，可改用六君子汤以善其后。

3. 现代运用

本方常用于顽固性咳嗽、慢性支气管炎、支气管哮喘、肺心病等属痰壅气逆食滞者。

4. 使用注意

本方终属治标之剂，服后一待病情缓解，即当标本兼治。气虚者不宜单独使用。

【文献摘要】

1. 原书主治

《杂病广要》录《皆效方》："高年咳嗽，气逆痰痞。"

2. 方论选录

张秉成《成方便读》："治老人气实痰盛，喘满懒食等证。夫痰之生也，或因津液所化，或因水饮所成。然亦有因食而化者，皆由脾运失常，以致所食之物，不化精微而化为痰。然痰壅则气滞，气滞则肺气失下行之令，于是为咳嗽、为喘逆等证矣。病因食积而起，故方中以莱菔子消食行痰；痰壅则气滞，以苏子降气行痰；气滞则膈塞，白芥子畅膈行痰。三者皆治痰之药，而又能于治痰之中各逞其长。食消气顺，喘咳自宁，而诸证自愈矣，又在用者之得宜耳。"

第五节　化痰息风

化痰息风剂，适用于内风夹痰证。多因素有痰浊，肝风内动，夹痰上扰所致。症见眩晕头痛或发癫痫，甚则昏厥，不省人事，舌苔白腻，脉弦滑等。临证组方常以平肝息风药与化痰药如天麻、半夏、胆南星、僵蚕、竹沥为主，配伍健脾祛湿药如茯苓、白术等组成方剂。代表方如半夏白术天麻汤。

半夏白术天麻汤

《医学心悟》

【组成】半夏一钱五分（4.5 g）　天麻　茯苓　橘红各一钱（各3 g）　白术三钱（9 g）　甘草五分（1.5 g）

【用法】生姜一片，大枣二枚，水煎服（现代用法：加生姜1片，大枣2枚，水煎服）。

【功用】化痰息风，健脾祛湿。

【主治】风痰上扰证。症见眩晕，头痛，胸膈痞闷，恶心呕吐，舌苔白腻，脉弦滑。

【方解】本方主治风痰上扰之眩晕证。其病多因脾气虚弱，运化失司，水湿内停，聚而成痰，痰阻清阳而致。《素问·五运行大论》曰：

“其不及，则已所不胜，侮而乘之。”土虚木横，肝木乘脾土，遂成肝风内动、挟痰上扰清空之证。《素问·至真要大论》云：“诸风掉眩，皆属于肝。”风性善行而数变，主动摇，肝风内动，则头眩物摇；又痰浊上逆，浊阴不降，阻遏清阳，故眩晕之甚，自觉天旋地转，遂作恶心呕吐。痰湿中阻，则胸闷。舌苔白腻、脉弦滑皆为风痰之象。治当化痰息风，健脾祛湿。方中半夏燥湿化痰，降逆止呕；天麻平肝息风，而止头眩，二者合用，为治风痰眩晕头痛之要药。李东垣在《脾胃论》中说：“足太阴痰厥头痛，非半夏不能疗；眼黑头眩，风虚内作，非天麻不能除。”天麻有“定风草”之称，故以二味为君药。以白术、茯苓为臣，健脾祛湿，能治生痰之源。佐以橘红理气化痰，俾气顺则痰消。使以甘草和中调药；煎加姜、枣调和脾胃，生姜兼制半夏之毒。综观全方，风痰并治，标本兼顾，但以化痰息风治标为主，健脾祛湿治本为辅。

本方亦系二陈汤加味而成，在原燥湿化痰的基础上，加入健脾燥湿之白术、平肝息风之天麻，而组成化痰息风之剂。

【运用】

1. 辨证要点

本方为治风痰眩晕、头痛的常用方。临床应用以眩晕头痛、舌苔白腻、脉弦滑为辨证要点。

2. 加减变化

眩晕较甚者，可加僵蚕、胆南星等以加强化痰息风之力；呕吐甚者，可加代赭石、旋覆花以镇逆止呕；兼气虚者，可加党参、生黄芪以益气；湿痰偏盛，舌苔白滑者，可加泽泻、桂枝以渗湿化饮。

3. 现代运用

本方常用于神经性眩晕、耳源性眩晕、高血压病、癫痫、面神经瘫痪等属风痰上扰者。

4. 使用注意

阴虚阳亢，气血不足所致之眩晕，不宜使用。

【文献摘要】《医学心悟》：“眩，谓眼黑，晕者，头旋也，古称头旋眼花是也。其中有肝火内动者，经云‘诸风掉眩，皆属肝木是也，逍遥散主之’。

有湿痰壅遏者，书云‘头旋眼花，非天麻、半夏不除是也，半夏白术天麻汤主之’。有气虚夹痰者，书曰‘清阳不升，浊阴不降，则上重下轻也，六君子汤主之’。亦有肾水不足，虚火上炎者，六味汤。亦有命门火衰，真阳上泛者，八味汤。此治眩之大法也。”

附

小陷胸汤

《伤寒论》

【组成】黄连一两（6 g）　半夏半升（12 g），洗　瓜蒌实大者一枚（20 g）

【用法】上三味，以水六升，先煮瓜蒌，取三升，去滓，内诸药，煮取二升，去滓，分温三服（现代用法：先煮瓜蒌，后纳他药，水煎温服）。

【功用】清热化痰，宽胸散结。

【主治】痰热互结证。症见胸脘痞闷，按之则痛，或心胸闷痛，或咳痰黄稠，舌红苔黄腻，脉滑数。

【方解】本方原治伤寒表证误下，邪热内陷，与痰浊结于心下的小结胸病。痰热互结心下或胸膈，气郁不通，故胃脘或心胸痞闷，按之则痛。苔黄腻、脉滑数为痰热内蕴之象。治宜清热涤痰、宽胸散结。方中全瓜蒌甘寒，清热涤痰、宽胸散结，用时先煮，意在“以缓治上”而通胸膈之痹。臣以黄连苦寒泄热除痞，半夏辛温化痰散结。二者一苦一辛，体现辛开苦降之法；与瓜蒌相伍，润燥相得，是为清热化痰、散结开痞的常用组合。

本方与大陷胸汤虽皆主治热实结胸，但大陷胸汤证为水热互结心下，涉及胸腹，病情较重，病势较急，可见心下痛、按之石硬，甚则从心下至少腹硬满而痛不可近、脉象沉紧，故用大黄、芒硝与甘遂配伍，泻热逐水破结；本方证为痰热互结心下，病位局限，病情较轻，病势较缓，仅见胸脘痞闷、按之始痛、脉象浮滑，故用瓜蒌与黄连、半夏相伍，清热涤痰散结。

【运用】

1．辨证要点

本方为治疗痰热结胸的常用方。临床应用以胸脘痞闷、按之则痛、舌红苔黄腻、脉滑数为辨证要点。

2. 加减变化

心胸闷痛者，加柴胡、桔梗、郁金、赤芍等以行气活血止痛；咳痰黄稠难咯者，可减半夏用量，加胆南星、杏仁、贝母等以清润化痰；方中加入破气除痞之枳实可提高疗效。

3. 现代运用

本方常用于急性胃炎、胆囊炎、肝炎、冠心病、肺心病、急性支气管炎、胸膜炎、胸膜粘连等属痰热互结心下或胸膈者。

【文献摘要】

1. 原书主治

《伤寒论·辨太阳病脉证并治》："小结胸病，正在心下，按之则痛，脉浮滑者，小陷胸汤主之。"

2. 方论选录

尤怡："胸中结邪，视结胸较轻者，为小结胸。其证正在心下，按之则痛，不似结胸之心下至少腹硬满而痛不可近也。其脉浮滑，不似结胸之脉沉而紧也。是以黄连之下热，轻于大黄；半夏之破饮，缓于甘遂；栝蒌之润利，和于芒硝。而其蠲除胸中结邪之意，则又无不同也。故曰小陷胸汤。"（《伤寒贯珠集》）

苓甘五味姜辛汤

《金匮要略》

【组成】茯苓四两（12 g）　甘草三两（9 g）　干姜三两（9 g）　细辛三两（5 g）　五味子半升（5 g）

【用法】上五味，以水八升，煮取三升，去滓，温服半升，日三服（现代用法：水煎温服）。

【功用】温肺化饮。

【主治】寒饮咳嗽。症见咳痰量多，清稀色白或喜唾涎沫，胸满不舒，舌苔白滑，脉弦滑。

【方解】本方原治支饮服小青龙汤后，咳虽减，但其人冲气上逆，出现气从小腹上冲胸咽之状，继投桂苓五味甘草汤，服已，冲气虽平，而反更咳，胸满者，系上焦饮邪未尽，寒饮持续发作。寒饮停肺，宣降违和，故咳嗽痰多、清稀色白；饮阻气机，故胸满不舒；饮邪犯胃，则喜唾涎沫。仲景有

“病痰饮者当以温药和之”的论述，故立温阳化饮之法。方以干姜为君，味辛性热，入肺经，守而不走，温肺化饮。《神农本草经》云其：“主胸满咳逆上气。”且可温运脾阳以化湿。臣以细辛，取其辛散之性，温肺散寒，助干姜温肺散寒化饮之力；复以茯苓健脾渗湿，化饮利水，一以导水饮之邪从小便而去，一以杜绝生饮之源，合干姜温化渗利，健脾助运。为防干姜、细辛耗伤肺气，又佐以五味子敛肺止咳，与干姜、细辛相伍，一温一散一敛，使散不伤正、敛不留邪，且能调节肺司开阖之职，为仲景用以温肺化饮的常用组合。使以甘草和中调药。综观全方，具有温散并行、开阖相济、肺脾同治、标本兼顾的配伍特点，堪称温化寒饮之良剂。

【运用】

1. 辨证要点

本方为治寒饮咳嗽的常用方。临床应用以咳嗽痰多稀白、舌苔白滑、脉象弦滑为辨证要点。

2. 加减变化

痰多欲呕者，加半夏以温化寒痰、降逆止呕；咳甚喘急者，加杏仁、厚朴以降气止咳；脾虚食少者，可加人参、白术、陈皮等以益气健脾。

3. 现代运用

本方常用于慢性支气管炎、肺气肿等属寒饮内停者。

4. 使用注意

凡肺燥有热、阴虚咳嗽、痰中带血者，忌用本方。

【文献摘要】

1. 原书主治

《金匮要略·痰饮咳嗽病脉证并治》：“咳逆倚息不得卧，小青龙汤主之。青龙汤下已，多唾口燥，寸脉沉，尺脉微，手足厥逆，气从小腹上冲胸咽，手足痹，其面翕热如醉状，因复下流阴股，小便难，时复冒者，与茯苓桂枝五味甘草汤治其气冲。冲气即低，而反更咳，胸满者，用桂苓五味甘草汤去桂，加干姜、细辛，以治其咳满。”

2. 方论选录

徐彬：“冲气即低，乃桂、苓之力，单刀直入，肾邪即伏，故低也；反更咳满，明是肺中伏匿之寒未去。但青龙汤已用桂，桂苓五味甘草汤又用桂，两用桂而邪不服，以桂能去阳分凝滞之寒，而不能驱脏内沉匿之寒，故从不得再用桂枝之例而去之，唯取细辛入阴之辛热，干姜纯阳之辛热，以除满驱寒而止咳也。”（《金匮要略论注》）

小　结

祛痰剂按其功用分为燥湿化痰、清热化痰、润燥化痰、温化寒痰、化痰息风等五类。

1．燥湿化痰

二陈汤有燥湿化痰、理气和中的作用，为治痰的基础方剂，主治湿痰内阻的咳嗽痰多等证。温胆汤功能理气化痰、和胃利胆，主治胆郁痰扰之心烦不眠、呕吐呃逆，以及癫狂等证。

2．清热化痰

清气化痰丸清热化痰、理气止咳，主治痰热内结、咳嗽痰稠色黄之证；小陷胸汤能清热化痰、宽胸散结，主治痰热互结胸脘的小结胸病。

3．润燥化痰

贝母瓜蒌散具有润肺化痰之功，主治肺经燥痰所致的咳嗽痰稠、咯之不爽、涩而难出、咽喉干燥之证。

4．温化寒痰

苓甘五味姜辛汤为温阳化饮的常用方剂，主治寒饮内停之咳嗽痰多、清稀色白之证。三子养亲汤降气止咳之力较胜，兼能消食，多用治痰壅气逆食滞之咳嗽喘逆、食少难消者。

5．化痰息风

半夏白术天麻汤燥湿化痰与平肝息风并用，善治风痰上扰的眩晕呕吐，以及痰厥头痛。

复习思考题

1．祛痰剂为何要配伍健脾、理气药？

2. 试述二陈汤的组方原理，临证如何加减变化？
3. 试述温胆汤的主治证候及配伍意义。
4. 试述清气化痰丸的主治证候及配伍意义。
5. 小陷胸汤的配伍特点是什么？如何与大陷胸汤区别应用？
6. 贝母瓜蒌散为润燥化痰剂，为何配伍温燥、渗利药？
7. 试述半夏白术天麻汤的主治证候及配伍意义。

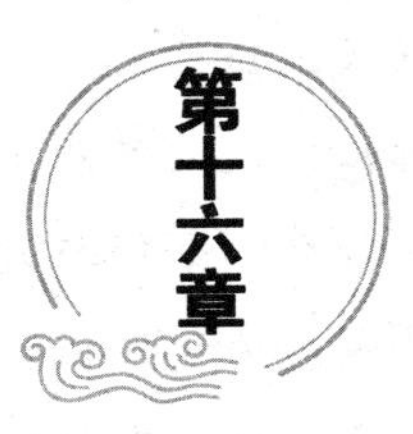

消食剂

凡以消食药为主组成，具有消食健脾或化积导滞作用，治疗食积停滞的方剂，统称消食剂。属于“八法”中的“消法”。

程钟龄曾说：“消者，去其壅也，脏腑、经络、肌肉之间，本无此物，而忽有之，必为消散，乃得其平。”（《医学心悟》）消法应用范围比较广泛，凡由气、血、痰、湿、食、虫等壅滞而成的积滞痞块，均可用之。本章主要论述食积内停的治法与方剂，其他可分别参阅理气、理血、祛湿、化痰、驱虫等章。

食积之病多因饮食不节、暴饮暴食或脾虚饮食难消所致。因此，本章方剂分为消食化滞和健脾消食两类。

食积内停，既能阻滞气机，气机不畅又可导致积滞不化。故消食剂中又常配伍理气药，使气行而积消。其他尚有兼寒或化热之异，处方用药亦应有温清之别。此外，消食剂虽较泻下剂缓和，但毕竟属于攻伐之剂，故不宜久服，纯虚无实者禁用。

第一节　消食化滞

消食化滞剂，适用于食积内停之证。症见胸脘痞闷，嗳腐吞酸，恶食呕逆，腹痛泄泻等。常用消食药如山楂、神曲、莱菔子、麦芽等为主组成方剂。食积易阻气机，易生湿化热，故常配伍理气、化湿、清热之品。代表方如保和丸、枳实导滞丸。

保和丸

《丹溪心法》

【组成】山楂六两（180 g）　神曲二两（60 g）　半夏　茯苓各三两（各90 g）　陈皮　连翘　莱菔子各一两（各30 g）

【用法】上为末，炊饼为丸，如梧桐子大，每服七八十丸（9 g），食远白汤下（现代用法：共为末，水泛为丸，每服6～9 g，温开水送下。亦可水煎服，用量按原方比例酌减）。

【功用】消食和胃。

【主治】食滞胃脘证。症见脘腹痞满胀痛，嗳腐吞酸，恶食呕逆或大便泄泻，舌苔厚腻，脉滑。

【方解】本方证因饮食不节，暴饮暴食所致。《素问·痹论》云：“饮食自倍，肠胃乃伤。”若饮食过度，食积内停，气机不畅，则脘腹痞满胀痛；脾胃升降失职，浊阴不降，则嗳腐吞酸、恶食呕逆；清阳不升，则大便泄泻等。治宜消食化滞，理气和胃。方中重用酸甘性温之山楂为君，消一切饮食积滞，尤长于消肉食油腻之积；神曲甘辛性温，消食健胃，长于化酒食陈腐之积；莱菔子辛甘而平，下气消食除胀，长于消谷面之积。三药同用为臣，能消各种食物积滞。食积易于阻气、生湿、化热，故以半夏、陈皮之辛温，理气化湿，和胃止呕；茯苓甘淡，健脾利湿，和中止泻；食积郁而化热，所谓“痞坚之处，必有伏阳”（《成方便读》），故又配以连翘清热散结，连翘味苦微寒，既可散结以助消积，又可清解食积所生之热，均为佐药。诸药配伍，使食积得化、胃气得和、热清湿去，则诸症自除。

【运用】

1．辨证要点

本方为治疗一切食积之常用方。临床应用以脘腹胀满、嗳腐厌食、苔厚腻、脉滑为辨证要点。

2．加减变化

本方药力较缓，食积较重者，可加枳实、木香、槟榔；苔黄脉数者，可加黄连、黄芩；大便秘结者，可加大黄；兼脾虚者，可加白术。

3．现代运用

本方常用于急慢性胃炎、急慢性肠炎、消化不良、婴幼儿腹泻等属食积内停者。

4．使用注意

本方消导之力较缓，一般适宜于食积不甚、正气未虚而偏热者，正气已虚或偏寒者应适当加减。

【文献摘要】

1．原书主治

《丹溪心法》："保和丸，治一切食积。"

2．方论选录

张秉成《成方便读》："此为食积痰滞，内瘀脾胃，正气未虚者而设也。山楂酸温性紧，善消腥膻油腻之积，行瘀破滞，为克化之药，故以为君。神曲系蒸窨而成，其辛温之性，能消酒食陈腐之积。莱菔子辛甘下气，而化面积；麦芽咸温，消谷而行瘀积，二味以之为辅。然痞坚之处，必有伏阳，故以连翘之苦寒散结而清热。积郁之凝，必多痰滞，故以二陈化痰而行气。此方虽纯用消导，毕竟是平和之剂，故特谓之保和耳。"

枳实导滞丸

《内外伤辨惑论》

【组成】大黄一两（30 g） 枳实麸炒 神曲炒，各五钱（各 15 g） 茯苓去皮 黄芩去腐 黄连拣净 白术各三钱（各 9 g） 泽泻二钱（6 g）

【用法】上为细末，汤浸蒸饼为丸，如梧桐子大，每服五十至七十丸，温开水送下，食远，量虚实加减服之（现代用法：共为细末，水泛小丸，每服 6～9 g，温开水送下，每日 2 次）。

【功用】消导化积，清热利湿。

【主治】湿热食积证。症见脘腹胀痛，下痢泄泻或大便秘结，小便短赤，舌苔黄腻，脉沉有力。

【方解】本方证因湿热食滞，内阻胃肠所致。湿热饮食积滞内停，气机壅塞，故见脘腹胀满疼痛；食积不消，湿热不化，则大便泄泻或下痢；若热壅气阻，又可见大便秘结。治宜行气导滞、清热祛湿。方中以苦寒之大黄为君，攻积泻热，使积热从大便而下。以苦辛微寒之枳实为臣，行气消积，除脘腹之胀满。佐以苦寒之黄连、黄芩清热燥湿，又可厚肠止痢；茯苓、泽泻甘淡，渗利水湿而止泻；白术甘苦性温，健脾燥湿，使攻积而不伤正；神曲甘辛性温，消食化滞，使食消则脾胃和。诸药相伍，积去食消，湿去热清，诸症自解。此方用于湿热食滞之泄泻、下痢，亦属“通因通用”之法。

【运用】

1. 辨证要点

本方为治疗湿热食积，内阻胃肠证的常用方。临床应用以脘腹胀满、大便不畅、苔黄腻、脉沉有力为辨证要点。

2. 加减变化

腹胀满较甚，里急后重者，可加木香、槟榔等以助理气导滞之功。

3. 现代运用

本方常用于胃肠功能紊乱、慢性痢疾等属湿热积滞者。

4. 使用注意

泄泻无积滞者及孕妇均不宜使用。

【文献摘要】

1. 原书主治

《内外伤辨惑论》：“治伤湿热之物，不得施化而作痞满，闷乱不安。”

2. 方论选录

汪昂《医方集解·攻里之剂》：“饮食伤滞，作痛成积，非有以推荡之则不行，积滞不尽，病终不除，故以大黄、枳实攻而下之，而痛泻反止，《经》所谓通因通用也。伤由湿热，黄芩、黄连佐以清热；茯苓、泽泻佐以利湿。积由酒食，神曲蒸窨之物，化食解酒，因其同类，温而消之。芩、连、大黄苦寒太甚，恐其伤胃，故又以白术之甘温，补土而固中也。”

第二节　健脾消食

健脾消食剂，适用于脾胃虚弱，食积内停之证。症见脘腹痞满，不思饮食，面黄体瘦，倦怠乏力，大便溏薄等。常选用消食药如山楂、神曲、麦芽等配伍益气健脾药如人参、白术、山药等为主组方。代表方如健脾丸、枳实消痞丸。

健脾丸

《证治准绳》

【组成】白术炒，二两半（75 g） 木香另研 黄连酒炒 甘草各七钱半（各 22 g） 白茯苓去皮，二两（60 g） 人参一两五钱（45 g） 神曲炒 陈皮 砂仁 麦芽炒取面 山楂取肉 山药 肉豆蔻面裹煨热，纸包槌去油，各一两（各 30 g）

【用法】上为细末，蒸饼为丸，如绿豆大，每服五十丸，空心服，一日二次，陈米汤下（现代用法：共为细末，糊丸或水泛小丸，每服 6～9 g，温开水送下，每日 2 次）。

【功用】健脾和胃，消食止泻。

【主治】脾虚食积证。症见食少难消，脘腹痞闷，大便溏薄，倦怠乏力，苔腻微黄，脉虚弱。

【方解】本方证因脾虚胃弱，运化失常，食积停滞，郁而生热所致。脾胃纳运无力，故见食少难消、大便溏薄；气血生化不足，则倦怠乏力、脉象虚弱；食积阻滞气机，生湿化热，故脘腹痞闷、苔腻微黄。对此脾虚食停之证，其治疗若单补脾胃，则食积不消；若纯消食积，则脾更不健，故应补脾以促运化、消导以化食积。

本方重用白术、茯苓为君，健脾祛湿以止泻。山楂、神曲、麦芽消食和胃，除已停之积；人参、山药益气补脾，以助苓、术健脾之力，是为臣药。木香、砂仁、陈皮皆芳香之品，功能理气开胃，醒脾化湿，既可解除脘腹痞闷，又使全方补而不滞；肉豆蔻温涩健脾，合山药以涩肠止泻；黄连清热燥湿，且可清解食积所化之热，皆为佐药。甘草补中和药，是为佐使之用。

本方的配伍特点：补气健脾药与消食行气药同用，为消补兼施之剂，补而不滞，消不伤正。因方中含四君子汤及山药等益气健脾之品居多，故补重于消，且食消脾自健，故方名“健脾”。

【运用】

1. 辨证要点

本方为治疗脾虚食滞之常用方。临床应用以脘腹痞闷、食少难消、大便溏薄、苔腻微黄、脉虚弱为辨证要点。

2．加减变化

湿甚者加大腹皮、车前子、泽泻以利水渗湿；兼寒者去黄连，加干姜以温中祛寒。

3．现代运用

本方常用于慢性胃炎、消化不良属脾虚食滞者。

【文献摘要】

1．原书主治

《证治准绳》："治一应脾胃不和，饮食劳倦。"

2．方论选录

汪昂《医方集解·消导之剂》："此足太阴、阳明药也。脾胃者，仓廪之官，胃虚则不能容受，故不嗜食；脾虚则不能运化，故有积滞。所以然者，由气虚也。参、术补气，陈皮利气，气运则脾运而胃强矣。山楂消肉食，麦芽消谷食，戊己不足，故以二药助之使化。枳实力猛，能消积化痞；佐以参、术，则为功更捷，而又不致伤气也。夫脾胃受伤，则须补益，饮食难化，则宜消导，合斯二者，所以健脾也。"

枳实消痞丸（失笑丸）

《兰室秘藏》

【组成】干生姜　炙甘草　麦芽曲　白茯苓　白术各二钱（各 6 g）　半夏曲　人参各三钱（各 9 g）　厚朴炙，四钱（12 g）　枳实　黄连各五钱（各 15 g）

【用法】上为细末，汤浸蒸饼为丸，如梧桐子大，每服五七十丸，白汤下，食远服（现代用法：共为细末，水泛小丸或糊丸，每服 6 ~ 9 g，饭后温开水送下，日 2 次；亦可改为汤剂，水煎服）。

【功用】消痞除满，健脾和胃。

【主治】脾虚气滞，寒热互结证。症见心下痞满，不思饮食，倦怠乏力，大便不畅，苔腻而微黄，脉弦。

【方解】本方证因脾胃素虚，升降失职，寒热互结，气壅湿聚所致。常见心下痞满，不欲饮食，倦怠乏力，大便不畅等症。此属虚实相兼，寒热错杂，热重寒轻，实多虚少之证。治宜行气消痞，健脾补虚，平调寒热。方中枳实苦辛微寒，行气消痞为君；厚朴苦辛而温，行气燥湿除满为臣。二者合用，以增行气消痞除满之效。黄连苦寒清热燥湿而除痞，半夏曲辛温散结、降逆和胃，少佐干姜辛热温中祛寒，三味相伍，辛开苦降，平调寒热，共助枳、朴行气开痞除满之功；麦芽甘平，消食和胃；人参、白术、茯苓、炙甘草（四君子汤）益气健脾、祛湿和中，共为佐药。炙甘草还兼调和之用，亦为使药。全方用药有消有补、有寒有热，体现了消补兼施、辛开苦降的配伍特点。

本方的配伍特点是：消补兼施，以消为主；温清并用，而以清为主，苦降辛开以苦降为主。因枳实剂量较重，目的在于消痞，故名“枳实消痞丸”。

【运用】

1．辨证要点

本方为治疗脾虚气滞，寒热互结之心下痞满证之常用方。临床应用以心下痞满、食少倦怠、苔腻微黄为辨证要点。

2．加减变化

脾虚甚者，重用白术以增益气健脾之功；偏寒者，减黄连，加重干姜用量，可再加高良姜、肉桂等以助温中散寒之力；胀满重者，可加陈皮、木香等以加强行气消胀之效。

3．现代运用

本方常用于慢性胃炎、胃肠神经官能症等属脾虚气滞、寒热互结者。

【文献摘要】

1．原书主治

《兰室秘藏》：“治右关脉弦，心下虚痞，恶食懒倦，开胃进饮食。”

2．方论选录

张秉成《成方便读》：“夫满而不痛者为痞，痞属无形之邪，自外而入，客于胸胃之间，未经有形之痰血饮食互结，仅与正气搏聚一处为患。故以黄连、干姜并用，一辛一苦，一散一降，则无论寒热之邪，皆可开泄，二味实为治痞之主药。然痞结于中，则气壅湿聚，必渐至痰食交阻，故以枳实破气、厚朴散湿、麦芽化食、半夏行痰，自无胶固难愈之势。但邪之所凑，其气必虚，故必以四君子坐镇中州，祛邪扶正，并驾齐驱。故此方无论虚实之痞，皆可治之。用蒸饼糊丸者，以谷气助脾胃之蒸化耳。”

小　结

消食剂按其功用分为消食化滞和健脾消食两类。

1．消食化滞

保和丸消食和胃，是消食化积的通用方，主治一切食积之脘痞腹胀、恶食嗳腐等证。枳实导滞丸行气攻积，泄热导滞，兼能祛湿，适用于湿热食积内阻肠胃之脘腹胀痛、下痢泄泻或大便秘结、小便短赤，舌苔黄腻，脉沉有力等。

2．健脾消食

健脾丸为消补兼施、以补为主之剂，主治脾虚食滞之食少难消、脘腹痞闷、大便溏薄，苔腻微黄，脉象虚弱等。枳实消痞丸行气消痞，健脾和胃，消中有补，主治虚实相兼，寒热错杂，气壅湿聚之心下痞满、不欲饮食、倦怠乏力、大便不调等。

复习思考题

1．保和丸和健脾丸的组成、功用、主治证有何异同？

2．枳实导滞丸与枳实消痞丸的组成、功用、主治证有何异同？

3．健脾丸与枳实消痞丸均为消补兼施之剂，其配伍特点有什么不同？怎样鉴别应用？

4．健脾丸与参苓白术散均有补脾止泻之功，临床上应如何区别运用？

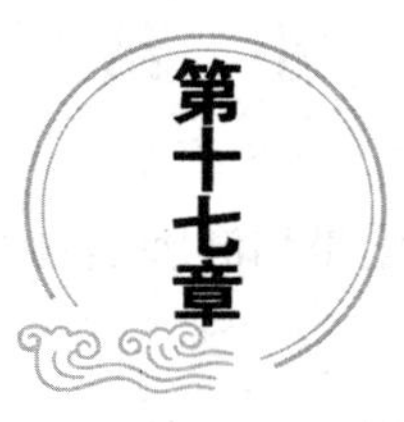

第十七章 驱虫剂

凡以安蛔、驱虫药物为主组成，用于治疗人体消化道寄生虫病的方剂，统称驱虫剂。

人体消化道的寄生虫病种类很多，本章主要讨论蛔虫病的治法与代表方剂。其成因多为饮食不洁，误食沾染虫卵的食物。多见脐腹作痛，时发时止，痛定能食，面色萎黄，或面白唇红，或面生干癣样白色虫斑，或胃中嘈杂，呕吐清水，舌苔剥落，脉象乍大乍小等症。如迁延失治，日久则形体消瘦、不思饮食、精神萎靡、毛发枯槁、肚腹胀大、青筋暴露，成为疳积之证；耳鼻作痒、嗜食异物、下嘴唇内侧有红白疹点、白睛上有青灰色斑块，亦是蛔虫的见证；若蛔虫钻入胆道，又会出现呕吐蛔虫、右上腹钻顶样疼痛、阵发阵止、手足厥冷等蛔厥症状。

驱虫剂宜在空腹时服用，尤以临睡前服用为妥，并应忌食油腻香甜之物。有时还需要适当配伍泻下药物，以助虫体排出。但有的驱虫药（如槟榔、使君子等）本身就有缓下作用，一般无须配用泻下药。

本章方剂常以安蛔的乌梅、驱虫的川椒、使君子、槟榔等为主组方，代表方如乌梅丸。

乌梅丸

《伤寒论》

【组成】乌梅三百枚（480 g）　细辛六两（180 g）　干姜十两（300 g）　黄连十六两（480 g）　当归四两（120 g）　附子六两，炮去皮（180 g）　蜀椒四两，出汗（120 g）　桂枝六两，去皮（180 g）　人参六两（180 g）　黄柏六两（180 g）

【用法】上十味，异捣筛，合治之。以苦酒渍乌梅一宿，去核，蒸之五斗米下，饭熟，捣成泥，和药令相得，内臼中，与蜜杵二千下，丸如梧桐子大，每服十丸，食前以饮送下，日三服，稍加至二十丸。禁生冷、滑物、臭食等（现代用法：乌梅用50%醋浸一宿，去核捣烂，和入余药捣匀，烘干或晒干，研末，加蜜制丸，每服9 g，日服2～3次，空腹温开水送下；亦可作汤剂，水煎服，用量按原方比例酌减）。

【功用】温脏安蛔。

【主治】脏寒蛔厥证。症见脘腹阵痛，烦闷呕吐，时发时止，得食则吐，甚则吐蛔，手足厥冷或久泻久痢。

【方解】本方所治蛔厥，是因上热下寒，蛔动不安所致。蛔虫原寄生在肠内，喜温而恶寒，若肠寒，不利于蛔虫之生存，蛔虫为避下寒而就上热，故上窜入胃或入胆道，则发生蛔厥腹痛；肠寒则蛔虫不时扰动而见腹痛时作，痛剧则阴阳之气不相顺接，以致四肢厥冷；胃受虫扰，故烦闷、呕吐或吐蛔。治疗上应以温脏安蛔、兼清上热为法。“蛔得酸则静，得辛则伏，得苦则下”。方中重用味酸之乌梅，取其酸能安蛔，使蛔静则痛止，为君药。蛔动因于肠寒，蜀椒、细辛辛温，辛可伏蛔，温可祛寒，共为臣药。黄连、黄柏性味苦寒，“蛔得苦则下”，寒能清解因蛔虫上扰、气机逆乱所生之热；附子、桂枝、干姜皆为辛热之品，既可增强温脏祛寒之功，亦有辛可制蛔之力；当归、人参补养气血，且合桂枝以养血通脉，以解四肢厥冷，均为佐药。以蜜为丸，甘缓和中，为使药。本方的配伍特点：一是酸苦辛并进，使“蛔得酸则静，得辛则伏，得苦则下”；二是寒热并用，邪正兼顾。

【运用】

1．辨证要点

本方为治疗脏寒蛔厥证的常用方。临床应用以腹痛时作、烦闷呕吐、常自吐蛔、手足厥冷为辨证要点。

2．加减变化

本方以安蛔为主，杀虫之力较弱，临床运用时可酌加使君子、苦楝根皮、榧子、槟榔等以增强驱虫作用。

3. 现代运用

本方常用于治疗胆道蛔虫症、慢性细菌性痢疾、慢性胃肠炎、结肠炎等证属寒热错杂、气血虚弱者。

【文献摘要】

1. 原书主治

《伤寒论·辨厥阴病脉证并治》:“蛔厥者,其人当吐蛔。今病者静而复时烦者,此为脏寒。蛔上入其膈,故烦,须臾复止,得食而呕,又烦者,蛔闻食臭出,其人常自吐蛔。蛔厥者,乌梅丸主之。又主久利。”

2. 方论选录

吕震:“此方主治蛔厥,其妙处全在米饭和蜜,先诱蛔喜,及蛔得之,而乌梅及醋之酸,椒、姜、桂、附及细辛之辛,黄柏、黄连之苦,则蛔不堪而伏矣。但厥后气血不免扰乱,故加人参、当归奠安气血。此方虽寒热错杂,但温脏之力居多,又得乌梅之酸涩以固脱,故又主久利。”(《伤寒寻源》)

小 结

驱虫剂共选方剂1首。乌梅丸用以温脏补虚、清热安蛔,适用于寒热错杂之蛔厥证。

复习思考题

乌梅丸为何既可治脏寒蛔厥证,可否治疗久泻久痢?

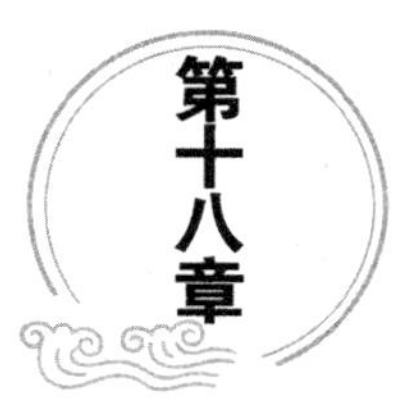

涌吐剂

凡以涌吐药物为主组成，具有涌吐痰涎、宿食、毒物等作用，以治疗痰厥、食积、误食毒物的方剂，统称涌吐剂，属“八法”中的“吐法”。

涌吐剂的作用，主要是使停蓄在咽喉、胸膈、胃脘的痰涎、宿食、毒物从口中吐出，常用于治疗中风、癫狂、喉痹之痰涎壅塞，宿食停滞胃脘，毒物尚留胃中，以及干霍乱吐泻不得等属于病情急迫而又急需吐出之证。

涌吐剂作用迅猛，易伤胃气，应中病即止，年老体弱、孕妇、产后均应慎用。服后呕吐不止者，可服姜汁少许或服用冷粥、冷开水以止之。倘吐仍不止，则应根据所服吐药的不同而进行解救。同时要注意调理脾胃，食以稀粥自养，切勿骤进油腻及不易消化之食物，以免重伤胃气。

瓜蒂散

《伤寒论》

【组成】瓜蒂熬黄，一分（3 g）　赤小豆一分（3 g）

【用法】上二味，各别捣筛，为散已，合治之，取一钱匕（2 g），以香豉一合（9 g），用热汤七合，煮作稀糜，去滓。取汁合散，温，顿服之。不吐者，少少加，得快吐者乃止（现代用法：将二药研细末和匀，每服1～3 g，用香豉9 g煎汤送服。不吐者，用洁净翎毛探喉取吐）。

【功用】涌吐痰涎宿食。

【主治】痰涎宿食，壅滞胸脘证。症见胸中痞硬，懊侬不安，欲吐不出，气上冲咽喉不得息，寸脉微浮者。

【方解】本方证乃因痰涎壅塞胸膈或宿食、毒物停于上脘所致。由于痰食壅盛，毒物所伤，气不得通，故胸中痞硬、烦懊不安、气上冲咽喉不得息，甚至心腹疼痛。治当因势利导，遵《素问·至真要大论》“其高者，因而越之”的理论，采用涌吐痰食法治疗。方中瓜蒂味苦，善于涌吐痰涎宿食，为君药。赤小豆味酸平，能祛湿除烦满，为臣药。君臣配伍，相须相益，酸苦涌泻，增强催吐之力。以豆豉煎汤调服，取其轻清宣泄之性，宣解胸中邪气，利于涌吐，又可安中护胃，使在快吐之中兼顾护胃气。三药合用，涌吐痰涎宿食，宣越胸中邪气，使壅滞胸脘之痰食得以涌吐排出，诸症自解。方中瓜蒂苦寒有毒，易于伤气败胃，非形气俱实者慎用。食已离胃入肠、痰涎不在胸膈者，均须禁用。

【运用】

1．辨证要点

本方为涌吐法之首要方剂。临床应用以胸膈痞硬、懊侬不安、气上冲喉咽不得息或误食毒物尚在胃中为辨证要点。

2．现代运用

本方常用于暴饮暴食之胃扩张、误食毒物、精神分裂症、精神抑郁症等属于痰食壅滞胸脘证者。

【文献摘要】

1．原书主治

《伤寒论·辨太阳病脉证并治》：“病如桂枝证，头不痛，项不强，寸脉微浮，胸中痞硬，气上冲咽喉，不得息者，此为胸有寒也，当吐之，宜爪蒂散。”《伤寒论·辨厥阴病脉证并治》：“病人手足厥冷，脉乍紧者，邪结在胸中，心下满而烦，饥不能食者，病在胸中，当须吐之，宜瓜蒂散。”

2．方论选录

吴谦，等《医宗金鉴·删补名医方论》：“凡胸中寒热，与气与饮郁结为病，谅非汗下之法所能治，必得酸苦涌吐之法以越之，上焦得通，阳气得复，痞硬可消，胸中可和也。瓜蒂极苦，赤豆苦酸，相须相益，能疏胸中实邪，为吐剂中第一品也。而使香豉汁合服者，借谷气以保胃气也，服之不吐，少少加服。得快吐即止者，恐伤胸中之气也。此方奏功之捷胜于汗下，所谓汗吐下三大法也。今人不知仲景子和之精义，置之不用，可胜惜矣。”

小　结

涌吐剂共选正方 1 首。瓜蒂散善于涌吐痰食，主要用于痰涎宿食壅塞胸脘。

复习思考题

试述涌吐剂的适应证及使用注意。

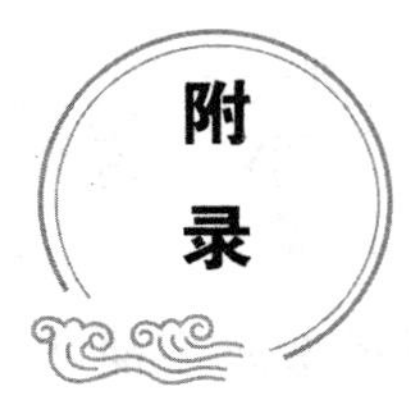

方歌

一、解表剂

（一）辛温解表

1. 麻黄汤

麻黄汤中臣桂枝，杏仁甘草四般施，
发汗解表宣肺气，伤寒表实无汗宜。

2. 桂枝汤

桂枝芍药等量伍，姜枣甘草微火煮，
解肌发表调营卫，中风表虚自汗出。

3. 九味羌活汤

九味羌活防风苍，辛芷芎草芩地黄，
发汗祛湿兼清热，分经论治变通良。

4. 香苏散

香苏散内草陈皮，疏散风寒又理气，
外感风寒兼气滞，寒热无汗胸脘痞。

5. 小青龙汤

解表蠲饮小青龙，麻桂姜辛夏草从，
芍药五味敛气阴，表寒内饮最有功。

6. 止嗽散

止嗽散用百部菀，白前桔草荆陈研，
宣肺疏风止咳痰，姜汤调服不必煎。

（二）辛凉解表

1. 银翘散

银翘散主上焦疴，竹叶荆蒡豉薄荷，
甘桔芦根凉解法，清疏风热煮无过。

2. 桑菊饮

桑菊饮中桔杏翘，芦根甘草薄荷饶，
清疏肺卫轻宣剂，风温咳嗽服之消。

3. 麻黄杏仁甘草石膏汤

仲景麻杏甘石汤，辛凉宣肺清热良，
邪热壅肺咳喘急，有汗无汗均可尝。

4. 柴葛解肌汤

陶氏柴葛解肌汤，邪在三阳热势张，
芩芍桔草姜枣芷，羌膏解表清热良。

5. 升麻葛根汤

阎氏升麻葛根汤，芍药甘草合成方，
麻疹初起出不透，解肌透疹此方良。

（三）扶正解表

1. 败毒散

人参败毒草苓芎，羌独柴前枳桔共，
薄荷少许姜三片，气虚感寒有奇功。

2. 参苏饮

参苏饮内用陈皮，枳壳前胡半夏齐，
干葛术香甘桔茯，气虚外感最相宜。

3. 加减葳蕤汤

加减葳蕤用白薇，豆豉生姜桔梗随，
草枣薄荷八味共，滋阴发汗功可慰。

二、泻下剂

（一）寒下

1. 大承气汤

大承气汤大黄硝，枳实厚朴先煮好，

峻下热结急存阴，阳明腑实重证疗。

去硝名为小承气，轻下热结用之效。

调胃承气硝黄草，缓下热结此方饶。

2. 大黄牡丹汤

金匮大黄牡丹汤，桃仁芒硝瓜子瓤，

泻热破瘀散结肿，肠痈初起腹痛康。

肠痈初起腹按痛，尚未成脓服之消。

3. 大陷胸汤

大陷胸汤用硝黄，甘遂为末共成方，

专治水热结胸证，泻热逐水效非常。

（二）温下

1. 大黄附子汤

金匮大黄附子汤，细辛散寒止痛良，

温下治法代表方，寒积里实服之康。

2. 温脾汤

温脾附子大黄硝，当归干姜人参草，

攻下寒积温脾阳，阳虚寒秘腹痛疗。

（三）润下

1. 麻子仁丸

麻子仁丸脾约治，杏芍大黄枳朴蜜，

润肠泻热又行气，胃热肠燥便秘施。

2. 济川煎

济川苁蓉归牛膝，枳壳升麻泽泻使，

温肾益精润通便，肾虚精亏便秘宜。

（四）攻补兼施

黄龙汤

黄龙汤中枳朴黄，参归甘桔枣硝姜，

攻下热结养气血，阳明腑实气血伤。

三、和解剂

（一）和解少阳

1. 小柴胡汤

小柴胡汤和解功，半夏人参甘草从，

更加黄芩生姜枣，少阳为病此方宗。

2. 大柴胡汤

大柴胡汤用大黄，枳芩夏芍枣生姜，

少阳阳明同合病，和解攻里效无双。

3. 蒿芩清胆汤

蒿芩清胆夏竹茹，碧玉赤苓枳陈辅，

清胆利湿又和胃，少阳湿热痰浊阻。

4. 达原饮

达原草果槟厚朴，知母黄芩芍甘佐，

辟秽化浊达膜原，邪伏膜原寒热作。

（二）调和肝脾

1. 四逆散

阳郁厥逆四逆散，等分柴芍枳实甘，

透邪解郁理肝脾，肝郁脾滞力能堪。

2. 逍遥散

逍遥散用当归芍，柴苓术草加姜薄，

肝郁血虚脾气弱，调和肝脾功效卓。

3. 痛泻要方

痛泻要方用陈皮，术芍防风共成剂，

肠鸣泄泻腹又痛，治在泻肝与实脾。

(三) 调和肠胃

半夏泻心汤

半夏泻心配芩连，干姜人参草枣全，
辛开苦降除痞满，寒热错杂痞证蠲。

四、清热剂

(一) 清气分热

1. 白虎汤

白虎膏知粳米甘，清热生津止渴烦，
气分热盛四大证，益气生津人参添。

2. 竹叶石膏汤

竹叶石膏参麦冬，半夏粳米甘草从，
清补气津又和胃，余热耗伤气津用。

(二) 清营凉血

1. 清营汤

清营汤治热传营，身热燥渴眠不宁，
犀地银翘玄连竹，丹麦清热更护阴。

2. 犀角地黄汤

犀角地黄芍药丹，清热凉血散瘀专，
热入血分服之安，蓄血伤络吐衄斑。

(三) 清热解毒

1. 黄连解毒汤

黄连解毒柏栀芩，三焦火盛是主因，
烦狂火热兼谵妄，吐衄发斑皆可平。

2. 凉膈散

凉膈硝黄栀子翘，黄芩甘草薄荷饶，
再加竹叶调蜂蜜，上中郁热服之消。

3. 普济消毒饮

普济消毒蒡芩连，甘桔蓝根勃翘玄，
升柴陈薄僵蚕入，大头瘟毒服之痊。

4. 仙方活命饮

仙方活命君银花，归芍乳没陈皂甲，
防芷贝粉甘酒煎，阳证痈疡内消法。

(四) 清脏腑热

1. 导赤散

导赤木通生地黄，草梢煎加竹叶尝，
清心利水又养阴，心经火热移小肠。

2. 龙胆泻肝汤

龙胆栀芩酒拌炒，木通泽泻车柴草，
当归生地益阴血，肝胆实火湿热消。

3. 左金丸

左金连萸六比一，胁痛吞酸悉能医，
再加芍药名戊己，专治泻痢痛在脐。

4. 苇茎汤

苇茎瓜瓣苡桃仁，清肺化痰逐瘀能，
热毒痰瘀致肺痈，脓成未成均胜任。

5. 泻白散

泻白桑皮地骨皮，粳米甘草扶肺气，
清泻肺热平和剂，热伏肺中喘咳医。

6. 清胃散

清胃散中当归连，生地丹皮升麻全，
或加石膏泻胃火，能消牙痛与牙宣。

7. 玉女煎

玉女石膏熟地黄，知母麦冬牛膝襄，
肾虚胃火相为病，牙痛齿衄宜煎尝。

8. 葛根黄芩黄连汤

葛根芩连甘草伍，用时先将葛根煮，
内清肠胃外解表，协热下痢喘汗除。

9. 芍药汤

芍药汤内用槟黄，芩连归桂草木香，

重在调气兼行血，里急便脓自然康。

10. 白头翁汤

白头翁治热毒痢，黄连黄柏佐秦皮，
清热解毒并凉血，赤多白少脓血医。

（五）清虚热

1. 青蒿鳖甲汤

青蒿鳖甲知地丹，热自阴来仔细看，
夜热早凉无汗出，养阴透热服之安。

2. 清骨散

清骨散君银柴胡，胡连秦艽鳖甲辅，
地骨青蒿知母草，骨蒸劳热一并除。

3. 当归六黄汤

火炎汗出六黄汤，归柏芩连二地黄，
倍用黄芪为固表，滋阴清热敛汗强。

五、温里剂

（一）温中祛寒

1. 理中丸

理中干姜参术甘，温中健脾治虚寒，
中阳不足痛呕利，丸汤两用腹中暖。

2. 四神丸

四神故纸与吴萸，肉蔻五味四般齐，
大枣生姜同煎合，五更肾泻最相宜。

3. 小建中汤

小建中汤君饴糖，方含桂枝加芍汤，
温中补虚和缓急，虚劳里急腹痛康。

4. 吴茱萸汤

吴茱萸汤重用姜，人参大枣共煎尝，
厥明头痛胃寒呕，温中补虚降逆良。

（二）回阳救逆

1. 四逆汤

四逆汤中附草姜，阳衰寒厥急煎尝，
腹痛吐泻脉沉细，急投此方可回阳。

2. 回阳救急汤

回阳救急用六君，桂附干姜五味群，
加麝三厘或胆汁，三阴寒厥建奇勋。

（三）温经散寒

1. 当归四逆汤

当归四逆用桂芍，细辛通草甘大枣，
养血温经通脉剂，血虚寒厥服之效。

2. 阳和汤

阳和熟地鹿角胶，姜炭肉桂麻芥草，
温阳补血散寒滞，阳虚寒凝阴疽疗。

六、补益剂

（一）补气

1. 四君子汤

四君子汤中和义，人参苓术甘草比，
益气健脾基础剂，脾胃气虚治相宜。

2. 参苓白术散

参苓白术扁豆陈，莲草山药砂苡仁，
桔梗上浮兼保肺，枣汤调服益脾神。

3. 补中益气汤

补中益气芪参术，炙草升柴归陈助，
清阳下陷能升举，气虚发热甘温除。

4. 生脉散

生脉麦味与人参，保肺清心治暑淫，
气少汗多兼口渴，病危脉绝急煎斟。

5. 玉屏风散

玉屏组合少而精，芪术防风鼎足形，
表虚汗多易感冒，固卫敛汗效特灵。

6. 完带汤

完带汤中二术陈，人参甘草车前仁，
柴芍淮山黑芥穗，化湿止带此方神。

（二）补血

1. 四物汤

四物熟地归芍芎，补血调血此方宗，
营血虚滞诸多证，加减运用贵变通。

2. 当归补血汤

当归补血君黄芪，芪归用量五比一，
补气生血代表剂，血虚发热此方宜。

3. 归脾汤

归脾汤用术参芪，归草茯神远志齐，
酸枣木香龙眼肉，煎加姜枣益心脾。

（三）气血双补

1. 八珍汤

四君四物加枣姜，八珍双补气血方，
再加黄芪与肉桂，十全大补效增强。
更加橘味志去芎，养荣补心安神良。

2. 炙甘草汤

炙甘草参枣地胶，麻仁麦桂姜酒熬，
益气养血温通脉，结代心悸肺痿疗。
加芍去参枣桂姜，加减复脉滋阴饶。

（四）补阴

1. 六味地黄丸

六味地黄山药萸，泽泻苓丹“三泻”侣，
三阴并补重滋肾，肾阴不足效可居。
滋阴降火知柏需，养肝明目加杞菊。
都气五味纳肾气，滋补肺肾麦味续。

2. 左归丸

左归丸内山药地，萸肉枸杞与牛膝，
菟丝龟鹿二胶合，壮水之主方第一。

3. 大补阴丸

大补阴丸知柏黄，龟板脊髓蜜丸方，
咳嗽咯血骨蒸热，阴虚火旺制亢阳。

4. 一贯煎

一贯煎中生地黄，沙参归杞麦冬藏，
少佐川楝泄肝气，阴虚胁痛此方良。

（五）补阳

1. 肾气丸

肾气丸主肾阳虚，干地山药及山萸。
少量桂附泽苓丹，水中生火在温煦。
《济生》加入车牛膝，温肾利水消肿需。
十补丸有鹿茸味，主治肾阳精血虚。

2. 右归丸

右归丸中地附桂，山药茱萸菟丝归，
杜仲鹿胶枸杞子，益火之源此方魁。

（六）阴阳双补

1. 地黄饮子

地黄饮萸麦味斛，苁戟附桂阴阳补，
化痰开窍菖远茯，加薄姜枣喑痱服。

2. 龟鹿二仙胶

《医便》龟鹿二仙胶，人参枸杞熬成膏，
滋阴益肾填精髓，“精极”用此疗效高。

七、安神剂

（一）重镇安神

朱砂安神丸

朱砂安神东垣方，归连甘草合地黄，
怔忡不寐心烦乱，养阴清热可复康。

（二）滋养安神

1. 天王补心丹

补心地归二冬仁，远茯味砂桔三参，
阴亏血少生内热，滋阴养血安心神。

2. 酸枣仁汤

酸枣仁汤治失眠，川芎知草茯苓煎，

养血除烦清虚热，安然入睡梦乡甜。

八、开窍剂

（一）凉开

1. 安宫牛黄丸

安宫牛黄开窍方，芩连栀郁朱雄黄，

犀角真珠冰麝箔，热闭心包功用良。

2. 紫雪

紫雪犀羚朱朴硝，硝石金寒滑磁膏，

丁沉木麝升玄草，热陷痉厥服之消。

3. 至宝丹

至宝朱珀麝息香，雄玳犀角与牛黄，

金银两箔兼龙脑，开窍清热解毒良。

（二）温开

苏台香丸

苏台香丸麝息香，术丁熏陆荜檀襄，

犀冰术沉诃香附，再加龙脑温开方。

九、理气剂

（一）行气

1. 越鞠丸

行气解郁越鞠丸，香附芎苍栀曲研，

气血痰火湿食郁，随证易君并加减。

2. 枳实薤白桂枝汤

枳实薤白桂枝汤，厚蒌合治胸痹方，

胸阳不振痰气结，通阳散结下气强。

3. 半夏厚朴汤

半夏厚朴与紫苏，茯苓生姜共煎服，

痰凝气聚成梅核，降逆开郁气自舒。

4. 金铃子散

金铃延胡等分研，黄酒调服或水煎，

疏肝泄热行气血，肝郁化火诸痛蠲。

5. 厚朴温中汤

厚朴温中苓陈草，干姜生姜一齐熬，

行气燥湿蔻木香，脘腹胀痛服之消。

6. 天台乌药散

天台乌药木茴香，青姜巴豆制楝榔，

行气疏肝散寒痛，寒滞疝痛酒调尝。

7. 暖肝煎

暖肝煎中桂茴香，归杞乌沉茯加姜，

温补肝肾散寒气，肝肾虚寒疝痛康。

（二）降气

1. 苏子降气汤

苏子降气祛痰方，厚朴前苏甘枣姜，

肉桂纳气归调血，上实下虚痰喘康。

2. 定喘汤

定喘白果与麻黄，款冬半夏白皮桑，

苏子黄芩甘草杏，宣肺平喘效力彰。

3. 小半夏汤

小半夏汤有生姜，化痰降逆基础方，

主治痰饮呕吐证，若加茯苓效力彰。

4. 旋覆代赭汤

旋覆代赭重用姜，半夏人参甘枣尝，

降逆化痰益胃气，胃虚痰阻痞嗳康。

5. 橘皮竹茹汤

橘皮竹茹重姜枣，参草益气共煎熬，

降逆止呃又清热，胃虚有热呃逆疗。

十、理血剂

（一）活血祛瘀

1. 桃核承气汤

桃核承气硝黄草，少佐桂枝温通妙，
下焦蓄血小腹胀，泻热破瘀微利效。

2. 血府逐瘀汤

血府当归生地桃，红花枳壳草赤芍，
柴胡芎桔牛膝等，血化下行不作劳。
通窍全凭好麝香，桃红大枣与葱姜，
归芎黄酒赤芍药，表里通经第一方。
膈下逐瘀桃牡丹，赤芍乌药玄胡甘，
归芎灵脂红花壳，香附开郁血亦安。
少腹逐瘀小茴香，玄胡没药芎归姜，
官桂赤芍蒲黄脂，经暗腹痛快煎尝。
身痛逐瘀桃归芎，脂艽附羌与地龙，
牛膝红花没药草，通络止痛力量雄。

3. 补阳还五汤

补阳还五赤芍药，归尾通经佐地龙，
四两黄芪为主药，血中瘀滞用桃红。

4. 温经汤

温经汤用萸桂芎，归芎丹皮姜夏冬，
参草益脾胶养血，调经重在暖胞宫。

5. 生化汤

生化汤是产后方，归芎桃草酒炮姜，
消瘀活血功偏擅，止痛温经效亦彰。

6. 失笑散

失效灵脂蒲黄同，等量为散酽醋冲，
瘀滞心腹时作痛，祛瘀止痛有奇功。

7. 桂枝茯苓丸

《金匮》桂枝茯苓丸，桃仁芍药与牡丹，
等分为末蜜丸服，缓消癥块胎可安。

（二）止血

1. 十灰散

十灰散用十般灰，柏茅茜荷丹榈煨，
二蓟栀黄各炒黑，上部出血势能摧。

2. 咳血方

咳血方中诃子收，瓜蒌海粉山栀投，
青黛蜜丸口噙化，咳嗽痰血服之瘳。

3. 小蓟饮子

小蓟生地藕蒲黄，滑竹通栀归草襄，
凉血止血利通淋，下焦瘀热血淋康。

4. 黄土汤

黄土汤中芩地黄，术附阿胶甘草尝，
温阳健脾能摄血，便血崩漏服之康。

十一、治风剂

（一）疏散外风

1. 川芎茶调散

川芎茶调有荆防，辛芷薄荷甘草羌，
目昏鼻塞风攻上，偏正头痛悉能康。

2. 大秦艽汤

大秦艽汤羌独防，辛芷芎芍二地当，
苓术石膏黄芩草，风邪初中经络康。

3. 小活络丹

小活络祛风湿寒，化痰活血三者兼，
二乌南星乳没龙，寒湿痰瘀痹痛蠲。

4. 牵正散

牵正散治口眼斜，白附僵蚕合全蝎，
等分为末热酒下，祛风化痰痉能解。

5. 消风散

消风散中有荆防，蝉蜕胡麻苦参苍，
知膏蒡通归地草，风疹湿疹服之康。

（二）平息内风

1．羚角钩藤汤

羚角钩藤菊花桑，地芍贝茹茯草襄，

凉肝熄风又养阴，肝热生风急煎尝。

2．镇肝熄风汤

镇肝熄风芍天冬，玄参龟板赭茵从，

龙牡麦芽膝草楝，肝阳上亢能奏功。

3．天麻钩藤饮

天麻钩藤石决明，栀牡寄生膝与芩，

夜藤茯神益母草，主治眩晕与耳鸣。

4．大定风珠

大定风珠鸡子黄，麦地胶芍草麻桑，

二甲并同五味子，滋阴熄风是妙方。

十二、治燥剂

（一）轻宣外燥

1．杏苏散

杏苏散内夏陈前，枳桔苓草姜枣研，

轻宣温润治凉燥，咳止痰化病自痊。

2．桑杏汤

桑杏汤中浙贝宜，沙参栀豉与梨皮，

干咳鼻涸又身热，清宣凉润温燥医。

3．清燥救肺汤

清燥救肺桑麦膏，参胶胡麻杏杷草，

清宣润肺养气阴，温燥伤肺气阴耗。

（二）滋阴润燥

1．增液汤

增液玄参与地冬，热病津枯便不通，

补药之体作泻剂，若非重用不为功。

2．麦门冬汤

麦门冬汤用人参，枣草粳米半更存，

肺萎咳逆因虚火，清养肺胃此方珍。

3．养阴清肺汤

养阴清肺是妙方，玄参草芍冬地黄，

薄荷贝母丹皮入，时疫白喉急煎尝。

十三、祛湿剂

（一）燥湿和胃

1．平胃散

平胃散内君苍术，厚朴陈草姜枣煮，

燥湿运脾又和胃，湿滞脾胃胀满除。

2．藿香正气散

藿香正气腹皮苏，甘桔陈苓朴白术，

夏曲白芷加姜枣，风寒暑湿并能除。

（二）清热祛湿

1．茵陈蒿汤

茵陈蒿汤大黄栀，瘀热阳黄此方施，

便难尿赤腹胀满，功在清热与利湿。

2．八正散

八正木通与车前，萹蓄大黄栀滑研，

草梢瞿麦灯心草，湿热诸淋宜服煎。

3．三仁汤

三仁杏蔻薏苡仁，朴夏通草滑竹存，

宣畅气机清湿热，湿重热轻在气分。

4．甘露消毒丹

甘露消毒蔻藿香，茵陈滑石木通菖，

芩翘贝母射干薄，湿热时疫是主方。

5．二妙散

二妙散中苍柏煎，若云三妙牛膝添，

四妙再加薏苡仁，湿热下注痿痹痊。

（三）利水渗湿

1．五苓散

五苓散治太阳腑，白术泽泻猪苓茯，

桂枝化气兼解表，小便通利水饮逐。

2. 猪苓汤

猪苓汤内有茯苓，泽泻阿胶滑石并，
小便不利兼烦渴，滋阴利水症自平。

（四）温化寒湿

1. 苓桂术甘汤

苓桂术甘仲景剂，温阳化饮又健脾，
中阳不足饮停胃，胸胁支满悸眩施。

2. 真武汤

真武附苓术芍姜，温阳利水壮肾阳，
脾肾阳虚水气停，腹痛悸眩瞤惕恙。

3. 实脾散

实脾温阳行利水，干姜附苓术草随，
木瓜香槟朴草果，阳虚水肿腹胀祟。

（五）祛风胜湿

1. 羌活胜温汤

羌活胜湿独防风，蔓荆藁本草川芎，
祛风胜湿止痛良，善治周身风湿痛。

2. 独活寄生汤

独活寄生艽防辛，归芎地芍桂苓均，
杜仲牛膝人参草，顽痹风寒湿是因。

十四、祛痰剂

（一）燥湿化痰

1. 二阵汤

二陈汤用半夏陈，苓草梅姜一并存，
理气祛痰兼燥湿，湿痰为患此方珍。

2. 温胆汤

温胆夏茹枳陈助，佐以茯草姜枣煮，
理气化痰利胆胃，胆郁痰扰诸症除。

（二）清热化痰

1. 清气化痰丸

清气化痰胆星蒌，夏芩杏陈枳实投，
茯苓姜汁糊丸服，气顺火清痰热瘳。

2. 小陷胸汤

小陷胸汤连半蒌，宽胸开结涤痰优，
膈上热痰痞满痛，舌苔黄腻服之休。

（三）润燥化痰

贝母瓜蒌散

贝母瓜蒌臣花粉，橘红茯苓加桔梗，
肺燥有痰咳难出，润肺化痰此方珍。

（四）温化寒痰

1. 苓甘五味姜辛汤

苓甘五味姜辛汤，温肺化饮常用方，
半夏杏仁均可加，寒痰水饮咳嗽康。

2. 三子养亲汤

三子养亲祛痰方，芥苏莱菔共煎汤，
大便实硬加熟蜜，冬寒更可加生姜。

（五）化痰熄风

半夏白术天麻汤

半夏白术天麻汤，苓草橘红枣生姜，
眩晕头痛风痰盛，痰化风息复正常。

十五、消食剂

（一）消食化滞

1. 保和丸

保和山楂莱菔曲，夏陈茯苓连翘取，
炊饼为丸白汤下，消食和胃食积去。

2. 枳实导滞丸

枳实导滞曲连芩，大黄术泽与茯苓，
食湿两滞生郁热，胸痞便秘效堪灵。

（二）健脾消食

1. 健脾丸

健脾参术苓草陈，肉蔻香连合砂仁，
楂肉山药曲麦炒，消补兼施不伤正。

2. 枳实消痞丸

枳实消痞四君先，麦芽夏曲朴姜连，
脾虚痞满结心下，痞消脾健乐天年。

十六、驱虫剂

乌梅丸

乌梅丸用细辛桂，黄连黄柏及当归，
人参椒姜加附子，温肠清热又安蛔。

十七、涌吐剂

瓜蒂散

瓜蒂赤豆等分研，豆豉汁调温服验，
涌吐治法之首方，胸脘痰涎宿食蠲。